TRAITÉ

DE

LA VACCINE

ET DE

LA VACCINATION HUMAINE ET ANIMALE

PAR

LE DOCTEUR E. WARLOMONT

Directeur de l'Institut vaccinal de Belgique
Membre titulaire et ancien vice-président de l'Académie royale de Médecine
Président du jury central d'examen pour la Médecine
Médecin-oculiste du Roi; directeur de l'Institut ophtalmique du Brabant
Directeur et rédacteur en chef des *Annales d'Oculistique*
Chevalier de l'Ordre de Léopold, Officier de la Légion d'honneur
Commandeur des ordres de Saint-Stanislas de Russie,
d'Isabelle-la-Catholique ; etc.

—+×+—

PARIS

J.-B. BAILLIÈRE ET FILS, RUE HAUTEFEUILLE, 19

BRUXELLES

Vve MANCEAUX, RUE DES TROIS TÊTES

1883

TRAITÉ DE LA VACCINE

ET DE

LA VACCINATION HUMAINE ET ANIMALE

GAND, IMPRIMERIE I.-S. VAN DOOSSELAERE

TRAITÉ

DE

LA VACCINE

ET DE

LA VACCINATION HUMAINE ET ANIMALE

PAR

LE DOCTEUR **E. WARLOMONT**

Directeur de l'Institut vaccinal de Belgique
Membre titulaire et ancien vice-président de l'Académie royale de Médecine
Président du jury central d'examen pour la Médecine
Médecin-oculiste du Roi; directeur de l'Institut ophtalmique du Brabant
Directeur et rédacteur en chef des *Annales d'Oculistique*
Chevalier de l'Ordre de Léopold, Officier de la Légion d'honneur
Commandeur des ordres de Saint-Stanislas de Russie,
d'Isabelle-la-Catholique; etc.

— ✳ —

PARIS

J.-B. BAILLIÈRE ET FILS, RUE HAUTEFEUILLE, 19

BRUXELLES

Vᵛᵉ MANCEAUX, RUE DES TROIS TÊTES

—

1883

Votre Majesté m'a donné un témoignage de Sa bienveillance, dont je Lui suis profondément reconnaissant.

Je La prie de recevoir avec mes vifs remerciments l'assurance du profond respect avec lequel je suis

SIRE

DE VOTRE MAJESTÉ
Le très obéissant serviteur
Dr E. WARLOMONT.

TABLE DES MATIÈRES.

—

PRÉFACE.

—

Dix-huit années durant, placé à la tête des
divers établissements, officiels ou non officiels,
de vaccination animale ayant fonctionné en Belgique depuis 1865, j'ai vacciné annuellement
une moyenne de sept à huit cents enfants, et
répandu, dans le pays et à l'étranger, sous des
formes diverses, de larges quantités de vaccin,
animal ou humain, dont il m'a été donné, bien
souvent, de pouvoir suivre les destinées. Voilà
pour la pratique. Mes qualités et mes fonctions,
le titre de ce livre les renseigne. Mon âge? Le
siècle avait vingt ans.....

Cette entrée en matière, toute personnelle,
m'est suggérée par ces mots que Bousquet, dont

le nom reviendra souvent sous ma plume a écrits dans la préface de sa seconde édition :

« En médecine, il est en général désirable de
» bien connaître la position et le caractère d'un
» auteur. Sa position m'apprend s'il a pu voir
» tout ce qu'il dit avoir vu ; son caractère me
» répond de la fidélité de sa narration. On
» annonce un nouveau livre : informez-vous
» de l'auteur, cherchez à savoir le pays qu'il
» habite, les places qu'il occupe, le théâtre
» particulier de ses observations, l'intérêt qu'il
» porte à son art, l'estime dont il jouit parmi
» ses concitoyens, etc. Ce qui m'occupe le moins,
» c'est l'âge ; non que l'expérience ne soit en
» général la garantie d'une bonne pratique, mais,
» si l'expérience n'est qu'une certaine habileté à
» bien faire, ce ne sont pas les années toutes
» seules qui la donnent. Je conviens cependant
» que, toutes choses égales, une présomption
» favorable doit s'attacher à celui qui a le plus
» d'expérience. Il en est du médecin comme du
» voyageur, celui qui peut dire : *j'ai vu*, est pres-
» que toujours sûr d'être écouté avec intérêt. »

Eh bien ! j'ai vu et beaucoup vu.

Le plus récent des ouvrages didactiques sur

la vaccine, publiés en langue française, est le *Nouveau traité de la vaccine et des éruptions varioleuses*, par J. B. BOUSQUET. La dernière édition de ce livre remonte à 1848.

Quiconque s'occupe de ce sujet, si important et si grave, sait la valeur considérable de ce magnifique travail, que couronna l'Académie des sciences et qui servit de guide à de nombreuses générations de vaccinateurs.

Écrit dans un style élégant et facile, plein d'aperçus ingénieux, remarquable par les disquisitions scientifiques qui l'émaillent, le *Nouveau traité de la vaccine* devait fournir une longue et honorable carrière. Beaucoup d'aphorismes énoncés par son éminent auteur devinrent des axiomes qu'on ne songea même pas à discuter.

Depuis trente cinq ans cependant que l'ouvrage a paru, plus d'un de ces axiomes a mérité d'être frappé d'appel. Si la science en général progresse incessamment, combien ne devait point progresser une pratique appuyée sur des exemples journaliers se comptant par millions ? La méthode de Jenner ne remontait guère qu'à cinquante ans quand Bousquet fit paraître son immortel ouvrage ; son âge a presque doublé depuis. Or, la vaccine posait comme principal problème la question de la durée de la préservation procurée par elle, peut-être l'influence de son action sur la santé publique, peut-être encore sa vertu prophylactique même. Trente-cinq ans de plus devaient apporter des éléments puissants à la solution de ces diverses questions, et les lui apportèrent en effet.

D'autres progrès sont venus en même temps modifier, de fond en comble, plus d'un des points de vue d'où l'on avait envisagé jusque alors la prophylaxie variolique. Les travaux de Chauveau et les découvertes de Pasteur ont donné un corps à certaines théories jusque-là nuageuses et en ont renversé d'autres. La vaccinologie a largement bénéficié des progrès opérés par la science, dans le sens du positivisme scientifique moderne.

Enfin, une méthode nouvelle est venue prendre place à côté de la pratique traditionnelle : la vaccine dite *animale* s'est posée comme une succédanée de la vaccine jennérienne.

Le livre que je publie aura donc, à défaut d'autres mérites, celui de l'opportunité. Il a l'ambition de mettre au courant de la science actuelle la littérature médicale en matière de vaccine.

Qu'on me permette d'ajouter quelques détails. En 1865, quand la vaccine animale fit son entrée solennelle en France, ma pratique n'avait rien de commun avec celle de la vaccine. La nouvelle venue me captiva, je voulus la connaître, me promettant bien, la connaissance ébauchée pratiquement, de charger quelque confrère du soin de la poursuivre. Hélas! quand je songeai à dépouiller cette robe de Nessus, personne ne la voulut revêtir. Je l'avais endossée, je dus la garder.

La lutte fut longue et pénible. On ne rompt pas impunément en visière avec l'engouement du passé. Il y eut des haut et des bas. L'étrangère toutefois, ainsi que Bousquet l'appela dédaigneusement en un jour d'humeur, finit par prendre au soleil la place qu'elle revendiquait. Dans presque tous les pays civilisés, elle vit aujourd'hui côte à côte et en bonne intelligence avec l'ancienne vaccine, dont elle est devenue l'utile auxiliaire. C'était donc bien le moment d'en parler, et ce livre n'y manquera pas.

L'utilité de la vaccination est, incessamment, remise en question. Vainement les faits sont-ils chaque jour plus probants, l'opposition ne désarme point. Ne nous en plaignons pas. En une matière où l'interprétation des faits est plus que les faits eux-mêmes, il ne la faut pas dédaigner. Plus d'un enseignement dont la pratique devait faire son profit est dû à cette lutte, à cette critique, qui en ont fait voir les côtés faibles. Si l'on n'avait entrevu la syphilis vaccinale et si l'opposition ne s'en était fait une arme, peut-être la vaccination animale serait-elle encore à découvrir.

Prouverai-je, dans ce livre, par l'évocation des statistiques et des textes, que la vaccine préserve de la variole? Les conclusions, en de semblables débats, n'en resteraient pas moins dans un inévitable ajournement. Ce n'est ni par des jugements dogmatiques ni par des chiffres que de semblables questions se jugent. Ce jugement, c'est le sentiment public qui se charge de le porter.

Que voyons-nous, en effet? Depuis un siècle bientôt, on chercherait vainement un seul exemple de variole grave ayant suivi de près une vaccination réussie. Que peut-on vouloir de plus? « Eh! quoi, avons-nous dit un

» jour (1), vous restez désarmés devant tant
» d'autres fléaux qui vous menacent sans cesse :
» le typhus, la diphtérie, le choléra, la scarla-
» tine vous déciment et vous devez les laisser
» faire ! Ah ! qu'en les voyant arriver sur
» vous, menaçant tous ceux que vous aimez,
» vous béniriez celui qui les mettrait à l'abri
» de tels coups ! Et vous dédaigneriez, quand
» vous l'avez sous la main, l'agent qui doit les
» préserver d'un ennemi plus cruel encore !
» L'homme poussera-t-il si loin l'ingratitude et
» la déraison ?

» Et quand la variole est là, tremblons-nous —
» non pour nous-mêmes, le médecin a perdu le
» sentiment de la peur — mais pour les êtres
» chers dont la Providence nous a confié les
» destinées ? Non, nous vaccinons et revaccinons
» toute la couvée et nous allons dormir tranquil-
» les. Faites de même, dirons-nous à tout le
» monde, et nous défierons qu'en dépit de toutes
» les déclamations, on nous montre une seule
» mère qui ne nous comprenne, ne nous suive
» et ne nous bénisse. »

(1) La vaccine et la vaccination obligatoire à l'Académie royale
de médecine de Belgique. Rapport fait au nom d'une commission.
(*Bull. de l'Académie*, 3e sie, t. XV, no 1, 1881.)

C'est dans cet ordre d'idées qu'a été conçu ce livre. De même qu'en marchant le philosophe prouvait le mouvement, de même la vaccine a prouvé son existence en faisant son chemin.

CHAPITRE I.

—

De la Variole. *1. Définition de la maladie. — 2. Origine de la variole. — 3. Symptômes. État fébrile. — 4. Description de l'éruption. — 5. Papule variolique. — 6. Nature des altérations qui se passent dans les cellules épithéliales. — 7. Vésicule variolique. — 8. Pustule variolique. 9. Dessiccation de la pustule. — 10. Nature du poison variolique. Organismes inférieurs.*

1. La variole est une maladie éruptive, fébrile, *contagieuse*, n'attaquant l'homme, en général, qu'une fois en sa vie. Signalée, pour la première fois, au VIe siècle de l'ère chrétienne, on la retrouve, au XVIe, universelle et terrible.

Elle se manifeste le plus souvent sous la forme épidémique, et c'est sous cette forme qu'elle a prélevé sur l'humanité son plus large tribut. Simon comparait l'envahissement du fléau, avant l'application de la vaccine, à ces armées de locustes qui s'abattent sur les vignobles et les pâturages, convertissant en désert ce qui était, tantôt encore, fraîcheur et fertilité. Et ce n'était pas trop dire : là où la petite vérole sévissait, elle était sans merci, couchant sur le sol des nations entières, comme fait l'ouragan d'un champ de blé. Elle a dépeuplé Saint-Domingue, Messine, le Brésil, l'Amérique du Nord, où elle a prêté son concours aux horreurs de l'invasion européenne. Plus cruelle que les conquérants, elle a frappé 3 millions et demi d'indigènes mexicains, sans en épargner assez pour suffire à l'ensevelissement des morts. De la Condamine rapporte que, vers 1563, elle a ravagé plus de 100,000 Indiens dans la seule province de Quito. Trente millions de blancs, dit M. Catlin, se battent aujourd'hui, pour la jouissance de l'or, sur les os et les cendres de 20 millions d'hommes rouges, dont 6 millions sont tombés victimes de la variole, tandis que la baïonnette, le sabre et le whisky fauchaient le reste.

Partout où la maladie sévissait alors, c'était ce même tableau, que nous retrouvons encore, dans les temps modernes, parmi les peuples auxquels les bénéfices de la vaccine avaient été refusés. Écoutez, dans son effroyable horreur, ce qui s'est écrit sur l'épidémie de variole qui a sévi parmi les Indiens, en 1837 : « L'appareil symptomatique n'a d'égal, ou point de vue de l'épouvante, que la rapidité de la propagation. Elle frappe l'individu et l'enlève en quelques heures. Aussitôt après la mort, le corps devient noir et se gonfle jusqu'à acquérir le triple de son volume. Les médecins sont sans puissance et les hôpitaux sans utilité ; les ouvriers européens ne font, pendant des semaines, que d'enterrer des morts. De la tribu des Mandans, réduite déjà, par divers désastres, au chiffre de quinze cents, il ne demeura que trente hommes; tout le reste avait péri. La tribu voisine était en chasse quand le fléau vint la surprendre et enlever en peu de temps la moitié de ses membres. La prairie qui entoure leur camp s'était transformée en un vaste champ funéraire, tout couvert de cadavres privés de sépulture et répandant au loin l'infection et la pestilence. »

La variole épidémique est bien plus grave que la sporadique ; celle-ci ne tue guère que le sixième ou le huitième des malades ; dans l'autre, la mortalité peut s'élever au quart et même au tiers. Avant la vaccine, la variole était la plus meurtrière de toutes les maladies.

2. L'origine première de la variole est inconnue, dit M. Jaccoud. (1) « Aujourd'hui, elle constitue bien réellement un poison humain, car la maladie, dépourvue de spontanéité saisissable, n'est engendrée que par la transmission, médiate ou immé-

____

(1) *Traité de pathologie interne,* 2ᵉ édition, Paris. Adrien Delahaye, t. II, p. 694.

diate, de l'homme sain à l'homme malade. A l'inverse du choléra, la variole possède la transmissibilité *fixe* et la transmissibilité *diffuse* ; le poison, en effet, est contenu, d'une part dans le liquide des pustules, de sorte que tout contact de ce liquide avec une partie de peau privée d'épiderme peut infecter un organisme sain par contagion fixe *(inoculation)* et reproduire la maladie ; et, d'autre part, le poison est renfermé dans les produits halitueux exhalés par la surface cutanée du malade, et surtout dans les particules organiques résultant de la dessiccation des pustules. Ces particules se détachent à un moment donné, et, grâce à leur divisibilité et à leur mobilité, deviennent des agents de transmission à distance, lesquels sont capables d'empoisonner, après un long intervalle, des individus n'ayant jamais eu de rapport immédiat avec un varioleux. A l'état de siccité, le poison a une ténacité extrême ; intimement uni aux débris organiques qui lui servent de véhicule, il est déplacé avec eux, mais non modifié, par les courants atmosphériques ; il reste indéfiniment celé, mais indéfiniment puissant dans les objets qui ont servi aux malades ; et si, après un long intervalle, il est enfin absorbé par un organisme en réceptivité, il témoigne par des effets non douteux qu'il n'a rien perdu de sa puissance première.

« La puissance du poison variolique est pandémique, mais surbordonnée à la réceptivité organique, non seulement quant au degré de ses effets, mais aussi quant à leur production. Le fait d'une immunité naturelle totale est prouvé par le grand nombre des individus qui échappaient à toute atteinte dans les épidémies de variole antérieures à la découverte de la vaccine ; le fait de l'immunité, partielle et variable selon la réceptivité individuelle, est établi par l'intensité variable des effets du poison chez divers malades, dans le même temps et dans le même lieu.

« La réceptivité pour le poison variolique est égale dans les deux sexes ; elle existe à tout âge, même chez le fœtus, elle est de tous les pays et de toutes les races ; mais, à de rares exceptions près, elle est totalement éteinte par une première attaque de variole ; l'immunité ainsi obtenue n'est pas absolue ; elle a seulement pour effet de substituer la forme légère de l'empoisonnement à la forme grave, mais cette propriété substitutive s'affaiblit à mesure que l'individu s'éloigne de l'époque de l'attaque, et elle n'est restaurée que par une nouvelle imprégnation. »

3. La variole n'a pas de prodromes ; les symptômes d'invasion appartiennent à la maladie pleinement confirmée ; ils ne l'annoncent pas imminente comme des précurseurs ; ils la révèlent en état d'activité par des témoignages actuels.

Nous n'avons pas à tracer la symptomatologie complète de la variole ; les besoins de ce travail ne nous sollicitent à examiner sérieusement que les deux symptômes qui la caractérisent, l'état fébrile et l'éruption.

L'état fébrile, dans la variole, offre des singularités qui ne se présentent dans aucune autre maladie.

Après un frisson unique, qui égale en intensité et en durée celui de la pneumonie (Jaccoud), ou bien après une série de petits frissons répétés et précédés, eux-mêmes, pendant vingt-quatre, trente-six et même quarante-huit heures, d'une élévation de température de 1 degré à 1 degré et demi, survient la fièvre, qui atteint, dès le premier ou le second jour après le frisson, le chiffre énorme de 40.5, 41 degrés et même plus, et qui a les caractères d'une continue presque continente, c'est-à-dire qu'il y a à peine le matin quelques dixièmes de rémission ; cet apaisement est cependant assez marqué pour qu'on puisse facilement saisir l'exaspération du soir. Avec cet état fébrile ou même avant le frisson, apparaissent des *douleurs lombaires* et des *accidents gastriques* (constriction pénible, nausées, vomissements). Quant à l'éruption, elle débute, en général, après la troisième exacerbation fébrile, marque la seconde de la variole, et se complète entre vingt-quatre et trente-six heures.

Dans les formes discrètes, la fièvre tombe avec le début de l'éruption par une défervescence des plus nettes, qui est complète d'ordinaire en vingt-quatre heures, et ramène la température à un chiffre ormal ou voisin du normal. Dans les confluentes, la défervescence à lieu également, mais elle ne coïncide pas avec le début de l'éruption ; elle est tardive, plus lente à se faire ; conséquemment, la rémission est de courte durée, ce qui a fait, à tort, croire à la continuité de la fièvre dans cette forme de la variole. L'observation thermométrique a démontré que la rémission est constante, et qu'elle peut même descendre exceptionnellement jusqu'à l'apyrexie complète, mais cet état persiste douze heures au plus.

La fièvre réapparaît au début de la période de suppuration, à savoir le septième jour dans les varioles discrètes, le sixième dans les confluentes : elle est subcontinue comme la fièvre d'invasion, avec des rémissions toutefois un peu plus marquées; elle tombe d'ordinaire le onzième jour dans les discrètes, le treizième dans les confluentes. Elle peut présenter un chiffre thermique aussi élevé et même plus élevé que la fièvre initiale. Avec cette fièvre reparaissent, même dans les cas réguliers et favorables, tous les symptômes pénibles de l'invasion : malaise général, agitation, insomnie, souvent délire, etc.

Après la chute de la fièvre, du onzième au treizième jour, commence la période de dessiccation.

4. L'éruption débute par l'apparition de *macules*; celles-ci se transforment en *papules*, puis en *vésicules*, puis enfin en *pustules*. La période d'éruption fait alors place au stade de suppuration. Cette

métamorphose a lieu au septième, plus rarement
au huitième jour à compter du début de la maladie ;
conséquemment, selon que l'exanthème a été précoce ou tardif, selon que la suppuration est hâtive
ou lente, la durée de la période d'éruption varie
entre quatre et six jours. Vient ensuite celle de
dessiccation ; les pustules se rompent, laissent
échapper une substance jaunâtre, comparable au
miel, qui se concrète à l'air en produisant des
croûtes épaisses, d'une couleur jaunâtre ou ver-
dâtre caractéristique. Ces croûtes sont destinées à
tomber d'elles-mêmes. La dessiccation est achevée
du quatorzième au vingt-huitième jour, mais ce
n'est guère que du vingt-cinquième au vingt-huitième que la chute des croûtes et la régénération de
l'épiderme sont complètes. Durant cet intervalle,
des débris plus ou moins volumineux se détachent
du corps du malade, remplissent ses linges, se ré-
pandent dans l'atmosphère, et la diffusion de ces
éléments toxiques rend cette période particulièrement dangereuse au point de vue de la transmission
de la variole. Après la chute des croûtes, on trouve
à leur place de petites ulcérations cratériformes,
bien détergées. Elle guérissent sans réparation
complète de la perte de substance, en laissant des
dépressions cicatricielles qui rappellent la forme de
l'ulcération elle-même.

Les macules ou petits nodules, rougeâtres,
entourés d'une auréole rouge, s'accroissent insensiblement ; vers le quatrième jour, ces *macules* se

transfoi ment en vésicules aréolaires et à contenu séreux, clair, lymphatique. Ces vésicules ou pustules ont un reflet tantôt argenté, tantôt bl uâtre, quelquefois rosé ; la peau qui les entoure est plus dure, sensiblement tuméfiée. Elles sont de dimensions fort variables, depuis celle d'un grain de chènevis jusqu'à celle d'une lentille ordinaire ; celle-ci leur est la plus habituelle. Discrète, elle est toujours circulaire et occupée le plus souvent par un ombilic central.

5. La petite *papule* qui succède à la macule provient d'une altération spéciale de l'épiderme, qui débute dans la partie moyenne du corps de Malpighi, quelquefois aussi dans sa couche granuleuse. Elle respecte le plus souvent d'une maniè e complète les cellules de la couche perpendiculaire aux papilles ; la lésion débute par la formation d'un espace clair, entre le noyau et le protoplasme, décollant en quelque sorte le noyau de ce dernier. Cet espace clair périnucléaire va toujours en augmentant ; il est incolore, non réfringent, ne se colore pas par le picrocarmin, la purpurine, l'hématoxyline, ne noircit pas sous l'influence de l'acide osmique et ne contient pas de granulations. Le protoplasme ambiant ne semble pas altéré - il est parfois notablement réduit, par suite de l'agrandissement considérable de l'espace clair circumnucléaire — et se colore facilement par le picrocarmin, la purpurine, l'hématoxyline, l'éosine. Le

noyau persiste, se colore normalement au moyen des réactifs précités et ne pâlit même pas. Il n'est pas rare de trouver des cellules épithéliales pourvus de deux noyaux, entourés chacun d'un espace clair périnucléaire renfermant parfois un noyau bourgeonnant, on même de trois noyaux.

6. De quelle nature sont les altérations qui se passent dans les cellules épithéliales sous l'influence du virus ?

Weigert, et avec lui la plupart des Allemands, décrivent des altérations trophiques particulières, aboutissant à la perte des noyaux cellulaires avec fusion des protoplasmes, qui arrivent ainsi à former des lambeaux tassés et presque sans structure. Les altérations se rapprochent de celles de la dégénérescence croupale pseudo-fibrineuse de Wagner, et des coagulations nécrotiques des cellules dans la diphtérie, telles que les ont décrites Weigert et Cohnheim (*Coagulationsnekrose*). A ces modifications, qui s'accomplissent dans la partie moyenne du corps muqueux de Malpighi, vient se joindre, secondairement, l'afflux de liquide venant des vaisseaux irrités du corps papillaire ; ce liquide se creuse des chambres entre les groupes de cellules ainsi altérées. Ces chambres sont petites et très nombreuses au début, mais les cloisons de cellules nécrosées qui les séparent ne résistent pas à l'afflux, à la pression et à l'action dissolvante du liquide; elle se détruisent, se laissent étirer, et, à mesure

que la papule se transforme en vésicule plus parfaite, puis en pustule, passent à la forme de simples
stalactites et de cloisons incomplè:es rattachant à
la voûte le plancher des chambres fusionnées.

D'autres micrographes, et spécialement l'école
de Ranvier et Cornil, tout en se rattachant aux
grands traits de l'évolution anatomique de l'éruption variolique, voient et interprètent différemment
les lésions élémentaires des cellules. Pour eux,
l'altération de l'épithélium consiste dans une formation vésiculaire nucléaire ou périnucléaire ; ils
ne reconnaissent nullement un caractère nécrotique aux troubles primitifs, et y voient plutôt des
phénomènes de prolifération et d'irritation. La
formation des cavités vésiculaires est aussi inter-
prêtée autrement, et rapportée à la fusion des
vésicules intrà-cellulaires, avec disparition de cellules entières, et conservation, sous forme de cloisons primaires, secondaires, etc., de tractus plus
ou moins épais, plus ou moins tassés, altérés, cor-
nifiés, de cellules n'ayant pas subi l'altération
vésiculeuse.

Il serait impossible, d'après celà, de faire de ce
processus, au début du moins, un processus nécro-
biotique, ainsi que l'ont fait Weigert et Cursch-
mann ; il indique bien plutôt, au contraire, une
irritation de l'épiderme avec prolifération de ses
éléments, et peut-être tendance à la formation en-
dogène de globules de pus. Le *derme* est infiltré de
noyaux, les vaisseaux papillaires et même ceux du

derme sont dilatés et gorgés de sang. Il existe un grand nombre de noyaux accumulés autour des vaisseaux papillaires, noyaux qui semblent dus, en grande partie, à un travail d'extravasation.

7. La *vésicule*, qui succède à la papule, résulte de l'altération plus considérable du corps de Malpighi, dont toutes les cellules ont subi, d'une façon complète, l'altération cavitaire. De ce moment apparaît le *reticulum*, sur l'origine duquel on a tant discuté. Le corps de Malpighi a pris un aspect plus clair, transparent ; il se trouve tranformé en une sorte de réseau, dont les mailles, claires, renferment des noyaux ; c'est le *pockenkörper* des Allemands, le *foyer* principal d'altération, qui constitue la partie la plus importante de la pustule variolique et le siège principal de tous les changements ultérieurs. Ce *foyer* clair, cette espèce de treillis, de réseau, se trouve situé au niveau de la partie moyenne du corps de Malpighi.

On reconnaît à ce foyer une paroi supérieure, un paroi latérale et une paroi inférieure.

A. Paroi supérieure. — Elle est constituée, en allant de dehors en dedans, par la couche cornée soulevée, qui a conservé la structure normale. « Jamais, dit M. H. Leloir, à qui nous empruntons cette description, (1) nous n'y avons rencontré de cellules

(1) HENRI LELOIR. Contribution à l'étude de la formation des pustules et des vésicules sur la peau et les muqueuses. Travail du laboratoire de physiologie expérimentale de la Faculté (*Archives de physiologie normale et pathologique*. Paris. 1880. pp. 307-373.)

cavitaires. » Au-dessous vient le *stratum lucidum* intact. Celui-ci forme parfois la paroi supérieure du foyer, mais, beaucoup plus souvent, elle est constituée par la couche granuleuse et même par une ou deux rangées des cellules supérieures du corps de Malpighi.

B. Paroi latérale. — Ce sont les cellules de la couche moyenne du corps de Malpighi, parfois tassées et aplaties, qui la constituent. Le plus souvent, ces cellules présentent un espace clair, périnucléaire, de telle sorte qu'on peut suivre, avec la plus grande facilité, le passage entre les cellu'es qui constituent la paroi et les cellules claires, transparentes, qui forment les mailles du reticulum central. Ces cellules ont une grande tendance à proliférer; presque toutes contiennent deux noyaux. Cette prolifération des cellules épithéliales contribue notablement à la production de la saillie de la vésico-pus'ule.

On voit donc déjà que le liquide variolique agit sur l'épiderme de deux manières : 1° il l'irrite et tend à le faire proliférer ; 2° il transforme ses cellules en espèces de coques qui, unies les unes aux autres, forment le reticulum, et finit ainsi par les tuer. Le premier mode d'action se rencontre surtout à la périphérie, le second au centre. Au début (période papuleuse), le premier processus existe seul.

C. Paroi inférieure. — Elle est formée par la couche des cellules perpendiculaires aux papilles, laquelle est presque toujours absolument intacte. C'est donc bien dans la partie moyenne du corps de Malpighi que le processus se passe, ainsi que l'ont établi MM. Auspitz et Basch, Cornil, Vulpian et Rindfleisch, et contrairement à l'opinion de Weigert, qui le fait consister dans une altération particulière de la couche profonde de ce corps.

Le corps de Malpighi se trouve ainsi transformé en un réseau à mailles plus ou moins larges, dont les travées sont constituées par les parois des cellules épithéliales dégénérées. Chaque maille représente, à cette période, une cellule épithéliale dilatée et ayant subi l'altération cavitaire. Aussi, dans ce reticulum primaire, la plupart des mailles, comme on peut nettement s'en assurer, sont-elles à-peu-près égales, quoiqu'elles tendent à augmenter à mesure qu'on se rapproche du centre du foyer. La forme de ces mailles est irrégulièrement ronde ou polygonale; plus souvent elles sont ovoïdes, allongées presque parallèlement à l'axe de la pustule, ce qui s'explique parfaitement par la direction de la pression des liquides.

Ces cellules ainsi altérées contiennent une substance claire, non réfringente, transparente, non colorée par le carmin, la purpurine, l'acide osmique et l'hématoxyline, et contenant souvent une fine poussière non colorée par le carmin, laquelle peut, dans quelques cas, faire une sorte de halo autour du noyau. Les cellules épithéliales ayant subi ces transformations contiennent presque constamment un noyau intact et nettement coloré par le carmin ou l'hématoxyline. Bien plus, assez souvent, ces noyaux présentent des étranglements et des divisions; très souvent, les cellules cavitaires contiennent deux, trois et même quatre noyaux.

Les parois des cellules s'amincissent alors de plus en plus, jusqu'à ne plus être représentées que par une simple ligne séparant les cavités de deux cellules voisines; bientôt même, celle-ci disparaît plus ou moins complètement, les cellules s'ouvrant les unes dans les autres, pour former ainsi des cavités résultant de la fusion de deux, trois, quatre cellules cavitaires et plus.

Ce processus, qui souvent commence déjà dans le centre de la vésicule au début, ne tarde pas à s'accentuer dans les périodes plus avancées et à s'étendre vers la périphérie. Alors le corps de Malpighi se trouve creusé de cavités irrégulières, plus ou moins cloisonnées par des travées très minces et incomplètes. Ces cavités, bordées par les restes des cellules épidermiques ouvertes les unes dans les autres, présentent deux contours d'un aspect anfractueux spécial, ressemblant d'une façon grossière à des peignes ébréchés. Ces espaces anfractueux se remplissent de globules de pus et de liquide venus des papilles, et constituent ainsi de véritables petits nids purulents, situés dans l'épaisseur du corps de Malpighi altéré.

A une époque encore plus avancée de la période vésiculeuse, on voit les cavités secondaires s'ouvrir à leur tour les unes dans les autres. Ainsi se forment de vastes espaces anfractueux, à parois irrégulières, déchiquetées, représentant les restes des parois des cellules cavitaires.

Les *tractus* qui cloisonnent la cavité de la vésico-pustule ainsi constituée sont d'épaisseur et de direction variables. Ils ont une disposition irrégulière.

Les cavités *secondaires* et *tertiaires* sont remplies par le pus et les liquides venus des papilles. Ces liquides renferment en suspension des globules de pus ou des cellules lymphatiques en nombre plus ou moins considérable ; de fines granulations, des granulations un peu volumineuses, de petits filaments en forme de croissant ou autrement, restes des parois cellulaires désagrégées. Dans quelques pustules, il se rencontre de très rares globules rouges dans les cavités précitées ; ces cavités contiennent, entre les parois cellulaires désagrégées, amincies, pâlies, un réticulum beaucoup plus fin, constitué par des filaments fibrineux d'une grande délicatesse. Ce reticulum, suspendu aux parois de la cavité comme des fils ou des toiles d'araignée, englobe, dans ses mailles, des globules de pus et des cellules épithéliales plus ou moins altérées ; c'est un *reticulum fibreux*.

Le *foyer* présente le plus souvent la forme d'une *lentille biconvexe*, et, si l'on fait, au moyen d'une ponction , s'écouler une certaine quantité du liquide qu'il contient, on peut rendre la vésico-pustule ombiliquée, ainsi que la plupart d'entre elles d'ailleurs se présentent spontanément.

8. La *période pustuleuse* succède à la précédente d'une manière insensible : le pus devient de plus en plus abondant; les cloisons du reticulum se rompent et se détruisent de plus en plus, de telle sorte qu'au centre de la pustule il n'existe plus guère qu'une vaste cavité anfractueuse, communiquant latéralement avec d'autres cavités plus petites.

Les corpuscules du pus, très abondants, se colorent par l'hématoxyline, d'une façon beaucoup plus intense que les noyaux des cellules épithéliales ; ils sont, d'ailleurs, plus petits qu'eux; les globules viennent du derme et sont un produit de diapédèse.

Les cavités des pustules renferment, en outre, des *cellules épithéliales* dissociées, désagrégées, flottant librement dans la cavité de la pustule, des *cellules épithéliales vésiculeuses* et rondes, des *débris de tractus*, le *réticulum fibrineux*, une poussière de *fines granulations*; quelquefois, des *globules rouges*. Enfin, dans quelques coupes, on a rencontré des amas de granulations très nombreuses, mais excessivement petites, brillantes et assez nettement limitées. Ces granulations, qu'on ne peut bien voir qu'avec un grossissement considérable (Hartnack, obj. 9, oc. 3), sont assez souvent disposées en séries, en chaînes, quand on les examine dans des préparations fraîches.

Le *derme* est fortement infiltré de leucocytes, parfois tellement accumulés dans la couche papillaire que celle-ci disparaît ou se détruit même complètement. Ainsi se produisent ces *cicatrices* blanches, lisses, marque indélébile de la variole. Souvent, vers la fin de cette période pustuleuse, les pustu'es s'ombiliquent par la dessiccation du centre de la pustule, sa périphérie demeurant encore saillante.

Pourquoi cette dépression?

Déjà Cotugno, au siècle dernier, avait remarqué que le centre des pustules était généralement occupé par un follicule pileux, et il voulait trouver dans l'extensibilité et la résistance du poil et de ses gaînes la raison de l'ombilication. Rindfleisch, à la suite d'études histologiques très étendues, maintient cette explication. Il est incontestable que, dans les inoculations vaccinales, les micrococcus, dont il sera question ailleurs (32, 33, 34 et 35), se développent avec rapidité dans certaines voies qui font partie de l'appareil pileux; mais cette explication ne peut être invoquée là où la pustule s'ombilique malgré l'absence de toute ébauche de poil, par exemple à la paume de la main. Rindfleisch admet que les conduits excrétoires des glandes sudoripares jouent ici le rôle que les follicu'es pileux jouent ailleurs.

Cette explication n'a pas rallié beaucoup de partisans; quoique le fait observé par Cotugno soit indéniable, il semble cependant que la dépression centrale de la pustule est due principalement à ce que la partie de l'épiderme où le virus a agi tout d'abord s'est nécrosée; la nécrose, primitive ou secondaire, du tissu arrête toute prolifération, et, en outre, ne permet pas une suffusion séreuse aussi abondante que les parties voisines, où les cellules se gonflent et se multiplient avec rapidité et se prêtent à une distension très grande. Les parties nécrosées centrales sont fixées dans leur situation, et ne permettent pas le soulèvement ultérieur de la voûte cornée.

Ces considérations ne s'appliquent que subsidiairement à l'ombilication de la tumeur vaccinale. Ici le traumatisme joue un rôle important; c'est lui qui commande, à n'en pas donner, la forme de l'ombilication; ainsi, celle-ci est ponctuée dans les vaccinations par piqûres, longitudinale dans celles par incisions linéaires, circulaires enfin dans celles opérées par des lames-tréphines.

9. La période de *dessiccation* se caractérise par le déssèchement du reticulum de la pustule, du pus, des détritus, des liquides, des cellules épithéliales dissociées et plus ou moins altérées; le contenu de la pustule se trouve ainsi transformé en une masse dure, jaunâtre ou brunâtre, de forme lenticulaire. Cette masse, qui correspond au foyer de la vésico-pustule, se trouve en quelque sorte limitée par les parois du foyer qui a été décrit plus haut. C'est une croûte reposant souvent directement sur le derme.

Si les lésions se sont bornées aux couches les plus superficielles, la régénération de l'épithélium marche rapidement ; les cellules se glissent sous les couches nécrosées et y reconstituent un épiderme nouveau, qui soulève les masses perdues, les détache et amène une guérison sans cicatrice. L'épiderme de nouvelle formation, plus mince et plus transparent dans les premiers temps, laisse voir le corps papillaire rosé, et c'est seulement peu-à peu que la peau prend, à ce niveau, sa consistance et sa coloration normales.

Mais, le plus souvent, dans la variole vraie, les altérations du corps papillaire deviennent plus profondes ; les papilles, comprimées par le développement de l'épiderme, s'atrophient ; souvent même l'action du virus sur le derme est plus intense, et, au lieu de simples phénomènes exsudatifs et inflammatoires, il se forme, dans le tissu conjonctif sousjacent à la vésicule épithéliale, un véritable petit foyer diphtéritique, un bourbillon de tissu dermique nécrosé. Dès lors, ce bourbillon doit être expulsé avec perte de substance conjonctive et formation d'un tissu de granulation. Si le travail est intense et prolongé, la restauration ne se fait plus d'après le type cutané normal, mais le tissu nouveau, d'abord hypertrophié et richement vascularisé, passe à la rétraction fibrillaire avec atrophie de la plus grande partie des vaisseaux formés, et aboutit ainsi à la formation d'une cicatrice rétractée et blanche. La profondeur et la régularité de la cicatrice dépendent de l'étendue de la lésion nécrotique et du travail de réparation, travail qui est influencé par les causes locales et générales les plus diverses. Si les papilles du derme ont été dédétruites, il y a, à ce niveau, une *cicatrice indélébile*.

10. Nous avons vu plus haut (8) que, dans quelques coupes de la pustule variolique, on avait rencontré « des amas de granulations très nom-
« breuses, mais excessivement petites, brillantes,
« et assez nettement limitées, souvent disposées
« en séries, en chaînes, quand on les examine dans
« des préparations fraîches. » Ces granulations vont jouer un rôle prépondérant dans la question qui nous occupe.

« La nature du poison variolique, a dit Jaccoud, est encore douteuse ; des recherches récentes tendent à établir que le contage est constitué par des organismes inférieurs (animaux suivant quelques observateurs, végétaux suivant la majorité), mais la conclusion est encore prématurée, car, en admettant, ce que je concède, que l'existence de ces organismes est constante, il faut reconnaître qu'ils n'ont, dans la variole, aucun caractère spécifique qui les distingue de ceux des autres maladies zymotiques ; et, par suite, on doit se demander si ces formations organiques ne seraient pas un des effets de l'empoisonnement, au lieu d'être le poison luimême. Plus les travaux sur ce sujet se multiplient, plus mes réserves deviennent légitimes et je les maintiens d'une manière absolue, non seulement pour la variole mais pour toutes les maladies infectieuses. Les recherches qui ont démontré la présence des organismes inférieurs dans certains états morbides étrangers à la classe des zymoses, notamment celles de Popoff sur les altérations des poumons, celles de Heiberg sur l'endocardite puerpérale, ont porté une nouvelle atteinte à cette doctrine de l'infection parasitaire, dont j'ai montré le peu de solidité dans les premières éditions de ce livre. En fait, ce qui est établi, le voici : les organismes inférieurs (micrococcus, bactéries, etc.) existent en grande abondance dans les tissus et dans le sang, au cours de toutes les maladies infectieuses ; — ces organismes ont certainement une grande part dans la production et la généralisation des désordres qui caractérisent ces maladies ; il suffirait, pour le démontrer, de la relation, découverte par Weigert, entre les colonies de bactéries et les lésions viscérales de la variole ; — ces éléments peuvent transmettre la maladie ; encore convient-il, pour être vrai, de restreindre cette proposition et de dire que ces éléments peuvent *vraisemblablement* transmettre la maladie, car certaines expériences, notamment celle de Panum, paraissent établir que ce sont les liquides morbides où elles sont plongées, et non les bactéries mêmes, qui communiquent le processus. Passons condamnation sur ce point ; il n'est pas moins vrai que, de ces faits bien établis à la doctrine du *parasitisme nosogénique*, il y a une distance qui n'est peut-être

pas infranchissable, mais qui, à coup-sûr, n'a pas
encore été franchie. Cette conception, qu'on y
prenne garde, implique les deux faits suivants :
chacune des maladies infectieuses a ses organismes
spécifiques, distincts de tous les autres ; — ces organismes sont les agents premiers et exclusifs de la
transmission. Or, aucun de ces deux faits, seule base
possible de la théorie, n'a reçu même un commencement de preuve. (1) »

Certains faits, acquis depuis que ces lignes ont
été écrites, renversent les réserves ci-dessus. La
culture de divers microbes (celui du charbon entre
autres) en dehors de l'organisme, la découverte
de celui de la tuberculose, qui se reconnaît par des
caractères propres et entièrement distinctifs (65),
ces faits, disons-nous, ont établi la théorie des organismes spécifiques distincts sur les bases les
plus solides Ces bases manquent encore, il est vrai,
dans une certaine mesure, à certains états pathologiques, parmi lesquels la variole et la vaccine,
mais ce qui est déjà connu dès à présent et les lois
de l'analogie permettent de s'en passer.

Chose remarquable ! Quoique, dans la variole,
le poison soit apporté par les voies du sang et que
les organismes virulents doivent ainsi nécessairement venir affecter d'abord les éléments de la pa-
pille dermique et ne peuvent atteindre que de proche en proche les couches épithéliales, c'est cepen-

____

(1) *Loc. cit* , p. 669, 6e édition.

dant dans celles-ci que débutent les premiers phénomènes sensibles du processus, et c'est là encore
que s'accomplissent les altérations principales qui
aboutissent à la formation de ces pustules spécifiques. Depuis Basch et Auspitz, tous les auteurs qui
ont fait de la lésion variolique l'objet d'une étude
spéciale sont d'accord pour placer le siége du processus, et principalement des altérations anatomiques, dans la couche molle de l'épiderme. Même
dans l'inoculation vaccinale, lorsque le liquide virulent a été porté jusque dans les couches profondes
du derme, les phénomènes consécutifs, sauf ceux de
la réaction primaire répondant au simple traumatisme, se limitent presqu'exclusivement à la
couche épidermique.

Il faut donc admettre que le tissu conjonctif est
peu propre au développement et à l'action des organismes infectieux de la variole et du vaccin,
alors que ces mêmes organismes, arrivés dans la
couche muqueuse de Malpighi, s'y développent
avec facilité et luttent avec avantage contre les
éléments locaux. Cette différence, si tranchée entre
les deux terrains histologiques, tient peut-être à la
différence moléculaire et chimique de leurs éléments constituants, peut-être simplement au repos
que trouvent les organismes virulents dans les
couches épithéliales, loin de la circulation sanguine
et même de tout courant lymphatique actif.

Quoi qu'il en soit, des coupes microscopiques,
faites à travers la première ébauche du bouton va-

riolique, montrent des altérations déjà très sensibles
du corps muqueux de Malpighi, à une époque où
il n'existe guère encore de trace d'inflammation ou
de trouble nutritif du corps papillaire dermique.

Le fait de l'aptitude exclusive du système cutané
à accepter le virus variolique ou vaccinal et à le
faire proliférer a déjà, d'ailleurs, été fixé expérimentalement. M. Chauveau a reconnu (21) que,
lorsqu'on injecte à un cheval, sans que la matière
d'injection touche à la peau, du liquide vaccinal
dans le tissu cellulaire sous-cutané, celui-ci n'en
est pas localement influencé : le liquide est repris
par l'absorption, et, dans des cas déterminés, donne
lieu aux manifestations du horse-pox généralisé.
Jamais, si la peau n'a pas été touchée, il ne se manifeste sur place rien qui ressemble à une pustule
vaccinale.

Ainsi s'explique le mode de développement de la
variole par voie d'absorption générale, c'est-à-dire
de dedans en dehors : une effluve atmosphérique
chargée du principe virulent de la variole étant
absorbée par le poumon d'un sujet, celui-ci réa-
gira immédiatement en vue de son expulsion; entraîné dans le torrent de la circulation qui la por-
tera vers la péripherie du corps, ce principe y rencontrera le terrain fertile où il se constituera en
foyers, sous la forme de pustules varioliques. Les
régions de la peau où l'abondance des capillaires
détermine l'afflux le plus considérable de ce sang
ainsi chargé seront aussi celles où l'éruption sera

la plus marquée ; de là la confluence plus habituelle au visage qu'en aucune autre région du corps.

Que sont ces éléments spécifiques, agents ou vecteurs de la variole? Cette question se rattachant indissolublement à celle de la vaccine, nous en reporterons l'étude à l'un des prochains chapitres (32, 33, 34, 35).

CHAPITRE II.

—

11. — Nous avons dit que la petite vérole n'attaque, en général, qu'une fois les mêmes sujets. Cette loi, qui lui est commune avec d'autres fièvres éruptives, telles que la scarlatine et la rougeole, a été depuis longtemps confirmée par l'observation et promulguée par l'opinion, bien qu'elle comporte d'assez nombreuses exceptions. C'est sur elle que reposa la pratique de l'inoculation prophylactique, méthode qui consistait, on le sait, à donner la variole aux gens pour qu'ils ne la prissent point. Les circonstances avaient fait découvrir que cette maladie sévissait avec moins de rigueur quand elle était communiquée artificiellement, et que, lorsque

l'éruption ne trouvait à percer qu'une peau fine et délicate, elle ne laissait guère d'impression sur le visage. On avait reconnu également qu'une variole faible — ébauchée, pour nous servir de l'expression du jour — préservait à l'égal de la plus intense.

De là à imaginer la variolisation, il n'y avait qu'un pas, et il dut être bientôt franchi. On ne sait pas à quelle époque elle remonte ; ce qu'on sait, c'est qu'elle était, dans les temps les plus reculés, une opération vulgaire dans la Géorgie et la Circassie, où le désir de conserver la fraîcheur du visage à leurs filles, appelées à fournir de beautés les harems du Grand-Seigneur et du Sophi de Perse, a inspiré de bonne heure à leurs parents, si l'on en croit Voltaire, ce moyen de préservation.

« Voilà, dit De la Métrie (1), l'origine de l'inoculation, qui vient peut-être des Arabes mêmes. Cependant, M. Friend n'en dit pas un mot, et je n'ai pas cru que ce point d'histoire valût la peine d'être éclairci. Ce qu'on regarde comme vrai, c'est qu'avant que l'insertion eût passé de Constantinople en Angleterre, elle était en usage depuis plus d'un siècle à la Chine, et voici la recette dont on se sert là pour semer la petite vérole : Quand on trouve un enfant depuis un an jusqu'à sept, dont

(1) Traité de la petite vérole, avec la manière de guérir cette maladie, suivant les principes de M. *Herman Boerhave* et ceux des plus habiles médecins de notre temps, par M. DE LA MÉTRIE, docteur en médecine. A Paris, rue Saint-Jacques, M. DCC. XL.

la petite vérole est sortie heureusement avec tous
les signes de bénignité, on recueille les écailles
ou pellicules des écailles desséchées, on les en-
ferme dans un vase de porcelaine, dont on ferme
bien l'ouverture avec de la cire. Si ces écailles sont
petites, on en prend quatre ; si elles sont grandes,
on en prend deux ; on y mêle le poids d'un *li,* c'est-
à-dire un peu plus d'un grain, de musc, en telle
sorte que le musc se trouve serré par deux écailles.
On met le tout dans du coton en forme de tente,
qu'on insinue dans une des narrines de l'enfant, qui
doit avoir plus d'un an et n'être attaqué d'aucune
maladie, pas même du cours du ventre. Si les pustules ne paraissent qu'au troisième jour, on peut
s'assurer que de dix enfants, on en sauvera huit ou
neuf ; si elles sortent dès le deuxième jour, il y en
a la moitié qui courent grand risque ; mais, si elles
poussent le premier jour que la fièvre se déclare,
on ne peut répondre de la vie d'aucun d'eux. C'est
pourquoi il y a des médecins Chinois (et ceux-là
ne sont pas moins prudents) qui n'approuvent point
que l'on procure aux enfants la petite Vérole :
mais une chose qu'il faut savoir, c'est qu'aussitôt
après cette insertion, on a recours aux potions et
aux cordiaux, qui seuls suffisent le plus souvent
pour la rendre plus dangereuse qu'elle n'est par
elle-même. Plusieurs personnes sont persuadées
que cette méthode de faire prendre la petite Vérole par le nez, comme du tabac en poudre, est
plus douce et moins à craindre que celle des An-

glais, qui emploient l'incision, parce que le levain
de cette maladie leur paraît devoir produire plutôt
de mauvais effets, quand il est succulé dans des
chairs vives, que quand il est inséré par la respi-
ration, étant dit-on, tempérée par d'autres esprits.
Mais ce raisonnement, qui est du P. d'Entrecolles,
jésuite, est pitoyable aux yeux de quiconque sait
connaître et observer la nature. Par quelque voie
que la même quantité de venin entre dans le sang,
il est de fait qu'elle produit toujours les mêmes
effets (1).

« Ce n'est pas ainsi, dit M. Bousquet (2), que s'y
prenait la Thessalienne ; elle se servait de trois
aiguilles rapprochées et liées ensemble.

« M. Sutton, chirurgien anglais, y substitua la
lancette ; il l'employait pour introduire sous l'épiderme, comme on y introduit aujourd'hui le vaccin,
le liquide variolique puisé aux pustules d'un enfant
discrètement atteint.

« Le jour où l'inoculation variolique est pratiquée, on n'aperçoit nul changement dans la partie
piquée ; le second jour, on ne voit rien encore à
l'œil nu ; mais, à la loupe, on distingue une petite
tache d'un rouge orangé, semblable à une morsure
de puce. Le troisième jour, cette tache augmente
en largeur, et, alors même que l'œil ne voit rien, le

(1) *Lettres édifiantes et curieuses, écrites des missions etran-
gères, par quelques Missionnaires de la Compagnie de Jésus.*
Tome XX et le Journal des Sçavans. Juin 1732.

(2) BOUSQUET. *Nouveau traité de la vaccine et des éruptions varioleuses.* Vol. in- 8 , p. 584. Paris. J.-B. Baillière, 1848, p. 118.

doigt sent comme un petit tubercule. Le quatrième
jour, le malade se plaint d'une légère démangeaison à l'endroit de la piqûre. Le tubercule devient
de plus en plus sensible au toucher ; il donne la
sensation d'une lentille. Vu à la loupe, on dirait une
espèce de vessie remplie d'une petite quantité de
liqueur claire et séreuse ; ces changements deviennent plus sensibles les jours suivants. Le sixième,
il survient un peu de raideur dans l'aisselle, mais
tous les inoculés, il s'en faut bien, n'éprouvent pas
cet effet. De ce moment, la pustule, qui jusqu'ici
était rouge, blanchit au centre, s'aplatit, se creuse,
s'entoure d'un cercle rouge, et le tout forme un
noyau phlegmoneux plus ou moins douloureux. Le
septième jour, la pustule prend plus de développement, et tous les caractères ci-dessus se pronon-
cent davantage. Du onzième au douzième jour, les
boutons brunissent, se sèchent et la croûte s'en va
bientôt en écailles, laissant à sa place une cicatrice
ordinairement très marquée.

« Vers le septième jour, commence un nouvel
ordre de phénomènes. La maladie, qui avait paru
toute locale, se généralise, et, en effet, à la fin du
septième ou au début du huitième jour, on voit
survenir tous les symptômes d'invasion de la variole
discrète naturelle : pesanteur de tête, malaise, las-
situde, frissons, fièvre, nausées, vomissements.
Cet état, qui dure trois jours, annonce et précède
une éruption générale, laquelle débute par le visage
et s'étend successivement au cou, à la poitrine et

aux membres. C'est ce qu'on appelle l'éruption *secondaire*.

« Cependant cette éruption peut manquer et manque même assez souvent. Elle se compose ordinairement d'un petit nombre de boutons répandus çà et là sur toute l'étendue de la surface du corps. Il y en a quelquefois plus, quelquefois moins ; mais on estime que la moyenne est de trente à quarante, ce qui constitue la variole la plus discrète et la plus bénigne. En trois jours, les boutons entrent en pleine suppuration ; mais, trop peu nombreux pour causer la fièvre, ils suivent tranquillement leur marche jusqu'à la fin, et les malades traversent, sans y penser, la période la plus dangereuse de la petite vérole naturelle.

« Comparons maintenant la variole artificielle avec la variole spontanée. Et d'abord la période d'incubation, c'est-à-dire le temps qui s'écoule entre l'infection et l'explosion des premiers symptômes, est loin d'être la même des deux parts. Ici elle va communément jusqu'au septième ou huitième jour, là elle dure à peine trois jours.

« En second lieu, la variole naturelle n'a qu'une éruption, et cette éruption, tantôt rare et tantôt très abondante, se répand indistinctement, quoiqu'inégalement, sur tout le corps. La variole artificielle a deux éruptions distinctes, l'une primitive, locale, exactement bornée aux points d'insertion ; la seconde consécutive et générale. Et ces deux éruptions ne naissent pas de la même manière ;

celle qui répond aux piqûres se prépare en silence, secrètement en quelque sorte, et éclate à son heure, c'est-à-dire à la fin du troisième jour ; l'autre, au contraire, beaucoup plus tardive, s'annonce par une fièvre, à la vérité très-légère. Cette fièvre, sauf la vivacité, répond assez bien à celle qui précède l'éruption dans la petite vérole naturelle.

« Il y a donc dans la variole de la nature deux fièvres, la primitive et la secondaire ; mais il n'y a qu'une éruption. Dans la variole de l'art, c'est l'inverse; il y a deux éruptions, mais il n'y a qu'une fièvre, laquelle répond à la fièvre secondaire, si ce n'est qu'elle est beaucoup plus légère et que même elle manque souvent.

« La petite vérole artificielle ne marque qu'aux endroits d'insertion, parce que là seulement il y a suppuration et qu'il n'y en a pas aux boutons secondaires. Les rougeurs mêmes, qui souvent durent plusieurs mois après la petite vérole naturelle, passent fort vite dans l'inoculée.

« Ainsi, l'inoculation n'a pas seulement l'avantage de réduire le nombre des boutons et de les faire inoffensifs au point de vue des traces consécutives, elle a encore celui d'atténuer et souvent de supprimer la fièvre secondaire. Et voilà justement ce qui la rendait si bénigne. Il y avait, au temps où l'on pratiquait la variolisation, des inoculés qui gardaient la chambre sans prendre le lit; d'autres même qui sortaient comme de coutume. L'Impératrice de Russie se promena tous les jours en carrosse,

et elle écrivait à Voltaire : « C'est bien la peine de
» faire tant de bruit pour une pareille bagatelle, et
» d'empêcher les gens de se sauver la vie si aisé-
» ment et si gaiement. »

Pourquoi le même virus agit-il si diversement
entre les mains de l'art et entre celles de la nature?
Pourquoi n'y a-t-il qu'une éruption dans la variole
naturelle? Pourquoi y en a-t-il deux dans la variole
inoculée ? Pourquoi tant de bénignité d'un côté?
Pourquoi tant de danger de l'autre?

Bousquet s'est posé toutes ces questions, et son
esprit sévère n'y a pas trouvé de réponses qui le
satisfissent. « On a dit et j'ai dit moi-même, dit-il,
p. 124 de son Traité, que, dans la variole inoculée,
l'économie, surprise en quelque sorte par une cause
inattendue, ne la recevait qu'à regret et se prêtait
mal à ses effets ; mais, toute réflexion faite, les
bienfaits de l'inoculation étaient trop constants
pour les faire dépendre des dispositions individuelles qui varient sans cesse. Ce serait d'ailleurs
supposer que tous les inoculés étaient dans le même
état, et il n'y a pas d'apparence.

» A des effets constants il faut des causes inva-
riables. La plus importante, à mon sens, est dans
la voie même que prend le virus varioleux pour
s'introduire dans l'organisme. Et encore, je ne sais
pas bien la route qu'il prend dans la voie naturelle,
mais je suppose qu'il passe par les voies respiratoires. Dans la variole inoculée, le médecin le dépose sous l'épiderme et l'abandonne à l'absorption.

Mais c'est reculer la difficulté sans la résoudre. Il reste toujours à dire comment cette différence dans le mode de pénétration peut en entraîner tant d'autres. »

Peu-être Bousquet se montre-t-il ici trop exigeant. La variole naturelle se propage certainement par les voies respiratoires, et l'imprégnation de tout l'organisme qui doit en résulter se traduit par un cortège de symptômes généraux dont nous avons signalé la gravité (3). Serait-ce faire acte de témérité que d'attribuer à l'exiguité des parcelles de peau occupées d'abord par le virus, inoculé à la lancette, la faiblesse de la réaction générale? Et quand on demande l'explication de l'éruption secondaire dans la variole artificielle, ne doit-on pas se contenter de cette réponse qu'ici l'imprégnation générale n'est que le résultat des irradiations consécutives parties des foyers locaux et auxquelles il a fallu le temps de produire leur effet? Enfin, l'absence de fièvre secondaire — fièvre de suppuration — est de droit, puisque les boutons de l'éruption secondaire à l'inoculation ne suppurent pas, la peau, en raison de l'immunité créée dès le cinquième jour par le travail local de l'éruption, n'étant plus apte à la pustulation proprement dite. (21)

Quoi qu'il en soit de cette hypothèse et de la valeur qu'on sera porté à y donner, nous ferons remarquer que cette différence dans l'intensité des symptômes de la variole naturelle et de la variole artificielle se remarque au même degré chez la vache ou le cheval que dans l'espèce humaine.

12. Jusqu'à ces derniers temps, il n'avait jamais été question que de la variolisation par inoculation, c'est-à-dire par la voie de l'absorption par le réticule de Malpighi. C'est ce que, de tout temps, on a, par abréviation, appelé *inoculation.*

Une ère nouvelle semble s'ouvrir aujourd'hui à cette pratique. Si peu avancée qu'elle soit, au moment où s'impriment ces lignes, nous ne pouvons nous dispenser d'en parler.

Grâce aux récentes et mémorables expériences de M. Pasteur et de ses disciples d'une part, et à celles de MM. Chauveau, Arloing, Carnevin, Thomas et Toussaint, de l'autre, l'efficacité de l'inoculation et celle de l'injection, dans le tissu conjonctif, dans les vaisseaux lymphatiques ou dans les veines, des principes actifs de la vaccine, du choléra des poules, de la fièvre charbonneuse et du charbon symptomatique des animaux domestiques, n'attendent plus leur démonstration. Ces principes, ainsi introduits dans l'économie, sont susceptibles de donner l'immunité à la maladie d'où ils proviennent. Cette immunité, toutefois, ne s'obtient pas, dans tous les cas, en vertu d'un processus identique.

C'est ainsi que MM. Arloing, Carnevin et Thomas ont démontré que le microbe du charbon symptomatique se comporte tout différemment, suivant qu'il est inoculé dans le tissu cellulaire ou introduit dans le sang par une injection.

Quand il est inoculé dans le tissu cellulaire, les accidents auxquels il donne lieu sont mortels. Introduit dans le sang, au contraire, il ne détermine que des phénomènes généraux très éphémères, mais qui ont un effet durable, car l'immunité est acquise à l'organisme, et désormais il peut supporter impunément l'inoculation dans le tissu cellulaire ; elle reste sans effets. Il devient donc possible de vacciner un animal, contre le charbon symptomatique, par les voies veineuses, avec son propre microbe, à la condition expresse d'éviter, pendant l'opération, que l'inoculation se fasse par le tissu cellulaire.

C'est par la jugulaire que l'injection est pratiquée. La peau est incisée et la veine dépouillée, par une dissection attentive, de sa tunique celluleuse ; puis, avec la canule aiguisée de la seringue-Pravaz, bien nettoyée à sa surface, et dans laquelle on a aspiré, au préalable, le liquide que contenait cette canule, en soulevant le piston de la seringue, on traverse d'outre en outre les parois de la veine. Cela fait, on abaisse le piston, et, une fois le liquide injecté, on a soin de relever le piston de la seringue, afin d'aspirer du sang de la veine et d'opérer ainsi le lavage intérieur de la canule. Grâce à ces précautions bien observées, les expérimentateurs lyonnais ont pu pratiquer la vaccination intra-veineuse du charbon symptomatique sur trois

cents animaux avec le plus grand succès et sans
aucun accident, et leur conférer ainsi l'immunité à
cette maladie. (1)

De son côté, M. Sanderson a fait, en Angleterre,
des expériences du même ordre avec le virus de la
pleuro-pneumonie épizootique. Il a donné à des
vaches l'immunité à cette maladie par l'injection
intra-veineuse du liquide virulent, et MM. Thier-
nesse et Degive ont, avec le même résultat, répété
ces expériences en Belgique (2). Enfin, M. Chauveau
a montré, par les injections intra-cellulaires, intra-
lymphatiques et intra-veineuses, qu'on pouvait
donner au cheval l'immunité vaccinale, *sans
qu'aucune éruption de hore-pox apparût extérieu-
rement.*

Je suis arrivé à un résultat analogue. Vers la
fin du mois de juillet dernier, m'occupant de faire
des expériences dans le but de rechercher ce que
devient le virus *varioleux* introduit dans l'économie
par voie d'absorption générale, j'ai fait, à un jeune
veau, une injection sous-cutanée abondante de
liquide variolique. Pour empêcher l'inoculation
directe, j'eus soin de faire une incision préalable et
de cautériser les lèvres de la plaie au nitrate
d'argent; j'introduisis alors ma seringue profon-

(1) Voyez, pour plus de détails, *Bulletin de l'Académie de médecine de Paris*, 1881, p. 1206.

(2) Inoculation préventive de la pleuropneumonie contagieuse
des bêtes bovines par injection intra-veineuse. *Bulletin de l'Académie royale de médecine de Belgique*, 1882, p. 725.

dément et poussai l'injection. Quatre jours après, comme il arrive quelquefois, même à la suite d'injections d'eau fraîche, je constatai qu'à l'endroit où la matière avait été déposée, il s'était produit une petite nodosité, qui grossit et qui, vers le septième jour, avait acquis le volume d'un marron. Qu'était-ce que cette nodosité? Dès le quatrième jour, j'y avais fait une ponction, j'en avais extrait un peu de liquide et j'avais inoculé ce liquide à un autre veau pour m'assurer que ce n'était pas du liquide variolique ; l'inoculation avait été sans effet. Au bout du septième jour, je renouvelai la même tentative ; le résultat fut nul également.

Je soumis alors le premier veau à l'inoculation du virus vaccin, ainsi que je le pratique périodiquement sur un grand nombre de bêtes de cette espèce ; j'ajoute que, depuis environ trois ans, je n'ai pas rencontré un seul sujet réfractaire. J'étais donc en droit de penser que, si l'inoculation ne produisait pas d'effet sur le sujet en expérimentation, c'est qu'il avait acquis une immunité absolue par le fait de l'injection intra-cellulaire de matière variolique. Eh! bien, il y eut absence complète de toute manifestation vaccinale.

N'est-il pas permis de se demander, après cela, si l'on ne pourrait pas arriver à préserver les gens de la variole par l'injection du liquide *varioleux*, convenablement titré, dans le tissu cellulaire sous-cutané, sans avoir à redouter la production de foyers épidémiques, ce qui serait d'un prix inestimable chez certains peuples, opposés, par esprit de caste ou de secte, ou réfractaires, à la vaccine, ou chez lesquels elle ne pénètre pas, et qui sont cependant ravagés par la variole ?

La question est loin d'être mûre et nous devons nous borner, pour l'instant, à ces quelques indications, toutes sommaires ; elles ne nous permettent pas de considérer, actuellement, la variolation autrement que comme le produit de l'inoculation directe de la variole.

A la considérer au point de vue des masses, l'inoculation était passible des plus sévères critiques : tel sujet, qui ne demandait que la préservation, était bel et bien frappé en plein ; tel autre, variolé dans les proportions demandées, communiquait à son voisin, non garanti, une variole grave et l'en faisait mourir ; celui-là, à son tour, créait autour de lui un foyer qu'il allait être difficile de circonscrire. Il y avait là, à toute évidence, une cause de danger public.

Autre chose était si l'on se plaçait au point de vue de l'individu. La préservation procurée par une variolation réussie étant devenue un article de foi, il était naturel que l'on se fît inoculer, soi et ses enfants, pour éloigner, au prix d'un risque relativement léger, un danger propre à terrifier les mères les plus vaillantes. Chacun pensant à soi d'abord — on sait que c'est par là que la charité bien ordonnée commence — se mettait ainsi à

couvert et s'endormait en paix. Les heureux de la
terre donc — et les médecins bien avisés — se fai-
saient inoculer et s'en trouvaient bien.

Faire profiter les masses du même bienfait, tel
était le problème posé et dont la solution était
avidement recherchée. A moins de n'en user que
dans les déserts, l'inoculation était une arme à
deux tranchants, dont il fallait se méfier. Inoculer
tout le monde, n'eût-ce point été allumer un incendie impossible à éteindre?

Les esprits se tendaient à la recherche d'une
solution qui était dans tous les vœux : l'application
inoffensive généralisée d'un principe dont l'admis-
sion avait rouvert les cœurs à la confiance. Ce
principe, malheureusement, était combattu par
d'irréconciliables adversaires : « Blackmore et
» Wagstag, nous dit *Montfalcon*, ouvrirent la
» carrière à cette multitude d'hommes obscurs et
» faits pour l'être, qui armèrent, contre l'insertion
» de la variole, l'ignorance, l'envie et la mauvaise
» foi. Un prédicateur fanatique avait poussé le ri-
» dicule jusqu'à dire, dans la chaire évangélique,
» que Job avait été inoculé par le diable. Les der-
» nières années du dix-huitième siècle ont vu
» s'élever contre la vaccine des détracteurs aussi
» furieux et aussi absurdes. Les temps, les choses
» changent, les hommes sont toujours les mêmes. »

Ce fut au milieu de ces luttes et de ces intransi-
geances — le mot seul est nouveau — que la vaccine fut inventée. Elle apporta avec elle un im-

mense soulagement. On allait pouvoir désormais conjurer la plus effroyable des calamités par un moyen simple, inoffensif, et qu'on pourrait appliquer aux populations entières, sans avoir à appréhender d'allumer un incendie, qui ne pourrait s'éteindre qu'après avoir tout consumé. La joie fut universelle, le remède trouvé par Jenner répondait à toutes les aspirations.

CHAPITRE III.

—

13. DU VACCIN PROPREMENT DIT. — 14. Des vaccins
en général.

13. Le VACCIN est un élément figuré spécifique contenu dans des papules pustuleuses, qu'on voit se développer accidentellement sur divers animaux tels que le cheval, la vache et le mouton. Chez le cheval, les papules se manifestent de préférence sur la muqueuse des lèvres et des nasaux, ainsi qu'à la peau des talons; chez la vache, elles se rencontrent presque exclusivement aux pis et aux trayons. On l'appelle *horse-pox* chez le premier, *cow-pox* chez la seconde.

Le vaccin possède des propriétés virulentes actives; inoculé à l'homme ainsi qu'à la vache ou au cheval, il produit une éruption semblable à celle d'où il provient, et offrant une grande analogie, pour ne pas dire une identité absolue, avec celle de la variole.

La variole est une maladie qu'on ne contracte, en général, qu'une fois dans la vie. Une première attaque préserve ordinairement d'attaques ultérieures. L'inoculation du vaccin a le même effet : elle préserve de la variole.

Le mot *vaccine* s'emploie pour désigner la maladie éruptive dont le vaccin est le produit. On s'en sert aussi pour désigner l'opération même par laquelle on inocule le vaccin. Propager la vaccine. Comité de vaccine. Le mot *vaccination* s'approprie mieux à cette dernière signification.

Les mots *vaccine*, *vaccin* s'emploient au figuré : Aux amis de la liberté, Bonaparte montrait, dans le Concordat, une victoire définitive de l'esprit philosophique, une soumission de l'Eglise à l'Etat : « C'est la vaccine de la religion » disait-il à Cabanis (1).

14. Aujourd'hui, le détournant de sa signification étymologique (vacca, vache), on donne le nom de *vaccins* à des virus *atténués* par des procédés artificiels, et propres, sous cette dernière forme, à préserver ceux à qui on les inocule de la maladie à laquelle on les a empruntés, sans pouvoir reproduire celle-ci.

Jusqu'aujourd'hui l'on ne connaît que trois exem-

______

(1) LANFRAY. *Histoire de Napoléon*, t. II, p. 201.

ples de l'atténuation, ainsi comprise, des principes virulents ; ils se rapportent au choléra des poules, au charbon et au *rouget* du porc.

« Le virus du choléra des poules (1) est doué d'une puissance telle qu'à la dose la plus infinitésimale il donne lieu infailliblement à des accidents mortels. Il suffit, en effet, pour tuer une volaille, de la piquer avec la pointe d'une aiguille trempée dans le sang d'une volaille malade. Or, c'est ce virus, si énergique à des doses si infiniment petites, que M. Pasteur est parvenu à atténuer, au point d'en faire un préservatif contre ses propres atteintes, et cela simplement par l'exposition de plus en plus prolongée au contact de l'air pur du microbe spécial au choléra des poules développé dans un milieu de culture.

« En soumettant ce liquide à des épreuves d'inoculations successives, M. Pasteur a reconnu que, dans les premiers mois, le microbe conservait toute son énergie ; puis, qu'à mesure qu'on s'éloignait de la date de l'ensemencement, cette énergie décroissait graduellement, et qu'elle finissait par s'éteindre.

« Un grand secret se dévoilait ainsi. Le moyen était découvert d'accommoder l'activité du virus à la résistance vitale, de transformer la maladie mortelle qu'il cause, quand il est dans sa pleine puis-

---

(1) H. BOULEY. Leçons de pathologie comparée. Le progrès en médecine par l'expérimentation. Vol. in 8º pp. 672. Paris. Asselin, 1882.

sance, en une maladie compatible avec la conservation de la vie, et de faire bénéficier l'organisme
des effets de cette maladie, en l'investissant de l'immunité qui lui fait suite. C'est effectivement ce que
l'expérimentation démontra. Grâce à l'atténuation
de l'énergie du microbe de la virulence du choléra
des poules, il devint possible de transmettre cette
maladie sous une forme bénigne, et de rendre
désormais invulnérables à ses atteintes les animaux
qui l'avaient subie, sous cette forme.

« Ce n'est pas tout : les recherches de M. Pasteur
sur le microbe du choléra des poules l'ont conduit
à la constatation de ce fait, bien inattendu, que
le microbe qu'on a *destitué de l'excès de son énergie*
par l'exposition au contact de l'air pur du liquide
où il a été ensemencé, pouvait faire souche de
microbes dans lesquels l'énergie de la virulence
se trouve contenue dans les limites mêmes où elle
a été réduite, et *qu'il est ainsi possible de constituer
des races spéciales de microbes, pour ainsi dire
assujettis,* j'allais presque dire *domestiqués, appropriés aux usages de l'homme,* devenu maître de
profiter de ce qu'ils ont conservé de puissance
pour en faire un moyen de préservation contre les
atteintes de la contagion naturelle dont ces microbes sont les instruments.

« Cette méthode de l'atténuation des virus,
inventée par M. Pasteur, a été appliquée au charbon, par M. Toussaint, de Toulouse.

« En soumettant à l'action d'une température de

55 degrés le sang charbonneux défibriné, M. Toussaint a réussi à destituer dans une certaine mesure les bactéridies charbonneuses de l'excès de leur énergie et à les tranformer en agents d'une *virulence modérée*, ne traduisant ses effets que par une fièvre charbonneuse légère, à la suite de laquelle l'immunité estacquise.

« Mêmes résulats ont été obtenus par le mélange du sang charbonneux défibriné avec de l'acide phénique dans la proportionde 10 pour 100. Mais la formule de l'atténuation de la virulence charbonneuse permettant de mettre à la disposition de la pratique un liquide *vaccinal* dont on puisse se servir avec confiance dans ses effets et sans crainte de ses effets, M. Toussaint n'a pas encore réussi à la donner. Des chances demeurent pour que, dans les myriades de bactéries affaiblies par le procédé mis en usage pour atténuer leur vitalité, il y en ait qui la récupèrent vite, après leur insertion dans le tissu cellulaire, et que des accidents mortels soient la conséquence de leur réviviscence.

« Il appartenait encore à M. Pasteur de trouver la solution du problème. Celui qu'il avait résolu pour le choléra des poules ne pouvait-il pas l'être également pour le virus charbonneux ; lui aussi ne pouvait-il être transformé en vaccin par une méthode de culture appropriée ?

« Telle est la question dont M. Pasteur a trouvé la solution, avec le concours de ses deux collaborateurs, MM. Chamberland et Roux. Comment ?

Par un procédé qui n'est autre, à quelques égards,
que celui qui a été employé pour la culture atténuante du microbe du choléra des poules, car le
mode de reproduction de la bactérie charbonneuse,
différant de celui de ce microbe, nécessitait l'application de moyens différents pour arriver aux
mêmes résultats.

« Le microbe du choléra des poules ne se repro-
duit pas par des spores dans le liquide de culture,
ce ne sont que cellules ou articles, toujours prêts
à se multiplier par scission : les parties détachées
de leurs branches continuent à se reproduire sous
la forme de cellules, sans que des spores se montrent jamais.

« La bactérie charbonneuse se comporte bien
différemment dans les liquides de culture. Les filaments, après vingt-quatre ou quarante-huit heures,
se transforment, notamment ceux qui ont le libre
contact de l'air, en corpuscules ovoïdes, réfringents,
qui, comme l'œuf des organismes supérieurs, renferment en eux le *devenir* de l'espèce ; c'est de ces
œufs ou de ces spores que doivent naître les bactéridies futures et que doivent procéder tous les effets
morbides qu'elles sont susceptibles d'engendrer
dans les organismes qui leur serviront d'habitat.
Or, l'air atmosphérique est sans action sur ces
germes, le temps ne fait rien sur eux ; ce n'est
donc pas en lui qu'on trouvera les mêmes effets
atténuants pour le virus charbonneux que pour le
virus du choléra des poules.

« Mais il n'en est pas de même des bactéridies proprement dites, maintenues à l'état filamenteux où sa reproduction ne s'opère que par scission ; or, on arrive à ce résultat en soumettant la bactéridie, agent de la virulence, à l'action de l'oxygène, quand elle n'est encore qu'à l'état de mycélium, et à prévenir en elle la formation des spores ; en d'autres termes, en empêchant le développement de ses organes reproducteurs essentiels.

« Par quels artifices ? Voici :

« Les bactéridies ne se cultivent pas au-dessous de 16 degrés. A cette température, elles ne peuvent pas arriver à leur développement complet ; elles ne forment pas de spores.

« L'influence des températures les plus élevées compatibles avec leur culture produit le même résultat. A 45°, la bactéridie ne se cultive plus dans le bouillon de poule, tandis que la culture y est rapide et abondante de 42° à 43°, *mais les spores ne s'y forment pas*. Voilà donc trouvé le moyen de produire des bactéridies privées de germes ; il suffit de les maintenir au contact de l'air pur à la température de 42 à 43 degrés.

« Que se produit-il dans ces conditions ? Ces bactéridies, qui ne peuvent se reproduire que par scission, perdent leur vitalité au bout d'un mois environ. Quand on les ensemence, ce temps écoulé, dans le liquide qui leur convient, le bouillon de poule par exemple, leur stérilité est complète ; mais, en-deçà de cette limite de temps, leur reproduction s'opère avec facilité.

« Quant à leur virulence, elle ne persiste pas, sous la température de 42° à 43°, au-delà de huit jours. Quoique la bactéridie soit encore vivante et apte à se reproduire pendant un mois dans un liquide de culture, sous la forme de mycélium, elle a perdu, après huit jours, ses facultés de pullulation dans l'organisme des animaux qui sont le plus susceptibles de ses effets, le cobaye, le lapin et le mouton.

« Il est donc possible, par un simple artifice de culture, non-seulement d'atténuer la virulence charbonneuse, mais aussi de la supprimer, en apparence tout au moins.

« Ainsi, comme le microbe du choléra des poules, le microbe du charbon périt au contact de l'air, mais dans un temps plus rapide, en passant, comme lui, par les degrés divers d'atténuation. Et, chose bien remarquable ! cette atténuation obtenue par l'artifice de la culture en liquide chaud, il est possible de la fixer, pour ainsi dire, dans les générations bactéridiennes à naître et d'*en faire un caractère de race*. Que si, en effet, on remet la bactéridie atténuée dans un liquide de culture moins chaud, elle redevient apte à produire des spores, *mais celles-ci n'ont exactement que le degré de virulence de la bactéridie mère.*

« La question de l'atténuation des virus ainsi résolue, reste la question de leur réviviscence, autrement dit de leur retour à leur énergie primitive. En d'autres termes, quand la bactéridie charbonneuse a été privée de toute virulence pour le cobaye, le lapin et le mouton, peut-on lui rendre son activité vis-à-vis de ces espèces? De même pour le microbe du choléra des poules, destitué de sa virulence à l'égard des poules. Est-il possible de la lui restituer ?

« Oui, dit M. Pasteur, mais à la condition de recourir, pour ranimer leur énergie, à des cultures successives dans des milieux organiques consti-tuant, suivant les âges ou suivant les espèces, des milieux appropriés.

« Ainsi la bactéridie rendue inoffensive pour les cobayes d'un certain âge, d'un an à une semaine par exemple et moins encore, tue infailliblement ceux qui viennent de naître. Si l'on passe alors d'un premier cobaye d'un jour à un autre, d'un jour également, par inoculation du sang du premier au deuxième, de celui-ci à un troisième et ainsi de suite, on renforce progressivement la virulence de la bactéridie, c'est-à-dire qu'elle récupère peu à peu sa faculté de pullulation dans les milieux orga-niques, faculté qu'elle avait en grande partie per-due, sous l'influence du mode de culture auquel elle avait été soumise en dehors de l'organisme.

« Pour le microbe du choléra des poules, on lui restitue la virulence qu'on lui a fait perdre, en le faisant passer par l'organisme de petits oiseaux, se-rins, canaris, moineaux, toutes espèces qu'il tue de prime-saut, même lorsqu'il est affaibli. On arrive à lui rendre ainsi ses *vertus* premières. En le faisant

revenir de son état d'inertie à celui d'extrême énergie, qu'il finit par récupérer, il passe successivement
par tous les degrés de la virulence vaccinale, comme
il avait fait en suivant la courbe descendante de
l'atténuation.

« Cela est vrai du microbe du choléra des poules
et de celui du charbon.

« M. Pasteur a donc démontré, d'une part que la
virulence peut être atténuée et éteinte, de l'autre
que la virulence près de s'éteindre est susceptible
d'une réviviscence dans des conditions qu'il a déterminées expérimentalement pour deux des maladies les plus virulentes : le choléra des volailles et
le charbon.

« Ces faits jettent leur clarté sur la réapparition
des épidémies après leur extinction. N'est-il pas
admissible, en effet, qu'un virus affaibli, éteint en
apparence, trouve les conditions de sa réviviscence
dans des milieux organiques devenus favorables à
sa culture sous certaines influences ? Par exemple,
la peste. Il est admissible que, lorsqu'elle s'est
éteinte dans un pays où elle a sévi, son virus, microbe encore inconnu, n'a pas disparu, mais qu'il
demeure dans un état d'atténuation, prêt à reprendre sa force dès qu'il rencontrera des conditions
favorables, telles notamment que la misère physiologique des habitants, déterminée par les privations
de toutes sortes. En pareil cas, une maladie qui
paraît spontanée, qui est réputée telle, trouve son
interprétation étiologique dans la réviviscence

d'un virus atténué un certain temps, au point d'être demeuré inoffensif, comme les virus du charbon et du choléra des volailles, lorsqu'il ont été soumis à l'action atténuante de l'air dans des conditions déterminées.

« Ainsi se trouverait donnée l'interprétation de ce qu'à tort on appelle spontanéité. Une maladie contagieuse spontanée ne serait, d'après cette manière de voir, que l'expression de la manifestation d'un virus atténué, qui aurait rencontré des milieux organiques favorables à sa réviviscence.

« M. Pasteur va plus loin dans ses déductions : il se demande si, parmi ces microbes au milieu desquels nous vivons, et qui restent inoffensifs pour l'homme et pour les animaux dont il est entouré, il ne s'en trouve pas qui ont en eux une virulence latente, encore inconnue, mais qui peut se manifester un jour, si ce microbe vient à pénétrer dans une des mille et mille espèces de la création. Ne se pourrait-il pas, alors, que sa virulence, renforcée par des passages successifs dans les représentants de cette espèce, devînt capable de s'attaquer soit à l'homme, soit à tel ou tel animal de grande taille ? Ne serait-ce pas de cette manière qu'auraient apparu, à travers les âges, la variole, la syphilis, la peste, la fièvre jaune, le typhus, etc. ? »

Si, nous reportant à ce qui précède, nous examinons, au même point de vue, l'immunité procurée par la vaccin contre la variole, une question se présente tout d'abord : la vaccine, qui donne cette immunité, est-elle une maladie dérivant d'un virus propre, ou n'est-elle pas, simplement, repré-sentée par une race microbienne descendant en droite ligne de la variole, dont elle ne serait qu'une atténuation ?

Question grave que nous nous réservons d'examiner dans le chapitre qui va suivre.

CHAPITRE IV.

—

15. Depuis près d'un siècle, la question de savoir si le vaccin qu'on emploie pour se préserver de la

variole provient originellement de la vache ou du cheval fait l'objet des discussions les plus suivies dans le monde médical.

Quand Jenner eut établi qu'un certain nombre de personnes qui étaient occupées à soigner et à traire les vaches se montraient réfractaires au virus varioleux qu'il leur inoculait, il reconnut qu'elles devaient cette immunité à ce qu'elles avaient contracté précédemment, sans doute par des plaies qu'elles devaient avoir aux mains, une maladie pustuleuse qu'elles rencontraient sur le pis de ces animaux. Jenner fut conduit à admettre que ceux-ci avaient eux-mêmes pris la maladie des chevaux avec lesquels ils avaient été directement ou indirectement en rapport, « Il y a, dit-il, une affection à laquelle le cheval est fréquemment sujet par suite de sa domesticité. Les maréchaux l'ont appelée *the grease* : c'est une inflammation et un gonflement dans le talon ; il s'en écoule une matière qui possède des propriétés d'une espèce toute particulière, car elle semble capable d'engendrer, dans le corps humain, une maladie qui a une si forte ressemblance avec le *small-pox* (petite vérole) que je considère comme très-probable qu'elle doit être la source de cette dernière. Mais il faut auparavant que cette matière ait subi une modification. Dans cette contrée laitière, il y a un grand nombre de vaches, et le soin de les traire est confié indistinctement à des hommes et à des servantes. Il peut arriver que l'un de ceux-là, après avoir pansé les talons d'un cheval affecté de *grease*, n'ait pas pris le soin de se laver les mains, et se soit mis à traire les vaches, sur les mamelles desquelles ses doigts ont déposé quelques particules de la matière infectieuse qui y était restée adhérente. Lorsqu'il en est ainsi, une maladie est communiquée aux vaches, aux filles de service, laquelle se propage dans toute la ferme, à tel point que le troupeau tout entier et tous les domestiques en ressentent les conséquences. »

Ce passage dit explicitement que Jenner admettait comme origine du vaccin « une maladie du » talon du cheval qui, transmise à la vache par les » souillures versées sur les mains des hommes » ayant pansé les chevaux malades, se transforme » en cow-pox. » Et après avoir appelé cette maladie *the Grease*, il lui a donné, plus tard, le nom de *Sore heel's,* mal, ulcères des talons, (1) qu'il lui conservera désormais.

Jenner croyait donc que la source du cow-pox est une matière morbide particulière, se développant sur le cheval et sur lui seulement. « Je suis » bien convaincu, écrit-il, que cette maladie ne se » développe jamais sur les vaches, à moins qu'elles » n'aient été traitées par quelqu'un qui soignait, « en même temps, un cheval affecté de *sore heel's,*

______

(1) Voir, pour plus de détails, l'art. HORSE-POX, du *Nouveau dictionnaire pratique de médecine, de chirurgie et d'hygiène vétérinaires,* par BOULEY et REYNAL. Paris. P. Asselin, t. IX, octobre 1881, qui nous a beaucoup servi pour la rédaction de ce chapitre.

» ou que cette maladie(le cow-pox) n'eût été com-
» muniquée à un troupeau par une vache déjà infec-
» tée ou par un domestique qui en était atteint lui-
» même. » (1)

16, Qu'est-ce donc que le *Grease ?*

C'est la maladie que les vétérinaires français appellent les EAUX AUX JAMBES, les allemands MAUKE, les italiens GARPE. « Particulière aux solipèdes, elle affecte la peau du dessus du genou et du jarret, celle des parties inférieures des membres, principalement autour de la couronne, du pâturon et du boulet, et s'étend sur la région de s canons ; la maladie est plus fréquente aux membres postérieurs qu'aux membres antérieurs. (2)

« Le premier symptôme que l'on observe sur le membre ou sur les membres qui vont devenir le siège de cette maladie, c'est un engorgement commençant d'habitude dans le pli du pâturon ou à la face postérieure du boulet, et qui remonte quelquefois jusqu'au milieu du canon. Cet engorgement se manifeste souvent huit, dix et même quinze jours avant l'apparition des autres symptômes ; il diminue beaucoup pendant le repos et revient pen-

---

(1) ED. JENNER, *An Inquiry into the causes and effects of the Variolæ vaccinæ, a disease discovered in some of the Western counties of England, particularly Gloucestershire, and known by the name of Cow-pox.* London, 1798, in 4°, with plates.

(2) L. H. J. HURTREL D'ARBOVAL. Dictionnaire de médecine, de chirurgie et d'hygiène vétérinaires, édition revue et augmentée par M. ZUNDEL. Art. *Eaux aux jambes.*

dant la marche. Souvent la partie engorgée est chaude et douloureuse ; à la pression de la main, l'animal témoigne une vive sensibilité ; il relève brusquement le membre en le portant dans l'adduction ; il s'y manifeste souvent aussi une vive sensation de prurit, qui porte les animaux à se frotter, soit contre les objets qui les entourent, soit avec le membre opposé.

« Ces symptômes d'une vive inflammation ne se remarquent pas d'une manière constante ; très souvent la maladie débute sous la forme chronique.

« Les poils qui recouvrent la région engorgée ont perdu leur direction normale ; au lieu d'être imbriqués les uns sur les autres, ils sont hérissés, fortement piqués et s'élèvent perpendiculairement à la surface du tissu cutané. Ils sont humectés par un liquide séreux, peu odorant dès le début, plus ou moins abondant, qui les rend humides à leurs extrémités et qui les baigne incessamment à leur base ; quelquefois l'humeur est tellement abondante qu'elle s'écoule par gouttelettes sur le sabot et sur le sol. C'est à cette période du mal qu'on a quelquefois signalé des vésicules remplies de sérosité ; cependant, *il paraît que ces vésicules n'appartiennent pas aux eaux aux jambes proprement dites.*

« A mesure que le mal se continue, l'engorgement va en augmentant ; le volume du membre est quelquefois double de ce qu'il était à l'état normal. L'engorgement peut monter, dans certains cas, jusqu'au jarret ou jusqu'au genou ; il remonte rarement au-dessus ; le plus souvent, il reste limité vers le milieu des canons. Le liquide sécrété n'a plus sa transparence et sa limpidité primitives ; il est devenu plus consistant, est grisâtre et a surtout pris une odeur fétide, repoussante, de matière en putréfaction. Il ne coule plus en gouttelettes sur le sol, mais il adhère aux poils, qu'il colle ensemble et maintient raides comme les bouquets d'une brosse, grâce au vernis qui leur sert d'enduit ; cette matière sanieuse irrite en outre le tégument, qui est fortement excorié. La peau, distendue sous l'influence de l'engorgement, se crevasse facilement, se couvre de gerçures, d'ulcères superficiels, que le liquide sécrété transforme en des plaies bourgeonneuses facilement saignantes.

» Puis surviennent les phénomènes morbides ci-après : douleur locale profonde engageant l'animal à avoir le membre levé, quand il est au repos ; boîterie très accusée ; altération de la peau de la région digitale, surtout sur le derrière du pâturon et du boulet, d'où le poil est alors tombé et où l'épiderme est détruit ; développement de tubérosités du volume d'abord d'un grain de groseille, augmentant progressivement et constituant des végétations ou excroissances charnues mamelonnées, molles, rouges, pédonculées, qu'on a désignées sous le nom de *fics*, de *grappes* ou de *verrues* ; quelquefois isolées, plus souvent agminées sur des places très étendues, macérant en quelque sorte dans un liquide infect, purulent, gris-verdâtre, sanieux, âcre, irritant, d'une fétidité insupportable. Les sillons qui séparent les excroissances sont remplis d'une matière gélatineuse, fétide, et garnis de quelques pinceaux de poils implantés perpendiculairement à la peau. Quelquefois, cette sécrétion ichoreuse cesse et est remplacée par une sécheresse extraordinaire de la peau, pouvant aller jusqu'à la gangrène ; de véritables escarres se forment, qui, en tombant, donnent naissance à une plaie ulcéreuse, réfractaire à toute cicatrisation, sur les bords de laquelle se forment de nouvelles excroissances tubéreuses. (1)

Dans cette forme sèche, les grappes sont plus fermes, plus résistantes, leur texture est plus serrée ; elles sont moins saignantes ; parfois elles se recouvrent d'une couche épidermique rugueuse qui, tantôt tombe en écailles furfuracées, et tantôt prend l'aspect de la cornée. Dans ces conditions, les membres sont très-engorgés et très-raides ; un moment arrive même, parfois, où les *eaux aux jambes* gagnent en surface et en profondeur, où il survient des complications fâcheuses qui, alors, ou bien aggravent la situation, rendent le travail impossible, ou bien amènent la mort.

« La maladie est généralement lente ; *quelquefois on la voit cesser à un pied pour reparaître à un*

____

(1) On ne confondra pas ces altérations avec celles de la *phymatose*, où le bourgeonnement offre un autre caractère et un bien autre développement.

autre ; elle disparaît parfois au moment de la belle saison, pendant les temps secs, pour reparaître aux jours d'automne, durant une température humide.

„ La contagion est possible pour les eaux aux jambes proprement dites, ainsi que le rapportent Plasse et Mégnin ; la nature parasitaire de la maladie explique suffisamment ce mode de communication [1]. „

Si l'on en excepte les vésicules remplies de sérosité qu'on voit apparaître *parfois* dans le cours de la maladie, et qui, de l'aveu des auteurs, paraissent ne pas y appartenir mais en être seulement *un accident*, rien, dans la description qu'on vient de lire, ne ressemble, de près ni de loin, à l'éruption variolique ou vaccinale qui se développe, naturellement ou artificiellement, chez l'homme, le cheval ou la vache. La maladie ressemble bien plutôt à un phlegmon diffus. Isolée et dépourvue de la complication des « vésicules remplies de sérosité », c'est celle que, dans un écrit datant de 1802 (*Account of some experiments on the origine of the Cowpox, from* Loy) et qui a passé longtemps ina-

(1) Bibliographie — *Huzard père*. Essai sur les eaux aux jambes. Paris, 1784. — *Vial de Saint-Bel*, Elements of the Veterinary. Londres, 1797. — *Barthelemy aîné*. Cours complet d'agriculture. Paris, 1805. — *Girard*. Traité du pied, 1813. — *Valel*. Éléments de pathologie. Paris, 1828. — *Plasse*. Mémoire sur le crapaud. Niort. 1845. — *Verheyen*. Vaccine primitive. Bruxelles, 1846. — *Steinbrenner*. Traité de la vaccine. Paris, 1846. — *Hering*. Pathologie. Stuttgard, 1849. — *Spinola*. Pathologie. Berlin, 1838. — *Raynal*. Nouv. dict. prat. Paris, 1859. — *Mégnin*. Du crapaud. Paris, 1862.

perçu, Loy appelait *grease local* pour le distinguer du *grease constitutionnel* [1].

Ainsi, les *eaux aux jambes* sont une affection à marche lente, cessant à un pied pour reparaître à l'autre, disparaissant parfois au moment de la belle saison, pour reparaître en automne, toutes circonstances propres à éloigner une assimilation avec les maladies vaccinogènes, dont la caractéristique est de se restreindre à un cycle de 12 à 15 jours, après quoi l'immunité contre de nouvelles atteintes est acquise pour un temps relativement assez long. La matière sécrétée inoculée à d'autres animaux peut, nous l'avons dit, vu sa nature parasitaire qui n'est pas douteuse, donner lieu à une maladie semblable à elle-même. Jamais, dans son état de simplicité, elle ne peut donner naissance à des pustules vaccinales.

Mais, de ce qu'un cheval est atteint des *eaux aux jambes,* il ne s'en suit pas qu'il soit inaccessible à la variole propre aux solipèdes. Au contraire, les plaies dont il est atteint peuvent être une porte d'entrée ouverte au virus, qui peut y être déposé de toutes pièces, accidentellement ou volontairement. Ce sont des animaux ainsi contaminés, dont

(1) Le petit ouvrage de Loy, 29 pages in-8°, bien qu'ayant été traduit en 1802, par De Cairo, dans la *Bibliothèque britannique* t. XXI, p 377, n'a été connu en France qu'après que M. Bouvier, dans un discours tenu à l'Académie de médecine de Paris, dans la séance du 2 février 1861, et inspiré des conseils d'Auzias Turenne, l'eut exhumé et révélé. Il donne de la question une solution cherchée ensuite pendant plus de cinquante ans.

le *grease local* est compliqué des vésicules spéciales dont il a été parlé plus haut, qui ont fait croire, pendant longtemps, que les *eaux aux jambes* produisaient elles-mêmes et charriaient les principes vaccinogènes. Il n'y a pas de plus grande hérésie en pathologie.

Étant donné que le cheval est un animal vaccinogène, ce que personne ne contestera plus aujourd'hui, ce n'est donc pas la maladie dite *eaux aux jambes* qui est le facteur réel de cette propriété.

Le cheval est susceptible d'une affection générale ayant avec la variole de l'homme de nombreux points de rapprochement. C'est celle que Loy avait appelée *grease constitutionnel* et que M. Bouley a, plus récemment, nommée HORSE-POX. Nous en donnerons un historique détaillé [1].

« Au printemps de 1860, éclata tout à coup à Rieumes, non loin de Toulouse, une épizootie parmi les chevaux; en moins de trois semaines, on comptait plus de cent malades. *La petite vérole régnait en même temps dans les environs.*

» La maladie débutait par un état général marqué par une fièvre peu forte, mais qui se soutenait jusqu'à l'apparition des symptômes locaux : le principal de ces symptômes consistait dans un engorgement des jarrets, chaud, rouge, douloureux,

---

(1) *De l'origine de la vaccine chez le cheval*, rapport sur un mémoire de M. Laforgue, de Toulouse, relatif à des cas de transmission des eaux aux jambes du cheval à l'homme et à la vache, sous forme de cow-pox, par BOUSQUET; Acad. de méd. de Paris. Séance du 27 mai 1862 (voy. aussi : *Gaz. méd. de Paris*, 1862, p. 335).

se composant lui-même d'une foule de petites pustules pressées les unes contre les autres. Cette période, la première, durait de 3 à 5 jours.

» La seconde période durait de 8 à 10 jours : elle s'annonçait par un écoulement purulent au pli du pâturon ; à mesure que le pus coulait, l'engorgement se dissipait et la boiterie diminuait. Puis les pustules se desséchaient, et, dès le quinzième jour, les croûtes commençaient à tomber avec des faisceaux de poils hérissés, laissant après elles des cicatrices plus ou moins marquées, suivant l'affluence de l'éruption. Cette troisième période ne durait guère que de 5 à 6 jours.

» Toutes les pustules ne se bornaient pas aux pâturons ; il en venait par-ci par-là sur les différentes parties du corps, aux fesses, aux narines, à la vulve, aux lèvres, etc.

» Au nombre des malades de cette épizootie se trouvait une jument, la jument de M. Corail ; c'est elle qui a fourni la matière de l'inoculation et dont il faut maintenant parler.

» Pendant un voyage qu'elle fit de Rieumes à Toulouse, cette bête, plus nonchalante que de coutume, semblait souffrir des reins ; le lendemain, elle commença de boiter, et, presque en même temps, les membres postérieurs s'engorgèrent, surtout ceux du côté droit. Huit jours après, elle parut triste ; peu d'appétit, boiterie des deux membres postérieurs, quoique plus accusée d'un côté que de l'autre ; gêne dans la flexion des boulets ; gonflement chaud, douloureux, borné au boulet de gauche, étendu à droite jusqu'au milieu du canon.

 „ Sur ce gonflement s'élevaient çà et là des faisceaux de poils hérissés, et, sous ces poils, quelque chose comme des pustules, d'où s'écoulait une matière liquide à odeur ammoniacale, moins fétide que la sécrétion des eaux aux jambes.

 „ *Le 29 avril*, on tond les parties affectées, et l'on enlève en même temps des plaques épidermiques couvertes de poils hérissés, lesquels mettent à nu des ulcérations nombreuses, les unes en relief, les autres déprimées, la plupart circulaires, du diamètre d'une forte lentille ou d'une pièce de 50 centimes, d'où s'exhale une matière séro-purulente comme gommeuse.

 „ Le *30 avril*, on aperçoit, pour la première fois, à la lèvre supérieure et inférieure du côté droit, des pustules d'autant plus distinctes et plus visibles que les poils sont plus courts dans cet endroit : plates, rondes, à bord saillant, moins larges qu'un centimètre, écaillées par le frottement, déprimées au centre elles sont couvertes d'une croûte ferme, sèche, fortement adhérente. L'éruption, qu'on croyait bornée aux membres, s'étendait jusqu'à la muqueuse des lèvres et à la pituitaire.

 „ Le *4 mai*, plus de fièvre, plus de boiterie, engorgement sensiblement diminué. *Le 15*, tout est rentré dans l'ordre. „

Voilà pour le développement des symptômes. Voyons maintenant ce qui advint de l'inoculation dont cet animal fut le point de départ. C'est l'objet principal de cette observation.

Le *25 avril*, c'est-à-dire huit jours après l'invasion de l'éruption, M. Lafosse prit avec la lancette la matière d'une pustule et l'inocula publiquement à une jeune vache, par une piqûre à chaque trayon. *Le 30*, les piqûres commencent à rougir. *Le 3 mai*, il y a aux trayons cinq pustules plates, larges, fermes, rondes, creusées d'un ombilic. Ce sont, à n'en pas douter, des boutons de *cow-pox*.— *Le 4 mai*, en présence d'un commission, nouvelle inoculation de ce dernier à une autre vache. Succès complet. — *Le 11*, le virus est reporté à un cheval qu'on inocule au museau; il naît de cette inoculation plusieurs pustules, qui servent à vacciner un enfant, auquel il donne six magnifiques pustules.

A l'aspect de ces pustules, il était impossible d'en méconnaître la nature. Tous les sujets sur lesquels le produit en fut reporté, vaccinés peu de temps après avec le vaccin en usage, y furent réfractaires, comme ils l'eussent certainement été à la variole.

L'épreuve était complète.

Ce fait ne devait pas rester isolé :

En 1863, « par la plus singulière et la plus heureuse des chances, la maladie équine génératrice du cow-pox, dit M. H. Bouley (1), s'est montrée à

____

(1) Leçons de pathologie comparée. Le progrès en médecine par l'expérimentation. Un vol. in-8° pp. 672. Paris, Asselin et Cie, 1882. (p. 175.)

Alfort, pendant quelques mois, sous toutes les formes variées qu'elle est susceptible de revêtir. Tantôt localisée dans la partie déclive des membres et représentant la forme spéciale décrite par Jenner sous le nom de *Sore-heel's*, en remplacement du mot *Grease*, sous lequel les maréchaux-ferrants la désignaient ; tantôt occupant une surface plus étendue des régions inférieures, et imitant, à s'y méprendre, les *eaux aux jambes* véritables, par la forme de l'engorgement, l'abondance du liquide séreux que laissait suinter la peau enflammée, et la multitude de petites tumeurs confluentes que représentaient les pustules de l'éruption ; tantôt encore, coïncidant avec les lésions désignées sous le nom de *Javart* ; tantôt, enfin, avec tous les caractères de la forme sous laquelle elle était apparue à M. Lafosse : pustules disséminées sur tout le corps, concentrées dans la région inférieure des membres et à la partie déclive de la tête ; ou bien limitée à la partie supérieure d'un membre ; ou bien concentrée dans les cavités nasales et autour des narines, avec accompagnement d'angeioleucite, et simulant alors la morve et le farcin, jusqu'à donner lieu aux plus complètes méprises ; ou bien encore, concentrée sur la muqueuse buccale et ayant simplement l'apparence d'une stomatite aphtheuse, dont les caractères anatomiques n'avaient rien qui fût déterminatif de la nature de la maladie qu'ils spécifiaient.

« Si j'ai pu en connaître la spécificité, ajoute notre

auteur, c'est grâce au parti que j'avais pris d'interroger par l'inoculation toutes les maladies du cheval de forme éruptive que les hasards de la clinique feraient passer sous mes yeux.

« Ce n'est pas tout : un élève, il s'appelait Amyot, blessé à un doigt, pansant un cheval qui avait subi l'extirpation d'un cartilage du pied ayant produit une surface traumatique *qui avait été la voie par laquelle s'était effectuée l'inoculation greasienne*, et d'où suintait un liquide abondant, fut pris des accidents ci-après : la plaie qu'il avait au doigt se tuméfia et devint douloureuse, le lendemain du jour de l'inoculation. Le surlendemain, survinrent des symptômes de malaise et de faiblesse. Dans les jours suivants, des pustules se montrèrent successivement sur les doigts de la main gauche et au front, au niveau de la racine du nez, entre les deux sourcils. Ces pustules, bien développées, d'une teinte rouge nuancée de bleu à leur base, étaient surmontées d'une cloche épidermique très-grosse, d'ou s'écoula en abondance un liquide d'une très-grande limpidité.

« Les pustules de la face dorsale des doigts furent très-douloureuses et donnèrent lieu à un mouvement fébrile intense, qui ne dura pas moins de quinze jours, à des lymphatiques avec tuméfaction douloureuse des ganglions de l'aisselle. Il en fut de même pour les ganglions du cou, en arrière des mâchoires, effet du retentissement de l'éruption frontale.

« Cette maladie d'Amyot, c'était bien la vaccine, qui s'était manifestée, chez lui, avec les caractères d'intensité qu'elle revêt souvent lorsqu'elle est transmise directement du cheval à l'homme. La preuve de la nature vaccinale a été donnée par les belles pustules de cow-pox dont elle a déterminé le développement chez un jeune taureau à qui elle avait été inoculée sur la région scrotale ; pustules qui, inoculées elles-mêmes à un enfant, donnèrent lieu, chez lui, à une éruption vaccinale de la plus belle apparence. »

Rien ne s'opposait plus désormais à ce que le *horse-pox*, que M. H. Bouley avait, si heureusement, revêtu de son vrai nom, prît place définitivement dans les cadres nosologiques. L'article HORSE-POX du dictionnaire de MM. Bouley et Reynal (t. IX, 1871) lui donna ses lettres de grande naturalisation.

Pour ces auteurs, le *horse-pox*, ou *grease constitutionnel* de Loy, est une maladie éruptive, vésiculo-pustuleuse, dont les éruptions caractéristiques peuvent avoir leur siège sur la peau et sur les membranes muqueuses buccale et nasale, par exception seulement sur la conjonctive.

L'éruption peut apparaître sur la peau de tout le corps, mais son siège de prédilection est la partie inférieure des membres et de la tête, où elle est souvent confluente. Avec l'éruption cutanée, coïncide assez communément celle de la membrane muqueuse buccale, qui, dans quelques cas exceptionnels, se montre isolément. L'éruption nasale, quand elle existe, est presque toujours accompagnée d'une éruption de même nature au pourtour des nar nes et aux lèvres. Un léger mouvement fébrile, le plus souvent inaperçu, précède de trois à quatre jours l'apparition des éruptions.

La confluence de l'éruption à la partie inférieure des jambes est parfois accompagnée de symptômes tels, turgescence, inflammation, ulcération et sécrétion, que la confusion avec les eaux aux jambes en est devenue possible. De là l'idée, qui a régné si longtemps, de la propriété vaccinogène du grease.

18. HORSE-POX NATUREL. — Nous en empruntons la description au Dictionnaire de Hurtrel d'Arboval, revue par Zundel, (Art. VARIOLE, p. 776. Paris 1877).

« Il y a toujours chez le cheval une période d'invasion bien marquée, caractérisée par une fièvre plus ou moins intense, par de l'inappétence, de la tristesse, de l'abattement. Comme dans toutes les fièvres éruptives, ces symptômes généraux disparaissent au moment où se manifestent les symptômes locaux. Souvent dès les premiers jours, on constate un engorgement des membres; le boulet est chaud, sensible; s'il y a des balzanes, on constate de la rougeur; souvent les animaux boitent, marchent avec raideur, parfois ils ménagent même le membre malade à l'écurie. La durée de cette période d'invasion peut être de trois à cinq jours, pour céder la place à celle d'éruption.

« Celle-ci est parfois générale et s'étend alors de la tête à la croupe et des pieds au ventre. C'est autour des ouvertures naturelles, autour de la bouche ou du nez, sur les lèvres et sur les narines, sur les muqueuses buccale, nasale, conjonctivale, dans les régions où les poils sont rares, et enfin vers les pieds, au boulet ou au pâturon, que les pustules se montrent et peuvent même être assez nombreuses pour confluer. — Les pustules revêtent des caractères un peu différents, selon qu'on les examine sur la peau ou sur les muqueuses ; dans ce dernier cas, elles diffèrent encore sur la pituitaire, où elles peuvent suivre régulièrement toute leur évolution, et sur la muqueuse buccale, où elles se trouvent détruites par le contact des aliments. Nous allons d'abord les examiner sur la peau : au début, quand on passe la main sur le corps du cheval, on perçoit des papules de la grosseur d'une lentille et donnant la sensation de corps durs enchâtonnés sous l'épiderme. Ces papules, au bout de deux à trois jours, se montrent de la grosseur d'un pois, même plus grandes, par l'accumulation de sérosité qui s'y fait ; elles sont plus saillantes, avec les rebords bien délimités et ont un ombilic au centre. Au bout de sept à huit jours, la pustule, arrivée à sa complète maturité, est remplie de sérosité ; le cloisonnement du sommet de la pustule n'est pas toujours aussi net dans la variole équine que dans celle vaccine, et souvent

il y a ce que nous avons appelé chez la bête bovine
des varioles bulleuses ou aqueuses. Les pustules,
qui restent pour ainsi dire vésicules, s'ouvrent
facilement, avant que le contenu soit devenu purulent, surtout si elles se développent dans une
région où les poils sont nombreux ; alors ceux-ci
sont hérissés par petits paquets et se relèvent bientôt si l'on cherche à les mettre dans leur direction
normale ; en passant la main dans cette région,
elle est mouillée par la sérosité qui suinte le long
de ces poils. Pour les pustules qui s'ouvrent comme
pour celles qui se dessèchent par épaississement
du contenu, il se forme une croûte qui adhère à la
base des poils et en réunit quelques-uns. Ces
paquets de poils tombent avec les croûtes, au bout
d'un temps plus ou moins long (du quinzième au
vingtième jour), laissant à nu une petite surface
arrondie, d'un rouge violacé, sensible au toucher,
où cependant les poils repoussent au bout de quelque temps. On ne constate guère, chez le cheval,
la variole diphthérique avec ulcération du derme.
Souvent, à cette dernière période, au moment où
la desquamation commence, on constate du prurit.
Sur les muqueuses, le horse-pox se montre sous
forme d'ampoules, de la grosseur d'un pois, les
unes circulaires, les autres allongées, dont la couleur opaline rosée tranche sur la couleur rouge de
la muqueuse, ordinairement enflammée, qui lui sert
de support. Ces vésicules sont lisses à leur surface,
sans aucune dépression ; sous le doigt, elles don-

nent une sensation de tension rénitente, et l'animal paraît souffrir lorsqu'on les comprime. Quand ces pustules ou phlyctènes suivent leur cours régulier, elles deviennent successivement lactescentes et purulentes, puis elles se dessèchent et fournissent une croûte qui s'en va bientôt, laissant à sa place une coloration ardoisée.

« Dans la bouche, où l'épithélium est facilement déchiré par les aliments fibreux, l'éruption se montre sous forme de plaies qui paraissent faites à l'emporte-pièce; le fond est finement granuleux. Il y a salivation abondante, rendue spumeuse par les mouvements de la langue; cette salive remplit la cavité buccale et s'échappe en flocons par la commissure des lèvres. Il y a, assez fréquemment, un jetage muqueux par le nez. Nous avons déjà dit que souvent il y a de la confluence, qu'au lieu de pustules, il y a une plaie ulcéreuse, plus ou moins recouverte de squames; de pareilles plaies ne sont pas rares aux ailes du nez, autour des lèvres. Le suintement d'une sérosité gommeuse aux extrémités provoquant le hérissement des poils, s'accompagnant de l'engorgement du membre jusqu'au-dessus du jarret, d'une légère boiterie, tout cela est propre à faire croire aux èaux aux jambes, et l'on comprend que longtemps on ait pu confondre la variole avec cette maladie, surtout si, comme cela arrive parfois, le mal se trouve localisé aux extrémités; mais, si l'on a pu suivre la formation des pustules, si surtout il y en a autour du nez et de la bouche, sur la surface du corps, la confusion n'est plus possible. D'ailleurs, la variole, même abandonnée à elle-même, guérit toujours dans un temps assez limité, tandis que les eaux aux jambes résistent souvent et pendant longtemps aux divers traitements.

En cas de doute, on pourrait d'ailleurs recourir à l'inoculation de la matière séreuse sur une vache.

Telle est la marche du horse-pox naturel. « C'est une vraie fièvre éruptive bénigne, dont l'évolution, généralement courte mais régulière, donne la notion instinctive d'une maladie qui prospère en se développant sur un terrain qui lui est particulièrement favorable. Les cliniciens qui ont la chance d'assister, dès le début, à cette évolution, ne sauraient échapper à cette impression ; ils n'ont pas le spectacle d'une maladie avortée, transmise accidentellement à un organisme plus ou moins rebelle à son développement ; c'est précisément le contraire.

« La fièvre prodromique n'est jamais prononcée, ni au point de vue de l'élévation de température, ni à celui de l'accélération du pouls. Mais l'exanthème pustuleux caractéristique n'en apparaît pas moins, dans certains cas, avec une riche abondance. L'éruption débute toujours dans des régions privilégiées, les lèvres, les naseaux, le bout du nez, la région génito-anale, les extrémités. De ces lieux d'élection, elle peut se disséminer par toute l'étendue du tronc. Ce sont les extrémités que

Jenner avait signalées comme le lieu d'élection par excellence de l'éruption vaccinale des chevaux. Les observations ultérieures ont montré qu'en France au moins les éruptions de vaccine sont plus fréquentes à la tête et même à la région génito-anale.»

Fièvre éruptive des mieux caractérisée, la vaccine naturelle du cheval a donc tous les attributs d'une maladie d'emblée générale (1).

19. HORSE-POX ARTIFICIEL. — Mais le cheval peut présenter des pustules vaccino-varioliques ayant une autre origine. Elles peuvent avoir été provoquées, chez lui, par l'insertion directe, dans le tissu muqueux cutané, de virus vaccinal provenant soit de la vache, soit de l'homme, soit du cheval, ou bien par l'absorption de ce même virus injecté dans le tissu cellulaire profond, les veines ou les lymphatiques. Dans ces cas, ce n'est plus le horse-pox naturel, c'est le horse-pox artificiel qu'on a sous les yeux.

20. A. *Horse-pox artificiel produit par inoculation.*

Que ce soit du vaccin d'enfant, du cow-pox ou du horse-pox qu'on ait semé, les manifestations finales sont les mêmes.

Les caractères et la marche du *horse-pox* suc-

(1) CHAUVEAU. Contribution à l'étude de la vaccine originelle. Recherches comparatives sur l'aptitude vaccinogène dans les principales espèces vaccinifères. (*Revue mensuelle de médecine et de chirurgie*, Paris, Germer-Baillière, 1877.)

cédant à l'insertion du vaccin de bœuf, ont été décrits comme suit par M. Chauveau (1) :

« Pendant les cinq ou six premiers jours qui suivent l'inoculation, on ne voit apparaître aucun travail spécifique. Du cinquième au huitième, les points piqués deviennent nettement papuleux. Jusqu'au dixième jour environ, les pustules s'agrandissent et deviennent de plus en plus saillantes, en prenant la forme d'un cône extrêmement évasé, ayant de 10 à 20 millimètres à sa base. Pendant cette période, ces larges papules coniques sont résistantes, douloureuses à la pression, et ne présentent à leur surface aucun soulèvement, ni aucune autre modification de l'épiderme, qui offre seulement un reflet légèrement rougeâtre chez les animaux à peau peu pigmentée. Puis survient une nouvelle phase, qu'on pourrait appeler *période de sécrétion*, et qui commence du neuvième au douzième jour; l'épiderme, légèrement soulevé sur presque toute l'étendue de la papule, laisse suinter de nombreuses gouttelettes d'une sérosité limpide très-légèrement citrine; ces gouttelettes ne tardent point à se concréter en croûtes jaunâtres, transpa-

(1) VACCINE ET VARIOLE, NOUVELLE ÉTUDE SUR LA QUESTION DE L'IDENTITÉ DE CES DEUX AFFECTIONS, étude faite, au nom de la Société des sciences médicales de Lyon, par une commission composée de MM. BONDET, CHAUVEAU, DELORE, DUPUIS, GAILLETON, HORAND, LORTET, P. MEYNET ET VIENNOIS; rapport de MM. CHAUVEAU, VIENNOIS et MEYNET, communiqué à l'Académie de médecine de Paris, le 30 mai 1865. (Voyez aussi *Gazette hebdomadaire de médecine et de chirurgie*. Paris, 1865, nº 22, 23, 25, 26 et 27; nº 23, p. 354.)

rentes, formant, sur toute la surface de la pustule, une espèce de cristallisation caractéristique, bien différente de la croûte qui succède aux pustules vaccinales chez l'homme et dans l'espèce bovine. La sécrétion, qui dure plusieurs jours, est terminée du treizième au dix-septième jour de l'inoculation. Si alors on enlève la croûte, on met à nu une surface humide, granuleuse, rosée, ne faisant aucune saillie au-dessus de la peau environnante. Cette surface est creusée d'une cavité centrale assez profonde, sorte d'ombilic dans lequel s'enfonce, à la manière d'un clou, une saillie de la face profonde de la croûte.

« Voilà la marche et les caractères de l'éruption vaccinale, provoquée, chez le cheval, tels qu'on les observe presque généralement.

La commission lyonnaise a soumis aux épreuves de l'expérimentation différentes questions se rapportant à l'avenir du horse-pox artificiel, quand on le reporte de l'enfant sur le bœuf ou sur le cheval, et que, de ceux-ci, on le reporte sur l'espèce humaine, et voici la solution qu'elle a obtenue (1) :

La vaccine d'origine équine de l'enfant, reportée sur l'espèce chevaline, a donné lieu à une éruption de horse-pox, mais petite et prompte à s'éteindre.

Cette vaccine d'origine équine de l'enfant, reportée sur la vache, a engendré un très beau cow-pox.

Le horse-pox produit sur le cheval par l'inoculation d'un vaccin d'enfant, d'origine équine, re-

______
(1) H. Bouley, loc. cit. p. 199.

porté sur l'enfant, n'a engendré que des pustules vaccinales avortées et fausses, car l'enfant, soumis à la contre-épreuve de l'inoculation avec la vaccine, a contracté un très-beau vaccin.

Le cow-pox de la vache, engendré par le vaccin de horse-pox reporté sur l'enfant, a donné lieu sur lui à une belle éruption vaccinale.

Voici donc la série de ces générations.

1° Le horse-pox est produit par l'inoculation du cow-pox au cheval.

2° Ce horse-pox (artificiel), *inoculé à la vache*, donne lieu à des pustules de cow-pox qui, inoculées à l'enfant, donnent la vaccine.

3° Le horse-pox engendré du cow-pox, *inoculé à l'enfant*, donne la vaccine.

4° Le vaccin humain, engendré du horse-pox, *inoculé au cheval et à l'âne*, donne le horse-pox.

5° Le vaccin humain, engendré par le horse-pox, *inoculé à la génisse*, donne lieu à un beau cow-pox.

6° Le horse-pox, engendré du vaccin humain, issu du horse-pox, *inoculé à l'enfant*, donne lieu à des pustules avortées et fausses, reconnues telles par la contre-épreuve de l'inoculation vaccinale.

7°. Le cow-pox, engendré par le vaccin humain issu du horse-pox, inoculé à des enfants, donne lieu à de très-beau vaccin.

8°. Le cow-pox, engendré par le vaccin humain issu du horse-pox, inoculé à des génisses, engendre le cow-pox.

La commission lyonnaise a cru pouvoir conclure

de ces faits que l'organisme du cheval constituait
un milieu moins favorable à la culture du vaccin
que celui du bœuf et de l'homme ; et, conséquemment, que le vaccin était originaire de l'espèce
bovine et que la vraie vaccine primitive était le
cow-pox.

« Cette conclusion, on le voit, dit M. H. Bouley,
est en complète contradiction avec la théorie Jennérienne. Pour Jenner, c'est le cheval qui est la source
primitive, c'est du cheval que la vaccine procède ;
c'est dans le cheval que le virus vaccinal paraît
posséder sa plus grande énergie. »

Que de réserves n'y a-t-il pas à faire quant à la
valeur de ces déductions. Mais n'anticipons pas.

N'omettons pas de retenir seulement qu'aucune
de ces expériences n'a été faite avec le horse-pox
naturel.

21. B. *Horse-pox artificiel produit par voie d'absorption générale* (injection intra-veineuse, intra-
lymphatique ou intra-cellulaire de vaccin chez le
cheval).

Le cheval peut être amené artificiellement à
présenter une éruption vaccinogène généralisée,
se rapprochant de celle du horse-pox naturel. La
constatation de ce fait, très-intéressant, est due
aux recherches de M. Chauveau.

« La vaccine naturelle, dit le professeur de
Lyon (1), c'est-à-dire la vaccine dite *spontanée,*

(1) Bulletin de l'Académie de médecine de Paris. Séances du

s'est toujours montrée avec des caractères spéciaux que l'homme, jusqu'à présent, n'est jamais parvenu à reproduire expérimentalement dans la vaccine transmise : exanthème pustuleux généralisé, confluence à la région mammaire chez la vache, à la région naso-labiale et à celle des talons chez le cheval.

« Transmis à un autre animal par insertion sousépidermique, le virus de cet exanthème détermine une éruption locale dans la région inoculée, et jamais il ne survient, à la suite de cette inoculation, des manifestations dans les régions qui forment le siège de prédilection de l'éruption dite spontanée. »

Eh bien ! M. Chauveau a réussi à créer expérimentalement une vaccine offrant les caractères appartenant à la vaccine dite spontanée, en faisant intervenir l'agent virulent d'une manière méthodique, indispensable selon lui, c'est-à-dire en faisant une injection de vaccin dans un vaisseau lymphatique interrompu sur son trajet par un ganglion.

L'expérience fut exécutée le 12 mars 1866 ; onze jours après, le cheval sur lequel elle avait été instituée prit un magnifique exanthème vaccinal au nez et aux lèvres, et, au quatorzième jour, l'exanthème s'était aussi manifesté au pli du pâturon, dans les membres postérieurs. Cet exanthème

17 avril et du 11 septembre 1866, et Gazette hebdomadaire de médecine et de chirurgie, 28 septembre 1866, p. 612.

était parfaitement légitime. Le liquide qu'il fournit, inoculé à quatre animaux de l'espèce bovine, fit naître, sur tous une, belle éruption vaccinale qui resta absolument locale. Inoculé, par quatre piqûres, à un enfant, il lui donna un seul bouton vaccinal fort petit, dont l'évolution fut extrêmement lente, mais dont le virus, transmis à un deuxième enfant, fit naître, à chaque bras, trois pustules à évolution également fort prolongée et qui finirent par acquérir des dimensions extraordinaires.

« La forme générale de la vaccine artificielle, complètement inconnue avant mes expériences, dit M. Chauveau (1), se présente avec des caractères identiques avec ceux de la vaccine ou horse-pox naturel.

« Jamais, dans cette forme, il ne survient d'accident vaccinal dans les points ayant servi de porte d'entrée au virus. Au lieu de germer sur place, ce virus produit ailleurs ses manifestations, et la poussée éruptive, indice de la multiplication du vaccin, ne débute qu'après une incubation de huit jours au minimum.

« Pour que la vaccine générale se développe, il faut que le virus inoculé pénètre dans l'économie *sans passer par la peau*. Cette loi se vérifie : 1° en injectant directement le vaccin dans les vaisseaux lymphatiques ; 2° en pratiquant cette injection dans les vaisseaux sanguins ; 3° en la faisant arriver indirectement dans la circulation par une surface

(1) Loc. cit.

absorbante autre que les téguments extérieurs.

» Le développement de la vaccine générale est indépendant de la quantité de virus employée pour infecter l'économie, pourvu que cette quantité soit appréciable.

» La germination sur place du vaccin, dans le cas d'inoculation cutanée, n'implique pas un défaut d'absorption générale du virus. Malgré son affinité spéciale pour la peau, il pénètre dans le torrent circulatoire, et, s'il ne produit pas alors, en même temps que l'éruption locale, une éruption générale, c'est probablement parce que, au moment où cette éruption générale pourrait se développer (huitième jour au plus tôt), la peau, en raison de l'immunité créée, dès le cinquième jour, par le travail local de la vaccination, n'est plus apte à la pustulation vaccinale. »

Mais ce n'est pas seulement la pénétration *directe* du vaccin dans le torrent circulatoire qui aurait la propriété d'engendrer la vaccine dite primitive ; la pénétration *indirecte* jouirait de la même prérogative, suivant M. Chauveau (*loc. cit.*), quand cette pénétration s'effectue par des surfaces absorbantes autres que la peau.

Le tissu cellulaire sous cutané se prête admirablement à cette pénétration indirecte. C'est une des voies d'absorption les plus actives, et c'est sur elle qué M. Chauveau a expérimenté.

L'animal choisi pour cette expérience était un jeune poulain de dix-huit mois. Une petite incision ayant été pratiquée à la peau sur le côté gauche de l'encolure, on fit un godet dans le tissu cellulaire sous-cutané avec le manche d'un scalpel. Puis, après s'être assuré, par une longue attente, qu'il ne s'était écoulé ni sang ni lymphe hors des vaisseaux, on souffla, au fond de la petite plaie, un tube de vaccin recueilli sur un jeune poulain, en prenant toutes les précautions nécessaires pour empêcher le virus de toucher les lèvres de la plaie cutanée.

Le dixième jour après cette injection, l'animal présentait, dans la région naso-labiale, le début d'une éruption vaccinale nettement caractérisée. Cette éruption se composait de sept pustules en tout: une fort belle, la première apparue, sur le côté droit de la lèvre supérieure ; une autre, assez jolie, sur l'aile interne du naseau gauche, et enfin, au bout du nez, un groupe de cinq petites, qui se montrèrent assez tardivement.

» Les résultats de cette expérience, dit M. Chauveau, ne laissent plus subsister le moindre doute sur l'exactitude des vues hypothétiques qui nous ont guidé dans cette recherche des conditions essentielles qui président au développement de la forme générale de la vaccine artificielle. Toutes peuvent se résumer en une : *la pénétration du germe vaccinal au sein de l'économie par une voie autre que la peau.*

Et l'auteur conclut de la partie expérimentale de son travail, qu'à côté de la vaccine naturelle et de la vaccine artificielle locale, telle qu'on la produit par les procédés ordinaires d'inoculation, *il existe, chez le cheval, une vaccine générale que l'œil le mieux exercé, comme l'esprit le plus prévenu, ne peuvent distinguer de la vaccine naturelle, spontanée, primitive.*

Mais il s'en faut que l'introduction du vaccin, dans le système général, chez le cheval, soit toujours suivie de l'évolution des symptômes que nous venons de décrire. Dans un nombre de cas, relativement considérable, il n'en est pas ainsi.

Les expériences de M. Chauveau représentent plusieurs séries, considérables par le nombre des sujets qu'il y a consacrés. Voici le rappel de ces expériences et de leurs résultats :

1° *Tentatives d'infection vaccinale par les voies respiratoires* (1). — Ces tentatives ont eu surtout pour objet de démontrer que la vaccine naturelle, qui se montre en apparence *spontanément*, pourrait bien avoir pour origine la pénétration, dans les voies respiratoires, de particules de matière vaccinale desséchée et voltigeant dans l'air. Il fallait prouver que, dans ces conditions réalisées expérimentalement, l'absorption de la matière vaccinale peut provoquer les exanthèmes plus au moins généralisés de la vaccine naturelle.

M. Chauveau a réussi, en effet, à provoquer la naissance de pustules de vaccine aux lèvres et au

____

(1) *Théorie de la contagion médiate.* Comptes-rendus de l'Académie des sciences, 1868.

bout du nez, en faisant aspirer de la poudre de vaccine desséchée dans le vide, par des chevaux dont la trachée, ponctionnée avec un petit trocart, avait permis l'adaptation d'un appareil à soupape contenant la vaccine. Mais les résultats positifs ont été extrêmement rares. Et l'on peut se demander même si ceux qui ont été remarqués n'étaient pas dus à l'inoculation directe par quelque particule égarée, ce que le siège des pustules peut d'ailleurs faire supposer.

2º *Tentatives d'infection vaccinale par les voies digestives.* Deux des plus belles éruptions de vaccine généralisée qu'il m'ait été donné d'observer, dit M. Chauveau,(1) se sont montrées sur de jeunes chevaux auxquels on avait fait prendre, dans leurs boissons, de notables quantités d'humeur vaccinale.

3º *Injection de lymphe vaccinale dans le tissu conjonctif sous-cutané* (2). Dans tous les cas, sans exception, cette injection, même aux plus faibles doses, détermine la formation d'une tumeur tantôt petite, tantôt volumineuse, disparaissant ensuite par résolution, plus ou moins lentement. De plus, il survient, chez quelques sujets, des éruptions cutanées, parfois très-belles, ayant tous les caractères et les propriétés de l'exanthème vaccinal naturel, ainsi que nous l'avons vu plus haut.

4º *Injection de lymphe vaccinale dans les vais-*

(1) *Id.*
(2) *Bulletin de l'Académie de médecine*, 1866.

seaux lymphatiques. M. Chauveau a eu quatre succès sur un total de onze cas. Les quatre cas positifs étaient des cas modèles.

5° *Injection de lymphe vaccinale dans les vaisseaux sanguins* (1). Total des expériences : 27. Résultats positifs : 11. Ces expériences ont été faites sur des animaux mâles et femelles de différents âges. L'influence du sexe a été nulle. Ce sont les sujets jeunes qui ont fourni le plus de succès.

Quelle signification faut-il donner à ces résultats négatifs si nombreux? Eh bien, M. Chauveau a démontré qu'ils n'étaient négatifs qu'en apparence. Négatifs au point de vue des manifestations extérieures, oui; à celui de l'imprégnation vaccinale, non. Dans tous les cas où M. Chauveau, dans un but de contrôle facile à comprendre, à revacciné, en mettant en usage le procédé habituel, les sujets en apparence réfractaires, il a constaté que tous, sans aucune exception, étaient devenus inaptes à la prolifération locale de la vaccine. La revaccination a échoué aussi bien sur les chevaux chez lesquels les résultats de l'action de la vaccine avaient été, en apparence, négatifs, que sur ceux qui avaient présenté de beaux exanthèmes. Tous ont donc éprouvé la même impression de la première introduction du vaccin, à savoir l'invasion de l'économie et l'immunité actuelle à une autre imprégnation.

Il n'y a de variable que la poussée exanthémati-

(1) *Id.*

que, tantôt nulle, tantôt réduite à un seul bouton, tantôt localisée au lieu d'élection par excellence, la région naso-labiale, tantôt disséminée sur toute la surface du corps. Et encore n'est-il pas sûr, dit M. Chauveau, que l'immunité puisse exister sans exanthème, puisqu'un seul bouton suffit pour le constituer, et que ce bouton peut être difficile à découvrir sur la vaste surface poilue que repré-sente la peau d'un cheval.

Au résumé, l'absorption, par voie générale, du vaccin, chez le cheval, crée l'immunité, soit qu'elle ait été suivie d'un exanthème ou d'une tumeur au lieu d'injection (tissu cellulaire), soit qu'aucun de ces phénomènes ne se soit manifesté.

M. Chauveau croit que les résultats ainsi acquis « mettent fin à toute discussion sur l'origine de la vaccine, en prouvant qu'on peut produire à volonté, avec son activité spéciale, la vaccine naturelle, si improprement appelée « vaccine spontanée. »

C'est peut-être aller un peu loin ; ce qui ressort de ces magnifiques expériences, c'est qu'on peut développer une vaccine généralisée, en injectant du vaccin dans les vaisseaux lymphatiques ou veineux ou dans le tissu cellulaire du cheval. Mais il ne s'ensuit pas absolument qu'il doive y avoir identité absolue entre ce vaccin et celui qui se développe par la voie d'absorption générale employée par la nature.

Nous aurons à revenir ultérieurement sur ce sujet.

22. Occupons-nous maintenant de la variole telle qu'elle se développe, naturellement, chez la vache, et que, par un abus de langage dont s'accommode mal la science moderne, on appelle encore de toutes parts le *Cow-pox spontané*.

La variole de la vache, ou Cow-pox, très souvent ne s'accompagne d'aucun malaise général, d'aucune fièvre, tandis qu'on en observe chez la plupart des autres animaux. Cependant ces symptômes généraux ne font pas constamment défaut, et l'on a notamment signalé le manque d'appétit, la répugnance pour les aliments, la continuation de la rumination sans que le bol alimentaire revienne à la bouche, la diminution de la sécrétion du lait, qui devient plus séreux et moins épais que de coutume ; il se caille plus facilement ; le pis est parfois congestionné, plus sensible ; on constate alors de la sécheresse des excréments, une diminution de la sécrétion urinaire, plus rarement une accélération du pouls, de l'abattement général. Après trois ou quatre jours de cette fièvre d'éruption, qui correspond à la période d'invasion de la variole de l'homme, on voit apparaître ordinairement aux mammelles, mais surtout aux trayons, presque exceptionnellement au mufle, sur les naseaux, les paupières, les parties de la peau où le poil est rare (Hurtrel d'Arboval, Pilger), des nodosités de couleur rosée, des élevures arrondies de la dimension d'une lentille à-peu-près, ordinairement déjà ombiliquées ; vers le troisième ou quatrième jour, le septième environ de la maladie, les papules se transforment en vésicules ou pustules; c'est-à-dire que, sous l'épiderme, ou plutôt dans celui-ci, s'accumule un liquide séreux, visqueux et jaunâtre. A cette époque, ces pustules présentent ordinairement, au centre, une coloration bleuâtre, et sont jaunes ou oranges, parfois rougeâtres et même violacées, à la périphérie. On a attaché parfois une extrême importance à cette coloration des pustules, et l'on a voulu en faire un caractère essentiel de l'affection, d'autant plus que Jenner avait parlé uniquement de la coloration bleuâtre; si la peau est simplement de nuance claire, le reflet sera rougeâtre; si elle est plus foncée, il sera d'un gris plombé. Le centre de la pustule est alors, le plus souvent, fortement déprimé, ombiliqué, le pourtour est dur, tuméfié et sensible, et, chez les animaux à peau claire, il y a une auréole rouge autour de la pustule. Les jours suivants, les pustules s'accroissent pour acquérir, du huitième au dixième jour, d'après Ceeley du neuvième au onzième, leur plus grand développement; c'est alors le moment le plus favorable pour récolter le vaccin; seulement, il faut avoir soin de faire plusieurs incisions à chaque pustule, afin d'ouvrir les diverses vaccioles qui forment la tumeur; à cette époque, les pustules ont parfois les dimensions d'un haricot; sur le pis même, elles sont de forme circulaire, tandis que, sur les trayons, elles sont plus allongées; l'aréole est plus complète; au lieu de simples vergetures s'irradiant autour de la pustule, le cercle a une teinte plus uniforme.

Le contenu de la pustule devient ensuite purulent ; la surface de la pustule paraît granuleuse, légèrement pointillée, et, l'on distingue, à la loupe, un grand nombre de petites vésicules remplies d'un fluide transparent.

Arrive alors la période de dessiccation (douzième jour), où il se forme, à partir du centre, une croûte jaunâtre, puis brunâtre, qui s'étend insensiblement vers la périphérie. Cette croûte, épaisse et reluisante, cristalline comme on l'a dit, ou plutôt écailleuse, est fortement unie à la peau et ne se détache qu'après le quinzième jour, parfois seulement dans la troisième ou quatrième semaine, à moins qu'elle ne soit enlevée auparavant par une action traumatique ; elle laisse alors après elle une cicatrice plus ou moins profonde, qui persiste pendant quelque temps. Chez la bête bovine, rarement il y a de la suppuration au dessous de l'épiderme, et de l'ulcération du chorion, et alors la cicatrice n'est pas indélébile.

Rœll et Hering ont vu que l'éruption des pustules ne se fait pas toujours en même temps, qu'au bout de quelques jours après la première éruption, on en voit sortir parfois de nouvelles, de sorte qu'il y a déjà alors des pustules en desquamation quand d'autres ne se montrent encore que sous forme de papules ; il y a, dans ces cas, des pustules de tout âge, mûres et non mûres ; l'éruption peut ainsi se faire par poussées successives et mettre de huit à dix, même quinze jours, avant de finir ; cependant, on croit avoir observé qu'une fois la desquamation commencée, il ne naît plus de pustules nouvelles.

La confluence des pustules varioliques est très-rare chez la vache, c'est-à-dire que rarement les pustules sont assez nombreuses et rapprochées pour se confondre ; il n'y a pas, par conséquent, de vaste érysipèle qui remplace l'éruption.

Les pustules sont facilement déchirées par quelque frottement, par exemple sur une litière rude, ou par les mains de la trayeuse ; elles adhèrent moins à la peau, s'enlèvent facilement, mais alors les croûtes se forment plus vite ; la suppuration tend à devenir plus profonde, et des crevasses ulcéreuses se forment à leur place.

On n'a pas signalé enco e, chez les vaches, quelque éruption concomitante sur les muqueuses, ainsi que cela n'est que trop fréquent dans la variole de l'homme ou la clavelée du mouton ; il n'y a, conséquemment, pas de catarrhe nasal avec tuméfaction des ailes du nez, pas de dyspnée, pas de difficulté dans la déglutition.

On n'a pas signalé, chez les bêtes bovines, de ces cas graves où l'éruption a de la peine à se faire, et où, alors, la fièvre provoque de l'adynamie, parfois une altération du sang. Par contre, observe-t-on souvent, certainement plus souvent que dans les autres espèces animales, ce qu'à tort on a nommé, depuis Jenner, de fausses varioles.

Ce sont des varioles fausses, mais seulement pour celui qui veut récolter du vaccin, car, le plus souvent, il n'y a pas de sérosité dans la pustule ; mais elles ne le sont pas au point de vue de la pathologie ; ce sont le plus généralement des pustules ordinaires qui ont été arrêtées ou modifiées dans leur développement, ce sont de vrais exanthèmes varioliques, comme Hering l'a démontré, des exanthèmes qui se produisent souvent en même temps que les pustules dites vraies, et qui souvent aussi peuvent, aussi bien que les vraies, développer le mal par contagion.

On a distingué plusieurs variétés de ces varioles fausses.

1° Des varioles dures ou papuleuses, encore dites verruqueuses, où l'exanthème est resté à l'état de papule, n'a pas été infiltré de sérosité, encore moins de pus ; ce sont des nodosités indolentes, dures, modérément rouges au début et sans aréole ; elles ont ordinairement la dimension d'une lentille ; mais Roell les a vu arriver au volume d'une noisette. On les confond facilement avec les verrues, si fréquentes au pis des vaches, d'autant plus qu'elles conservent généralement leur forme pendant des semaines et des mois entiers, et ne disparaissent qu'insensiblement.

2° Les varioles acuminées, encore appelées secondaires (Hering), qui se développent parfois en même temps que les pustules vraies, quelquefois en lieu et place de celles-ci. Dans l'un et l'autre

cas, ce sont des pustules qui ne parviennent pas à
leur développement complet; dans le premier, on
voit ces pustules se produire quelque temps après
les premières, et le plus souvent autour de celles-ci,
secondairement, comme sous l'influence d'une
nouvelle infection par celles-ci ; mais bientôt, par
suite de l'immunité que crée la première éruption,
la seconde est arrêtée, avortée. Dans l'autre cas,
ces causes d'avortement de l'éruption viennent
sous l'influence de causes extérieures. Ce sont des
nodosités rouges, dépourvues d'aréole et d'ombilic,
qui sont assez saillantes, mais qui ne contiennent
que peu de sérosité, presque jamais de pus, et
donnent rapidement lieu à la formation d'une
croûte, parfois en quatre ou cinq jours. On a dit que
ces éruptions peuvent se renouveler fréquemment,
de façon que la durée totale de la maladie peut
dépasser plusieurs semaines. Leur caractère contagieux est hors de doute.

3° Les varioles bulleuses, aqueuses, parfois
emphysémateuses, sont des vésicules assez grandes, sans ombilic ni aréole, remplies d'une sérosité visqueuse, où la sécrétion trop abondante,
peut-être trop prompte, n'a pas provoqué le cloisonnement des pustules ; elles crèvent facilement
et ne laissent après la dessiccation que des croûtes
minces se détachant rapidement. Il n'est pas rare
de voir leur contenu se résorber en peu de temps,
et il ne reste alors qu'une enveloppe épidermique,
sous laquelle il n'y a que de l'air, de l'emphysème.

Cette variole suit son cours en six ou huit jours, paraît moins contagieuse que les autres formes, mais l'est également.

4° La variole noire, encore dite hémorrhagique ou gangréneuse, est celle qui est caractérisée par la gangrène de la pustule; elle est accompagnée de taches pétéchiales autour de celle-ci; cette forme est rare chez la vache; elle entraîne facilement une altération générale du sang et se termine par la mort.

5° La variole tuberculeuse a été, à tort, appelée ainsi, parce que les pustules, au lieu d'obéir à un processus progressif, sont atteintes de la dégénérescence caséeuse, et ressemblent aux tubercules; il n'y a cependant pas là de tubercules vrais; cette forme est assez rare chez la vache.

Le cow-pox a toujours une marche régulière, il dure huit jours à peine dans ce qu'on a appelé la forme fausse, de vingt à vingt-huit dans la forme vraie. On peut y distinguer une période d'incubation, que l'on ne peut constater que dans la vaccine expérimentale ou inoculée; une période d'invasion, où l'on observe plus ou moins de fièvre; une période d'éruption, qui est caractérisée par l'apparition des pustules qui constituent essentiellement la maladie; enfin, la période de desquamation, où les pustules se trouvent remplacées par les croûtes. Cette maladie contagieuse, une fois introduite ou développée dans une étable, ne tarde pas à s'y propager, surtout entre vaches que le même individu traît ; la maladie se communique peu à peu aux autres vaches, mais presque toujours sous une forme bénigne, plutôt par une infection locale, une espèce d'inoculation, que par une infection générale. Une fois commencé dans une étable, le cow-pox peut y traîner pendant des mois. On a vu alors la maladie se communiquer à l'homme, notamment aux personnes qui sont chargées de traire les vaches.

On croit avoir constaté qu'une première atteinte de cow-pox crée l'immunité chez l'animal. Cependant, comme la maladie passe si souvent inaperçue chez nos cultivateurs, on ne saurait avancer la chose avec certitude ; trop souvent, la variole, se présentant sous ce qu'on a appelé improprement la *fausse vérole*, n'est pas prise en considération.

Le pronostic de la vaccine est, dans la presque généralité des cas, des plus favorables ; la maladie paraît si bénigne que les gens qui soignent les vaches ne s'en aperçoivent pas, à moins qu'ils ne prennent eux-mêmes quelque éruption aux mains.

23. Le *cow-pox* peut être inoculé à la vache par l'insertion du horse-pox, du cow-pox — naturels ou artificiels — et du vaccin humain. C'est sur cette propriété que repose la pratique, si répandue depuis quelques années, de ce qu'on est convenu d'appeler la *vaccination animale*.

Comparés aux effets de l'inoculation vaccinale chez le cheval, ceux qu'on observe chez la vache présentent quelques différences.

La pustule du cheval est conique, au lieu d'être plate et ombiliquée comme celles du bœuf et de l'homme ; son ombilication ne devient visible qu'après le détachement de la croûte.

Au point de vue de la façon dont s'effectue la sécrétion dans la pustule arrivée à la période de maturité, il existe, entre la pustule du cheval et celle du bœuf et de l'homme, un caractère différentiel encore plus marqué ; chez le cheval, la sécrétion s'effectue sur toute la surface du bouton, jusqu'à ses limites extrêmes à sa base, tandis que, dans les pustules vaccinales bovine et humaine, la sécrétion ne s'opère que dans le cercle circonscrit dans l'aréole. La croûte consécutive correspond à la surface sécrétante. Il en résulte que, chez le cheval, elle recouvre toute la pustule, tandis que, chez le bœuf et l'enfant, elle n'en occupe que le centre.

Au point de vue de l'abondance des liquides sécrétés, la différence est grande entre les pustules du cheval et celles du bœuf. Tandis que les premières fournissent une quantité très-considérable de liquide virulent, dont on peut remplir des tubes en grand nombre, celles-ci se trouvent très-rapidement taries et désséchées. Au point de vue pratique, cette différence de fécondité des pustules dans les deux organismes doit être prise en grande considération, car si l'urgence se manifeste de pratiquer l'inoculation vaccinale sur un grand nombre de sujets à la fois, on sera sûr de se procurer du vaccin en plus grande abondance en l'inoculant au cheval qu'en le confiant à un animal de l'espèce bovine. Et à supposer que l'inoculation équine directe ne soit pas possible dans une localité donnée, par pusillanimité des opérateurs ou des opérés, le cheval fournira le moyen d'inoculer un grand nombre de génisses et de vaches (H. Bouley).

Des différences existent également, à ce même point de vue, entre la pustule de la vache et celle de l'enfant : tandis que, chez celui-ci, le vaccin vient sourdre en gouttelettes hyalines à la surface de la pustule, dès qu'on vient à ouvrir celle-ci avec une lancette ou une aiguille, chez la vache, il faut l'en exprimer au moyen d'une pression assez forte opérée à la base des petites tumeurs, ce qui, dans la pratique de la vaccination dite animale, commande des procédés spéciaux.

Nous avons vu plus haut (19) que, chez le cheval, l'éruption procurée par inoculation diffère assez sensiblement de celle qui se développe par infection générale. Il n'en est pas de même dans l'espèce bovine ; quelque attention qu'on porte à l'une et à l'autre, il est impossible de différencier la pustule du cow-pox dit *spontané* de celle du cow-pox produit par inoculation, au moyen d'une piqûre sous-épidermique.

Cette similitude absolue rend illusoire la recherche que l'on pourrait vouloir faire encore des cas de cow-pox spontané, dans le but de rafraîchir les souches ; le premier venu pourra, par des inoculations bien faites d'un vaccin quelconque, donner,

à cet égard, le change au plus habile. Et la super-
cherie ne manque pas de se produire là où, par
une fausse appréciation des besoins actuels de la
pratique, des primes sont attachées à la découverte
des cas dits *spontanés*.

Heureusement, cette recherche elle-même n'est
qu'un débris d'un autre âge. Partout où se pratique
la vaccine animale, elle est absolument inutile. Si
le cow-pox constitutionnel, en effet, diffère par un
excès de virulence du cow-pox inoculé, ce qui a
été affirmé, cet excès ne serait pas à rechercher
dans la vaccination des gens. Ici, au contraire, il
faudrait le neutraliser, en faisant passer ce cow-
pox, au préalable, à travers l'organisme d'un autre
bovidé.

La vaccination animale, telle qu'elle se pratique
aujourd'hui dans presque tous les pays, ne fait
pas autre chose. Cinq fois en quatorze ans, nous
avons ainsi renouvelé notre souche animale pour
satisfaire au préjugé. Jamais, au grand jamais,
nous n'avons vu la souche nouvelle l'emporter, par
aucun caractère, sur notre souche ancienne. Et
cela s'explique, les souches bovines bien cultivées
ne fléchissant que si elles font de mauvaises ren-
contres.

Il faut savoir tourner ces difficutés quand elles
se présentent, en faisant avancer des réserves
prudemment ménagées.

De même que chez le cheval, on peut déterminer
l'imprégnation vaccinale par une voie d'absorption

générale, chez les animaux de l'espèce bovine. C'est encore à M. Chauveau que l'on doit la constatation de ce fait par la voie expérimentale. Il y a toutefois, entre la vache et le cheval, des différences essentielles, au point de vue des manifestations qui se produisent. Ces différences sont :

a) L'éruption qui résulte d'une inoculation reste toujours absolument locale chez le bœuf, tandis que, chez le cheval, il arrive parfois, si les animaux sont jeunes, que l'éruption locale primitive s'accompagne d'un exanthème secondaire plus ou moins généralisé.

b) Quand on fait agir le virus vaccin sur l'économie sans le mettre en contact avec la peau, il est facile d'obtenir d'emblée chez le cheval l'exanthème vaccinal généralisé, avec tous les caractères qu'il présente dans les cas *naturels. Jamais* il n'a été possible de produire ainsi le fac-simile de cet exanthème naturel chez le bœuf.

c) Quand c'est la voie du tissu conjonctif sous-cutané qu'on choisit pour faire ainsi pénétrer le virus dans l'organisme des animaux de l'espèce bovine, il survient, comme chez le cheval, *une tumeur locale*, et, comme chez le cheval aussi, l'influence générale exercée sur l'économie se traduit par l'immunité vaccinale.

d) Si l'injection est opérée directement dans les vaisseaux lymphatiques ou veineux, *elle ne paraît* pas exercer, dans l'espèce bovine, la moindre influence générale.

De ce qui précède, il résulte que l'économie du cheval se prête, plus que celle du bœuf, à certaines manifestations auxquelles celle-ci peut même rester complètement étrangère. Chez le cheval, la vaccine se rapproche davantage de la variole humaine : comme celle-ci, elle peut se généraliser par la simple inoculation locale, ce qu'elle ne fait pas chez le bœuf.

M. Chauveau pense que les résultats qu'il a obtenus sont favorables à l'hypothèse de Jenner sur l'origine du cow-pox. Nous en tirerons des déductions d'un autre ordre.

24. Les faits acquis dès longtemps et ceux qui viennent d'être exposés peuvent se résumer dans les propositions suivantes :

1° Sous l'influence d'un contage virulent spécial, la variole peut se développer chez l'homme, sous la forme d'une maladie générale, caractérisée par des symptômes fébriles et une éruption spécifique généralisée ;

2° Sous l'influence d'un contage virulent spécial, une maladie, ayant avec la variole humaine de nombreux points de ressemblance, symptômes fébriles et éruption, peut se développer sur divers animaux, et principalement sur le cheval et sur la vache ;

3° Le virus emprunté aux pustules de l'homme et inoculé à l'homme, y donne lieu à une éruption identique, au lieu d'insertion du virus, et, le plus souvent, à une éruption généralisée discrète et sans gravité, et à des symptômes généraux légers. (Variolisation, inoculation.)

4° Ce même virus, inoculé au cheval et à la vache, y détermine la production de boutons de petit volume, renfermant une matière qui, reportée à l'homme, y produit les mêmes phénomènes que ceux de la variolisation par le virus humain. (Commission lyonnaise.)

5° Le virus emprunté à la maladie du cheval, horse-pox, ou à celle de la vache, cow-pox, évoluées naturellement, et transmis à l'homme, y donne lieu à une éruption caractéristique : celui du cheval amène fréquemment un état général très-accentué et parfois des pustules sur des parties autres que le lieu des piqûres. Celui de la vache est moins actif et ne donne lieu que très-exceptionnellement à une éruption généralisée ;

6° Le virus hippique, en passant par la vache, s'y dépouille de son surcroît d'activité et peut être ensuite transmis à l'enfant, sans qu'il en résulte d'affection générale ;

7° Le horse-pox et le cow-pox peuvent être produits par le transport direct, voulu ou accidentel, du virus sur des régions dépouillées d'épiderme ou d'épithélium, soit par des lésions indépendantes (eaux aux jambes, excoriations des trayons par les trayeuses, etc.), soit par la lancette de l'opérateur. Les symptômes produits de la sorte restent locaux.

25. Qu'est-ce donc que ce contage spécial ? Nous
l'avons dit, quand nous nous sommes occupé de
la variole, pour celui qui donne la maladie à
l'homme. Le contage est-il le même pour l'homme
que pour le cheval et que pour la vache? Ou bien y
a-t-il des contages différents pour chacune de ces
espèces ? C'est la question de l'unicité ou de la multiplicité du germe variole et du germe vaccin.
Objet des discussions les plus intéressantes depuis
plus de soixante ans, cette question se représente
aujourd'hui presque intacte, demandant à la science
moderne des éléments nouveaux qu'elle ne lui refu-
sera pas.

Précisons bien : Voici la variole, voici le horse-
pox et voici le cow-pox, se développant *naturellement* sur l'homme, sur le cheval et sur la vache, et
s'y manifestant par des symptômes généraux et locaux ne différant guère, chez les différentes espèces,
que par le degré. Ces maladies, qui appartiennent
évidemment (10) à la classe des maladies parasitaires, ont-elles un germe commun, ou chacune
d'elles a-t-elle son microbe spécial?

La question n'est pas neuve. Soulevée par Cur-
mer en 1799, et défendue dans le sens de l'unicité
par Jenner, Woodville, Vibong, Coleman, Ingen-
housz, Furner, Hunter, Robert (de Marseille),
Piorry, Bouillaud et principalement par Thiele (de
Cazan), et Ceely (d'Aylesbury), elle a fait l'objet, à
l'Académie de médecine de Paris, en 1863 et 1864,
d'une discussion mémorable que nous allons
résumer.

Déjà, en 1862 (séance du 27 mai), M. Depaul avait dit : « Il y a donc un seul et même principe » morbide qui agit sur les chevaux et sur les va- » ches, et qui, inoculé à l'homme, produit *la vac- » cine,* laquelle *n'est pour moi qu'une variole modi- » fiée, mitigée* [1]. »

Dans la séance du 1er décembre 1863, le même auteur reprit ce thème, développé dans une série de propositions qu'il avait déposées, sous pli ca- cheté, dans une séance précédente, et qui étaient ainsi conçues :

« 1° Il n'existe pas de virus vaccin.

2° Le prétendu virus vaccin, que l'on considère comme l'antagoniste, le neutralisant, du virus va- rioleux, n'est autre que le virus varioleux lui- même.

3° Les espèces bovine et chevaline sont sujettes à une maladie éruptive qui est identique, quant à sa *nature,* avec la variole de l'espèce humaine;

4° Il est à peu près démontré qu'il en est de même pour plusieurs autres espèces animales (porcs, moutons, chèvres, chiens, singes). Je suis moins affirmatif en ce qui concerne ces derniers animaux, parce que je n'ai pas encore une opinion person- nelle suffisante;

5° Les phénomènes locaux et généraux que présen-

(1) M. Jules Guérin a soulevé à ce sujet une question de priorité. Elle se juge contre lui par ce fait que c'est seulement dans le n° du 7 juin 1862 de la *Gazette médicale de Paris,* c'est-à-dire dix jours après la déclaration de M. Depaul, que M. Guérin a exprimé des opinions se rapprochant beaucoup de cette dernière.

tent les animaux sont les mêmes que ceux observés chez l'homme; il n'y a de différence, quant aux pustules, que celle qui dépend de la structure de la peau et de la présence de poils nombreux;

6° Comme dans l'espèce humaine, la variole apparaît, sous forme sporadique ou épidémique, dans les espèces bovine et chevaline;

7° Du cheval, on l'inocule facilement à la vache et réciproquement;

8° De la vache, on l'inocule sans peine aux individus de l'espèce humaine, pourvu qu'ils n'aient eu ni la variole spontanée, ni la variole inoculée;

9° Du cheval, on l'inoculerait sans doute aussi à l'homme; mais la prudence n'a pas permis, jusqu'ici, de tenter ces expériences, le cheval étant sujet à plusieurs autres maladies graves qui pourraient s'inoculer en même temps;

10° La variole de l'homme s'inocule à la vache, au cheval et à plusieurs autres espèces;

11° Quand une épidémie de variole sévit sur l'espèce humaine, elle peut s'étendre par contagion aux animaux (vaches, bœufs, chevaux, moutons, etc.);

12° Une épidémie de variole peut débuter par les animaux et s'étendre également à l'homme;

13° La variole inoculée produit une réaction générale beaucoup moins grande que la variole développée par simple contagion. Cela est vrai pour l'espèce humaine et surtout pour les autres espèces animales;

14° Les pustules qui résultent de la variole inoculée sont souvent limitées aux points mêmes de l'inoculation ;

15° Quand une éruption secondaire se produit, elle est presque toujours insignifiante, et se compose d'un très-petit nombre de pustules, faciles à compter.

16° D'une manière générale, on peut dire que la variole des animaux est plus discrète et moins grave que celle de l'espèce humaine.

17° On a beaucoup exagéré les dangers de l'inoculation de la variole dans l'espèce humaine. Il suffit d'étudier sans idée préconçue ce qui a été écrit sur ce sujet, pour s'en convaincre.

18° Il est probable que les animaux sont, comme l'homme, sujets à des éruptions aphtheuses.

19° Mais *la maladie aphtheuse*, telle qu'elle est décrite par plusieurs de nos vétérinaires modernes, n'est autre chose que la variole.

20° C'est un chapitre nouveau qui doit désormais trouver sa place dans les dictionnaires et dans les traités de médecine, sous le nom de *variole*. »

26. Ces conclusions ont été vivement combattues, spécialement par Bousquet, qui, entre autres objections, y a fait les suivantes, lesquelles peuvent les résumer toutes :

S'il y a de grandes analogies, dit-il, entre la variole et la vaccine, il y a entre elles aussi de nombreuses dissemblances, qu'il ne faut pas taire ;

« 1° La variole est souvent épidémique ou endémique, la vaccine jamais.

2° La variole se transmet indistinctement par les miasmes qu'elle exhale dans l'atmosphère, et par l'inoculation du virus contenu dans les pustules ; la vaccine ne se transmet que par inoculation.

3° La variole naturelle est une maladie excessiment grave ; la vaccine est toujours bénigne.

4° La variole couve au moins huit jours avant d'éclore ; la vaccine trois jours seulement.

5° La variole spontanée n'a qu'une éruption, répandue sur tout le corps et principalement aux mains et au visage ; la variole inoculée en a deux, l'une locale, l'autre générale ; la vaccine n'en a qu'une, toujours locale.

6° Rien de plus commun que la variole, puisque ceux-là seuls en sont exempts qui ne vivent pas assez pour l'attendre ; rien de plus rare que le cow-pox.

7° Etablir que la vaccine et la variole naissent du même germe, c'est aller contre toutes les règles de la pathogénie.

8° Si l'on inocule la variole à une vache, on n'obtient pas de résultat. (La commission lyonnaise a obtenu quelque chose : de petits boutons dont le contenu, inoculé, a donné la variole.) Si on lui inocule la vaccine, elle rend la vaccine.

9° Que M. Depaul recommence les expériences de Sunderland, de Thiele, de Ceely, qu'il inocule la variole à la vache et que celle-ci lui rende la vaccine, et tout sera dit. Rien ne le sera jusque-là.

10° Si l'on mêle ensemble le virus de la variole et celui du vaccin et qu'on inocule ce mélange, les deux virus lèvent tous deux, chacun à son heure; l'un produit la variole, l'autre la vaccine, et les deux éruptions font leur évolution aussi tranquillement que quand elles sont séparées.

11° On dit que la vaccine est la variole *modifiée, transformée* par son passage à travers la vache. Quelle est cette modification, cette transformation? Touche-t-elle à la constitution chimique ou vitale du virus? ou, cette constitution restant la même, se borne-t-elle aux manifestations extérieures? Tout cela manque de clarté. D'autre part, le milieu-vache n'est pas le même que le milieu-cheval; l'organisation de ces deux animaux n'est pas à ce point semblable que le virus varioleux en doive recevoir juste la même influence, la même modification et se changer en vaccine dans l'un et l'autre cas.

12° En supposant, par impossible, que la variole se changeât en vaccin sur la terre d'exil, à peine rendue à sa patrie, elle y reprendrait ses caractères, sa physionomie et toutes ses propriétés. »

M. Depaul n'a pas été ébranlé par cette argumentation, à laquelle il a répondu dans la séance du 8 mars 1864. Son discours se termine par les conclusions suivantes :

« 1° L'homme, la vache, le cheval, ainsi que plusieurs autres animaux, sont sujets à une maladie éruptive généralisée, qui n'est autre que la variole.

2° La variole des animaux s'inocule facilement à l'homme et lui est transmise par infection.

3° Elle est généralement plus douce et plus bénigne que la variole de l'espèce humaine ;

4° La variole de l'homme s'inocule et passe aussi par infection aux animaux. ELLE PERD, EN TRAVERSANT CE NOUVEAU MILIEU, UNE PARTIE DE SA VIRULENCE.

5 Le virus vaccin, en tant que virus spécial et complètement distinct du virus varioleux, tel qu'on l'admet généralement de nos jours, n'existe pas. »

27. Ce fut à la suite de ce long débat que la *Société des sciences médicales de Lyon* conçut le projet de demander à l'expérimentation des données que le raisonnement avait été impuissant à lui fournir, et qu'elle nomma la commission dont MM. Chauveau, Viennois et Meynet furent les rapporteurs.

Ce fut d'abord sur l'espèce bovine que porta son étude expérimentale de la variole.

Qu'arrive-t-il quand on inocule le virus de la variole à des animaux de cette espèce ? Voici : l'inoculation variolique n'y est jamais suivie de symptômes généraux; elle ne se traduit que par « *de petites papules rouges* » ayant de deux à quatre millimètres de diamètre, papules peu saillantes, légèrement coniques, au centre desquelles on distingue la piqûre de la lancette. Ces papules commencent à se développer le deuxième jour et arrivent, en cinq jours, à leurs plus grandes dimensions. Le douzième, elles disparaissent complètement, après avoir présenté, à leur centre, une croûte noire extrêmement petite.

Et ces papules représentent bien la variole humaine inoculée à la vache et restant variole, car, si l'on en inocule le produit à l'enfant, celui-ci en reçoit une véritable variolisation, pustules varioliques caractéristiques au lieu d'insertion, et, le plus souvent, éruption généralisée plus ou moins abondante.

Que si, poursuivant l'épreuve — et la Commission lyonnaise l'a fait —, on inocule un deuxième enfant avec le virus du premier, il y reprend une activité nouvelle, et, dès la deuxième génération, peut se traduire par une variole confluente.

On pourrait dire que l'éruption du second enfant a été, dans ce cas, celle de la vaccine généralisée et non celle de la variole. La Commission a paré cette objection en reportant sur l'espèce bovine le virus de l'éruption du second enfant. Si cette éruption était de nature vaccinale, elle devait se traduire, sur un sujet de l'espèce bovine, par une éruption de cow-pox ; or, il n'est survenu que la très-petite éruption papuleuse caractéristique de l'inoculation bovine.

Ainsi, la vache inoculée de la variole ne rend pas la vaccine ; elle rend ce qu'on lui avait prêté, et en monnaie identique, c'est-à-dire qu'elle rend la variole.

La Commission s'est posé le même problème pour le cheval, et elle a constaté que l'organisme de ce dernier, comme celui du bœuf, peut recevoir l'imprégnation variolique de la même manière et avec les mêmes conséquences. Seulement, chez le cheval, l'éruption est mieux caractérisée que chez le bœuf. Elle se traduit par des papules coniques, rougeâtres, douloureuses, dont le centre, correspondant au point piqué, est couvert d'une toute petite croûte.

Au point de vue de la forme, la ressemblance est grande entre les papules de la variole et celles du horse-pox inoculé ; mais celles-ci diffèrent de celles-là par ce caractère essentiel qu'à la période de leur maturité, l'épiderme se soulève sur toute leur surface, qui devient le siège d'un sécrétion séreuse abondante, persistant pendant plusieurs jours ; tandis que la papule variolique ne laisse sourdre, sous la pression des doigts, qu'une très-petite quantité de liquide, par l'orifice de la petite cavité que l'enlèvement de la croûte centrale a mise à nu.

La preuve de la susceptibilité du cheval à contracter la variole résulte, comme pour le bœuf, de ce que, une fois variolé, il n'est plus propre à prendre la vaccine ; et une fois vacciné, il se montre réfractaire à la variole.

Le virus variolique du cheval s'affaiblit, comme celui du bœuf, lorsqu'il est inoculé du cheval à un animal de son espèce, mais non pas aussi rapidement que dans l'espèce bovine ; ce qui impliquerait que l'organisme du cheval est plus propre que celui du bœuf à la culture du variolin. Mais la variole n'y reste pas moins la variole ; ce qui le prouve, c'est que, lorsqu'on va en repuiser le virus dans l'organisme équin qui l'a reçu, pour le faire retourner à l'homme, la maladie qu'on détermine chez celui-ci est la petite vérole, se généralisant sur tout le corps, et revêtant même les caractères infectieux qui lui sont propres. (H. Bouley).

» Le virus variolique, ajoute M. H. Bouley, *semble perdre de son énergie* en passant par le medium du cheval, mais il reste identique à lui-même.Rien, dans les résultats de l'expérimentation, n'autorise donc la doctrine qui fait de la variole humainela source commune d'où procèderaientnon seulement les maladies antagonistes de la variole, mais encore toutes les maladies varioloïdes des animaux. »

Et M. H. Bouley conclut ainsi : « La doctrine de » *l'identité de la variole et de la vaccine ne saurait* » donc *être acceptée*, puisque, loin de trouver son » appui dans l'expérimentation, elle est contredite » et infirmée par tous les faits de l'expérimen-» tation. »

MM. Chauveau, Viennois et Meynet ne sont pas moins absolus. Le dernier § de l'article II de leur mémorable rapport se termine ainsi : « Ces expé-» riences jugent le litige en dernier ressort. Trans-» porté et cultivé sur la vache, après avoir produit, » sur l'homme, pendant plusieurs générations, des

» éruptions locales tout-à-fait identiques, en appa-
» rence, à la vaccine, le virus variolique équin ne
» produit que les phénomènes de la variole comme
» dans l'espèce chevaline. Ce qui établit définitive-
» ment cette proposition que *l'organisme du cheval*
» *n'est pas plus apte que celui du bœuf à transformer*
» *la variole en vaccine.* »

A ces conclusions, M. Depaul a répondu (séance
du 30 mai 1865). « J'accepte les résultats énoncés
» par M. Chauveau, mais je n'accepte pas ses con-
» clusions. Je reconnais l'intérêt de ses recherches,
» mais je crois devoir faire des réserves sur les
» conséquences qu'il en tire. »

28. Dans notre ignorance de la nature des réserves faites par M. Depaul, nous dirons celles que
font naître, dans notre esprit, les conclusions de
M. H. Bouley et celles de la Commission lyonnaise.

Ces conclusions ne sont pas adéquates. Les prémisses sur lesquelles elles s'appuient établissent
simplement que l'organisme du cheval n'est, pas
plus que celui du bœuf, apte à transformer en
vaccine la variole *qui lui a été confiée par inocula-*
tion. Elles laissent entière la question de savoir de
quelle façon se comportent l'organisme de la
vache ou celui du cheval, par rapport au virus
variolique reçu par voie d'absorption générale.

Et lorsque nous voyons la différence qui existe,
aussi bien chez l'homme que chez la vache ou le
cheval, entre les affections variolo-vaccinales, sui-

vant qu'elles se développent par absorption générale ou par insertion locale, il nous est bien permis de dire qu'avant de conclure ainsi qu'on a fait, il y avait un hiatus à combler ; il restait à savoir ce que rendent ces mêmes organismes quand on leur confie la variole, soit par la voie de l'absorption générale, ce qui paraît expérimentalement difficile, soit, au pis aller, par celle de l'injection intralymphatique, intra-veineuse ou intra-cellulaire, ainsi que M. Chauveau l'a fait pour la vaccine Aussi longtemps que cette expérience n'aura pas été faite, les conclusions de la Commission lyonnaise devront être considérées comme prématurées.

Quand une maladie virulente éruptive est inoculée, la lésion élémentaire, a dit Auzias Turenne, ne ressemble pas absolument à celle de l'accident primitif, dont elle n'égale pas d'ordinaire le développement ni la puissance virulente (vaccine, syphilis, etc).On dirait que l'accident primitif acquiert en profondeur et en lenteur ce que l'accident général gagne en superficie ; l'un semble être la condensation et l'autre la dissémination du principe virulent. Le premier représente le virus qui pénètre dans l'organisme, le second le virus qui s'en échappe.

Cela étant, il nous est permis de dire que l'hypothèse de M. Depaul attend encore d'être réfutée ; bien plus, qu'elle emprunte aux découvertes récentes de la science une force qui lui manquait, alors que la théorie parasitaire n'avait pas encore fait ses plus intéressantes révélations.

29. Nous allons reprendre cette hypothèse, en l'éclairant des lumières fournies par ce qui est déjà connu aujourd'hui de l'atténuation des virus par leur culture dans les différents milieux. Cette hypothèse, son auteur l'exprime carrément dans cette proposition :

« *Il n'y a pas de virus vaccin. Le vaccin n'est*
» *pas autre chose que la variole modifiée, atténuée,*
» *dans son passage à travers l'organisme du cheval*
» *ou de la vache.* »

Ces propositions, que nous avons naguère énergiquement combattues, demandent à être traitées désormais avec plus de respect.

Nous avons vu (14) que M. Pasteur était parvenu à destituer le virus du choléra des poules de son excès d'énergie par l'exposition de plus en plus prolongée, au contact de l'air, de son microbe spécial développé dans un milieu de culture, et à transmettre ainsi cette maladie sous une forme bénigne, capable toutefois de rendre désormais invulnérables à ses atteintes les animaux l'ayant subie sous cette forme.

Il a constaté aussi que le microbe, ainsi privé de son excès d'énergie, peut faire souche de microbes dans lesquels l'énergie de la virulence demeure contenue dans les limites mêmes où elle a été réduite, et qu'il est ainsi possible de constituer *des races spéciales*, n'ayant conservé que le degré de virulence nécessaire pour pouvoir être utilisées comme vaccin, et ne pouvant plus remonter à la virulence première, qu'à des conditions restant encore à déterminer.

Nous avons vu encore (14) que M. Toussaint (de Toulouse) d'une part, M. Pasteur de l'autre, étaient arrivés à des résultats semblables, par des moyens différents, pour le microbe du charbon. Ici, c'est en soumettant le sang charbonneux défibriné à l'action d'une température de 55°, que M. Toussaint a réussi à déposséder, dans une certaine mesure, les bactéridies charbonneuses de leur excès de virulence.

M. Pasteur, on le sait, a été plus loin ; et pour cela, il lui a suffi de produire des bactéridies charbonneuses privées de germes, en les maintenant au contact de l'air à la température de 42° à 43ⁿ. L'atténuation ainsi obtenue, par la culture en liquide chaud, il est possible de la fixer dans les générations bactéridiennes à naître et *d'en faire un caractère de race.*

L'excès de virulence perdu peut-il être rendu? Oui, mais à des conditions déterminées (14).

Et ce ne sont point là vues de l'esprit ; ce sont des faits bien et dûment acquis à la science et passés, désormais, dans le domaine de la pratique. Il sera donc bien permis de les invoquer, et, s'il y a lieu, d'en faire, par analogie, l'application à d'autres espèces.

30. Que la variole flotte librement dans l'air ou qu'elle couve secrètement dans les germes, nous

supposons qu'elle se précipite indistinctement sur l'homme, sur le cheval et sur la vache, et qu'elle est acceptée par l'un comme par les autres. Dans cette hypothèse, bien autrement vraisemblable que celle qui crée un microbe spécial pour le horse-pox, ce qui en entraîne un autre pour le cow-pox, toutes les obscurités s'évanouissent soudain.

Le virus atmosphérique, frappant l'homme, lui donne la variole confirmée, généralisée, s'il n'en a été mis à l'abri par une atteinte antérieure de la maladie ou par une inoculation préventive, variolique ou vaccinale, ou par une immunité originelle indéterminée. Les symptômes principaux par lesquels elle se manifeste sont : un état fébrile et le développement, sur diverses parties du corps, de papulo-pustules, dont le caractère est bien connu (4).

Que le virus créateur du horse-pox — nous n'admettons pas qu'un virus puisse naître *spontanément* dans les organismes, pas plus que dans l'atmosphère — que ce virus, disons-nous, s'empare de l'organisme d'un cheval, dans des conditions identiques, et nous voyons se produire soudain ce même état fébrile, moins énergique seulement, et des pustules en différant à peine par l'aspect extérieur, n'en différant pas par la structure intime.

De plus, si l'on inocule la matière qu'elles renferment, elle crée l'immunité variolique ou vaccinale, sur l'animal qui la porte aussi bien que sur l'homme.

Et réciproquement en ce qui concerne le germe repris à ce dernier.

Et il en est de même pour la vache. Avec cette différence seulement que les réactions y sont encore moins énergiques que chez le cheval.

Eh! bien, admettons un instant que ce virus soit le virus unique dispensateur de la variole des gens, et tout s'explique incontinent, à la faveur de la théorie de l'atténuation des germes.

Rencontrant l'organisme du cheval, le virus s'y introduit et s'y installe dans un milieu différent de celui qui lui est familier. Il y subit une dépréciation semblable à celle que subit le virus charbonneux cultivé dans un bouillon spécial et à des degrés d'oxygénation et de calorification déterminés. Pour le charbon, une température de 45° suffit à tuer, dans son bouillon, la bactéridie dont la culture, au contraire, y est rapide et abondante à celle de 42 à 43°, c'est-à-dire à la différence de 2 à 3 degrés. Serait-il étonnant que rien que l'écart thermal, qui est d'un degré en moins de l'homme au cheval, fût pour quelque chose dans cette déchéance de l'élément virulent? Et de combien d'autres côtés encore cette différence dans la nature des deux milieux ne s'accentue-t-elle pas encore? Qu'y aurait-il donc de surprenant à ce que, sous l'empire de telles conditions, le virus variolique fût destitué, chez le cheval, d'une partie de sa virulence   de cette partie précisément qui le rendait propre à la propagation à distance et à la dissémination

intime - susceptible d'éveiller le cortège de symptômes généraux si imposant chez l'homme?

Et, en réalité, le horse-pox n'est pas autre chose,
phénoménalement, que la variole humaine, privée
de ces deux éléments.

Chez la vache, c'est la même chose, à cette
différence près que l'écart thermal y est de deux
degrés au moins. La température chez l'homme
étant en moyenne de 37.5, est de 38.25 chez le
cheval et de 39 dans l'espèce bovine (Zündel). Et,
chose curieuse, comme s'il fallait que les faits nous
donnassent préventivement raison, voilà qu'à cette
différence thermale répond une déchéance correspondante de la virulence. On sait, en effet, que le
horse-pox est autrement actif que le cow-pox, à
telle enseigne qu'on l'a vu produire une éruption
généralisée (Amyot (17)) et qu'il n'y a qu'une voix
sur le danger de l'inoculer à l'homme si on ne l'a
fait passer, au préalable, à travers l'organisme
du bœuf qui, tout le monde le reconnaît, va le
dépouiller de l'excès de sa virulence et le rendre à
l'état de vaccin inoffensif, complétant ainsi l'œuvre
commencée dans son premier voyage.

L'hypothèse, telle que nous venons de l'établir,
de l'origine unique de la variole et de la vaccine,
répond à toutes les objections. Reprenez une à une
toutes celles que nous avons reproduites plus haut,
(26), et vous verrez que pas une ne tient devant la
supposition, si plausible, de l'atténuation du germe,
chef de la famille. Toutes les différences, quant au

mode de propagation, à l'intensité des manifestations morbides, à la fréquence relative des deux
maladies, à l'état épidémique ou endémique, invoquées par Bousquet, et, plus tard, par nous-
mêmes[1], s'expliquent par elle sans aucun em-
barras.

Bousquet a demandé qu'on lui fît connaître de
quelle nature serait la modification subie par la variole traversant le bœuf ou le cheval. Cette transformation, dit-il, touche-t-elle à la constitution
chimique ou vitale des virus? Ou cette constitution,
restant la même, se borne-t-elle aux manifestations
extérieures? C'est afficher de l'exigence quand on
s'est montré si coulant à propos de ce fait, si bien
établi qu'on n'a même jamais songé à en demander
l'explication, à savoir que le virus du horse-pox ou
du cow-pox, dits *spontanés*, trop virulent pour être
inoculé à l'enfant, n'a besoin que de passer à travers l'organisme d'une vache pour redevenir inoffensif. De même que le philosophe qui démontrait le
mouvement en marchant, montrons-lui le fait de
l'atténuation des virus par des procédés artificiels,
et prions-le de ne pas nous en demander davantage.

Mais en supposant, dit-il encore, que la variole
se changeât en vaccin sur la terre d'exil, à peine
revenue dans sa patrie, elle y reprendrait ses carac-

______

(1) *La vaccine et la vaccine obligatoire à l'Académie royale de
médecine de Belgique*. Broch. in-8°, p. 92. Bruxelles, Manceaux,
1881.

tères, sa physionomie et toutes ses propriétés. Eh bien ! cette supposition tombe encore devant l'expérience déjà acquise, et que, par analogie, nous appliquons si volontiers à la défense de notre thèse : « Le microbe privé de son excès d'énergie peut » faire souche de microbes, dans lesquels l'éner- » gie de la virulence demeure dans les limites » mêmes où elle a été réduite, et il est ainsi pos- » sible de constituer *des races spéciales,* n'ayant » conservé que le degré de virulence nécessaire » pour pouvoir être utilisées comme vaccin (14). »

Cette virulence, il est vrai, peut remonter à son apogée, mais c'est à la condition d'être cultivée dans des milieux spéciaux, et *l'expérience a démontré que le milieu humain n'est pas propre à cette réascension, car elle y est sans exemple.*

Restent les faits acquis par la commission lyonnaise, faits dont l'importance, sans cesser d'être considérable, ne doit cependant pas être surfaite. Personne, en effet, ne méconnaîtra la différence énorme qu'il doit y avoir entre l'élaboration des germes dans toute l'étendue de l'économie et celle qui va s'opérer dans un petit coin de territoire, ainsi qu'il arrive dans les divers procédés d'inoculation par soulèvement d'un lambeau épidermique. Et cette différence, la nature ne nous la montre-t-elle pas déjà quand elle nous fait voir l'intensité des phénomènes issus de l'absorption générale dans la variole humaine, le horse-pox et le cow-pox naturels, et ces phénomènes à peine ébauchés dans ces mêmes affections créées par la lancette ?

Non, avant de pouvoir arriver à la conclusion qu'on s'est trop pressé de vouloir tirer du résultat des inoculations, il y a encore bien des degrés à franchir : il y a d'abord l'injection intra-cellulaire, intra-veineuse et intra-lymphatique de la variole humaine chez le cheval et chez la vache, puis la contamination variolique par voie atmosphérique, de ces mêmes animaux, au moyen de matières virulentes inspirées sous la forme de poudres fines. Si de ces injections ou de cette contamination sort la variole, la thèse de l'unicité attendra encore sa démonstration. Que s'il en résulte la vaccine, oh ! alors, la grande querelle sur l'origine de la vaccine sera terminée du coup ; la vache et le cheval ne seront plus que les laboratoires où la nature se charge d'atténuer, elle-même, les germes dont elle a besoin pour l'œuvre de prophylaxie imaginée par le génie de Jenner.

J'ai fait un grand nombre d'expériences dans cette direction, avec le concours éclairé de M. Hugues, vétérinaire très-distingué de l'armée. Elles ont toutes porté sur des chevaux et ont toutes été négatives.

Cela ne nous découragera pas, nous les recommencerons. Que si les chevaux continuent à ne pas nous donner la solution recherchée, ce ne sera pas une raison, pour nous, de croire qu'ils se sont prononcés contrairement à nos idées. Si précises que soient les données de l'expérimentation moderne, il n'est pas permis d'augurer de son silence

quand il lui plaît de se taire. Et de ce que, dans l'espèce, cette expérimentation s'est jusqu'ici montrée
peu communicative, il n'en résulte pas que son
arrêt soit décisif. La nature a des voies qui do-
minent l'expérimentation.

Quoi qu'il en soit, force nous est pour le présent,
et nous le regrettons, de considérer la thèse de
l'unicité comme une hypothèse simple. Hypothèse
respectable, toutefois, car il n'en est aucune autre
qui donne, aussi bien qu'elle, la clef du problème
complexe dont nous venons de rechercher la solution.

CHAPITRE V.

—

31. Le *vaccin* est un élément figuré, virulent, qui se rencontre dans les papules du horse-pox ou du

cow-pox naturels ou artificiels. Inoculé à l'enfant, il donne naissance à des papules offrant tous les mêmes caractères, et recélant, à leur tour, un élément semblablement inoculable à l'espèce humaine, à la vache et au cheval, et qui se nomme également *vaccin*.

Le vaccin, qu'il provienne en droite ligne du cheval ou de la vache, jouit, au degré près, des mêmes propriétés ; il donne lieu au développement de pustules caractéristiques, et, quand il a été inoculé à un sujet de l'espèce humaine, bovine ou équine, lui confère l'immunité, soit variolique, soit vaccinale.

On a dit que *la vaccine, c'est la variole des animaux inoculée à l'homme* (Jules Guérin). Simple question de terminologie. Nous appelons vaccin la variole des animaux, tout aussi bien avant qu'elle soit sortie de chez elle qu'après avoir passé à l'espèce humaine. Vouloir prétendre que la variole des animaux a besoin d'emprunter à cette dernière des éléments constitutifs spéciaux pour devenir vaccin, c'est restreindre de façon fâcheuse la signification du mot ; c'est vouloir différencier le vaccin humain du vaccin animal, ce qui, au point de vue de leurs manifestations respectives, ne se justifie ni scientifiquement, ni pratiquement.

32. Dans tout ce qui précède, il n'a été jusqu'ici question qu'incidemment (10) de ces petites granulations spéciales, qui se trouvent dans la pustule

variolique et dans la pustule vaccinale, sur lesquelles l'attention s'était déjà portée il y a bien
longtemps, et qu'on s'accorde aujourd'hui à considérer comme des organismes végétaux parasitaires,
infectieux ; la régularité de leur forme, leur groupe-
ment, la constance de leur apparition à tous les
stades de l'éruption, leur présence dans tout liquide
d'inoculation, dont ils forment l'élément *sine quâ
non* de l'activité virulente, enfin, leur étude, comparée avec celle des agents microbiens, dont la
propriété infectieuse d'une part, la nature parasitaire de l'autre, sont hors de doute, justifient cette
manière de voir.

*Ces microbes, considérés comme agents spécifi-
ques de la variole et de la vaccine, sont des coccus,
petits et absolument sphériques.*

Dans un opuscule qui appartient à l'histoire (1),
Gluge, s'occupant de la composition intime de la
vaccine, s'exprimait ainsi :

« Les pustules observées du sixième au huitième
jour fournissent un liquide contenant :

» 1° Au microscope, une masse blanche tout-à-
» fait uniforme, die zusammenhing und in
» der sich keine einzelne Partikeln unter-
» scheiden liessen. Sie erstarrte żu weis-
» sen, baumförmigen Gruppen unter dem
» Microskop.

(1) *Anatomisch-microskopische Untersuchungen* 2 vol., le 1ʳ
paru à Winden en 1833, le second à Jena, en 1841, par GLUGE,
professeur à l'Université de Bruxelles. Tome I, p. 67.

» 2° On y voyait beaucoup de cristaux ; le liquide fut généralement examiné un quart d'heure
après avoir été recueilli. Les cristaux se forment
si rapidement qu'ils doivent nécessairement se trouver dans le vaccin inoculé.

» 3° Sparsame Blutkugelchen, die immer
» da sind, der Verletzung angehören, und,
» wie der Befolg zeigt, in so geringer
» Quantität die Inokulation nicht hindern.

« Nous avons donc ici encore un exemple d'un
principe puissant, lié à un amas de matière dans
lequel nous ne découvrons pas de particularités
physiques appréciables. « Vielleicht ist die
» Chemie, die bis ietzt nur einige Salze in
» ihr gefunden hat, einst glücklicher. »

M. Gluge semble donc admettre qu'il n'y a
pas, dans le liquide dit vaccinal, d'autres éléments figurés que les globules du sang et les
cristaux. Ceux-ci, toutefois, doivent lui avoir
semblé caractéristiques et lui avoir permis de
distinguer, au microscope, le liquide vaccinal
de tous les autres liquides pathologiques. Nous
fondons cette opinion sur le passage suivant de
Magendie (1).

« Une des personnes qui m'écoutent, M. le docteur Gluge, est arrivé à distinguer entre elles les
différentes espèces de pus, par la seule inspection
des globules qui le constituent. Du pus recueilli par

(1) *Phénomènes physiques de la vie*. Bruxelles, 1838, t III,
p. 484.

moi à l'hôpital, dans le poumon, la plèvre, le péricarde, les tumeurs phlegmoneuses, lui a été présenté, et il en a parfaitement indiqué l'origine. Je me rappelle même avoir voulu lui tendre un piège en lui donnant du pus artificiel de ma façon, mais il ne s'y est pas laissé prendre. Je ne doute donc pas qu'on ne puisse reconnaître, à de certains caractères physiques des globules, les diverses espèces de pus, etc. »

Il est vraisemblable que c'est à la présence des corpuscules brillants, que Gluge considérait comme des cristaux, que cet habile observateur reconnaissait le liquide vaccinal et le distinguait des autres liquides pathologiques, et c'est bien vraisemblablement à lui qu'appartient l'honneur de les avoir, le premier, signalés.

Toutefois, c'est à Keber que revient celui d'avoir, le premier, cherché à se rendre compte de la nature de ces granulations brillantes, en cherchant à les séparer de la lymphe vectrice par différents procédés de filtrage. Il réussit assez bien dans ses essais, pour constater que l'inoculation de la lymphe, vectrice de ces granulations, ne donne aucun résultat, quand elle en est privée. M. Chauveau, de son côté, s'était livré à des expériences minutieuses pour établir la valeur de ces granulations, à une époque où personne ne songeait encore, en France, à leur accorder la dignité d'éléments parasitaires ayant leur vie propre.

Les expériences de Chauveau avaient démontré

également, de la manière la plus indiscutable (1),
que la lymphe vaccinale, privée de ses éléments
corpusculaires, a perdu toutes ses propriétés virulentes. Malheureusement, ces expériences n'étaient
pas probantes pour les granulations, parce que ce
n'était pas seulement d'elles que l'on dépouillait
le liquide d'inoculation ; on lui enlevait en même
temps tous les autres éléments corpusculaires,
leucocythes, cellules épithéloïdes, fragments pro-
toplasmatiques, etc., pour lesquels, après tout,
il était permis de revendiquer le pouvoir spécifique
tout aussi bien que pour les granulations.

Il n'est pas douteux que les *granulations actives*,
peut-être les *cristaux* de Gluge, ne soient un vrai
microbe, parasite et infectieux; les progrès faits,
ces dernières années, dans la reconnaissance
de ces organismes inférieurs ne laissent plus à ce
sujet l'ombre d'un doute. Jusqu'ici l'on n'est pas parvenu à les cultiver en dehors de l'organisme ; toutes
les tentatives les plus persévérantes faites dans
cette direction ont échoué. Ce n'est qu'une raison
de plus pour les poursuivre. Il est inutile de faire
remarquer, en effet, que, si l'on parvenait à opérer
la culture du microbe vaccinal dans des milieux
dégagés de toute promiscuité suspecte, un progrès
considérable serait réalisé.

---

(1) Chauveau. Nature des virus. Déterminati n expérimentale
des éléments qui constituent le principe virulent dans le pus
varioleux et le pus morveux. Acad. des sciences, séance du
24 février 1868. (Gaz. hebd. 13 mars 1868, p. 165.)

Ceux qui croient que le horse-pox et le cow-pox ne sont que la variole humaine, atténuée en passant par l'organisme du cheval ou de la vache, — et c'est une opinion avec laquelle il faudra compter désormais, — songeront sans doute à chercher le prophylactique de la variole dans l'atténuation du virus de celle-ci, ne le pouvant trouver dans la culture du microbe vaccinal en des milieux inoffensifs. C'est une idée qui est déjà vraisemblablement à l'étude et qui fera du chemin.

33. Le microbe vaccinal ne diffère point, par des caractères physiques appréciables, du microbe variolique. Et cependant, ils doivent avoir une organisation différente en quelques points échappant à nos moyens d'investigation, puisqu'ils engendrent des produits non entièrement similaires. Qui distinguera, entre deux graines de pavot, celle qui donnera naissance à une fleur rouge de celle d'où une fleur blanche sortira ? Le noyau de l'amande douce, qui fournira un fruit bienfaisant, ne diffère pas, à la vue, du noyau de l'amande amère, qui porte en lui le plus violent des poisons, et cependant nul ne songera à arguer de la ressemblance extérieure des deux graines pour prétendre à leur identité ; personne ne doutera, pour cela, de la différence qui *doit* exister dans leur organisation moléculaire. Il en est de même pour les infiniment petits ; nos moyens d'investigation seuls sont en défaut. Le perfectionnement de ces moyens nous

dira quelque chose peut-être demain, peut-être dans un temps plus éloigné, peut-être jamais.

En attendant, voici ce que nous savons de ces organismes, qui sont d'une petitesse telle qu'avec les plus forts grossissements de nos meilleurs instruments, ils n'apparaissent encore que comme les *points* de nos caractères ordinaires d'imprimerie.

Klebs en donne la description ci-après (1) :

« Les organismes de la vaccine, comme ceux de la variole, se montrent exclusivement sous forme de micrococcus, et, dans aucune phase de leur développement, ne prennent d'autre aspect que celui de petits globules sphériques.

» Ni dans la pustule variolique, ni dans le vaccin animal, ni dans les organes d'individus morts de variole, nous n'avons trouvé de figures bâtonnées. Nous avons donc à faire à des micrococcus purs, qui, dans les stades divers de leur développement, ne passent par aucune autre forme ».

Le diamètre des coccus de la vaccine est, d'après les mensurations de Klebs, de 0,6 micromillimètres. Les coccus de la variole et ceux des pustules qui s'obtiennent chez le veau par l'inoculation du virus varioleux humain, oscillent sensiblement autour de ce diamètre, les premiers au-dessus, les seconds au-dessous. Peut-être l'abondance ou l'insuffisance du matériel nutritif, ainsi que certaines conditions de développement, influent-elles sur ces dimensions. Ces mensurations de Klebs pèchent d'ailleurs, nous

(1) KLEBS. *Archiv für experim. Pathologie.* X, 2-3.

semble-t-il, par le petit nombre des cas sur lesquels elles ont porté.

Enfin, Klebs signale comme caractère plus ou moins propre des microbes du vaccin comme de ceux de la variole, la disposition, évident d'après lui, à se mettre en groupes de quatre, à ce point qu'ils mériteraient le nom de « *micrococcus quadrigeminus.* » (1)

34. Où et quand les micrococcus apparaissent-ils dans la pustule variolique ou vaccinale ? Comment y a lieu leur développement et quel rôle y jouent-ils par rapport aux altérations que présentent les éléments anatomiques ?

Ce n'est guère que sur la pustule d'inoculation vaccinale que le sort des microbes a été bien suivi jusqu'ici. Le travail de Pincus (2), paru cette année, donne à cet égard les détails les plus circonstanciés et les plus intéressants.

Disons d'abord que le développement, la marche et la constitution anatomique de la pustule vacci-

(1) Dans la séance de la *Société de Biologie de Paris* du 29 juillet 1882, *M. Straus* a présenté diverses préparations microscopiques de la pustule vaccinale du veau. On y voit de nombreux micrococcus colorés en bleu par le violet de gentiane, disposés en amas compacts ou en séries linéaires, suivant les espaces lymphatiques. Leur nombre et leur position dans l'épaisseur de la couche de Malpighi et du derme lui-même varient suivant l'époque d'évolution de la pustule du cow-pox. Vers le 6e ou le 7e jour, toute l'épaisseur du derme est envahie par les colonies de micrococcus.

(2, *Untersuchungen über die Wirkungsweisse der Vaccination.* Vol. in 8°, pp. 164, mit 4 lithog. Tafeln. Berlin, Hirschwald, 1882.

nale ne diffèrent pour ainsi dire en rien de ceux de la pustule variolique. C'est toujours la couche muqueuse de Malpighi qui est le siège des premières et des principales modifications organiques. Alors même que la lancette a pénétré plus profondément, portant jusque dans les mailles du tissu dermique le liquide chargé de l'agent microbien dont elle est recouverte, c'est toujours dans les couches épithéliales que débutent les phénomènes propres de l'inoculation virulente. D'après Pincus, la réaction congestive qui succède presque immédiatement au petit traumatisme répond exclusivement à la lésion mécanique, vu qu'elle ne diffère pas dans les cas d'inoculation virulente et dans ceux de piqûre simple. Ces premiers phénomènes réactionnels sont rentrés dans l'ordre, avec cicatrisation complète, en-déans les quarante-huit heures.

Quant aux phénomènes relevant de l'action spécifique du virus, pour être moins immédiats, du moins dans leurs effets apparents, ils ne tardent pas à se manifester. Déjà 24 heures après l'inoculation, on peut constater, sur des préparations microscopiques, au niveau du *rete* Malpighi, des altérations indépendantes de la réaction traumatique, et qui se répartissent sous trois zones, dont la centrale, vrai foyer d'inoculation, est le siège de processus aigus que Pincus considère comme étant de nature nécrotique, et qu'il attribue à l'intensité de l'action microbienne. Les noyaux sont fragmentés, les cellules deviennent méconnaissables et se fondent en des masses diffuses, sans structure et jaunâtres (nécrose primaire). La description de Pincus se rattache à celle donnée par Weigert pour l'éruption variolique, et s'écarte de celle fournie par les auteurs français.

Quoi qu'il en soit de la nature de cette première altération des cellules épidermiques, il est établi que les micrococcus se multiplient, au niveau de ces foyers, avec une extrême rapidité.

La deuxième zone, moins intensement affectée par le virus, est désignée, par Pincus, sous le nom de *zone de dégénérescence trouble*. La troisième, externe, est celle de l'irritation; la multiplication cellulaire semble y être très-active.

Comme nous l'avons dit, le petit traumatisme détermine presque immédiatement une réaction congestive, avec augmentation de circulation sanguine et lymphatique. Cette période réactionnelle banale est très-courte, et suivie généralement, dès le deuxième jour, d'une diminution sensible de l'intensité des courants plasmatiques. Le repos consécutif dure de vingt-quatre à quarante-huit heures. Cet abaissement de la circulation est mis, par l'auteur, sur le compte de l'infection virulente locale; elle s'accompagne d'une multiplication rapide des microbes.

Du troisième au quatrième jour, l'abord plasmatique devient habituellement très-actif, sans qu'on sache encore la cause de ce changement. C'est à partir de ce moment que le développement de la vésicule commence. Le liquide d'exsudation se fait une voie dans la zone d'inoculation et dans celle de « dégénérescence trouble » ; la zone extérieure s'élargit, la multiplication cellulaire s'y active encore; enfin, le derme cutané se remplit peu à peu de leucocythes.

Les phénomènes de réaction inflammatoire banale viennent se mêler avec les effets directs de l'agent infectieux, et la part des uns et des autres ne peut plus être faite. C'est quelques heures, généralement un jour, après que la circulation a si vivement réagi, que commencent les phénomènes fébriles généraux. Cette fièvre est-elle due à l'action directe des microbes emportés dans les voies générales et à l'effort fait par l'économie pour en provoquer l'expulsion, ou est-elle l'effet d'une espèce d'empoisonnement de l'organisme par les produits de décomposition et d'altération des protoplasmes cellulaires attaqués par le microbe? On ne saurait le dire. Il semble établi cependant que l'injection directe, dans le tissu conjonctif, de microbes de la vaccine, ne donne pas lieu à des manifestations fébriles intenses, et les expériences de M. Chauveau justifient cette manière de voir; mais les essais faits dans cette direction ne suffisent pas encore pour trancher la question.

C'est dans la partie moyenne du réseau de Malpighi que se fait le premier développement des micrococcus; c'est là aussi, nous l'avons vu, que se montrent les premières altérations spécifiques. Il semble que ces petits organismes inférieurs ne savent pas bien se développer dans les régions où existe un courant plasmatique bien intense. Et en effet, Pincus signale ce fait curieux, qu'au premier jour la pullulation des microbes ne se fait guère dans la zone d'inoculation, qui se trouve sous le coup d'une vive réaction et d'une circulation plus intense due au traumatisme, mais que, déjà à cette époque, on peut parfois l'observer plus en dehors, partant sans doute de quelques groupes emportés par le plasma nourricier, puis arrêtés en dehors de la région immédiatement atteinte.

Dès que la réaction traumatique s'est formée, c'est-à-dire le deuxième jour, les coccus entrent dans un développement rapide, cette fois au niveau même de la zone d'inoculation. Peut-être altèrent-ils tout d'abord la vitalité des cellules épidermiques, trouvant ensuite, dans les protoplasmes altérés ou même nécrosés, un excellent terrain pour leur développement. Les follicules pileux doivent présenter également des conditions de vie très-avantageuses aux microbes, car, généralement, des colonies entières s'y rencontrent, logées, il y a tout lieu de le croire, dans des voies préformées des gaines et enveloppes du poil.

Lorsque la réaction du troisième ou quatrième jour entre en jeu, le développement semble s'arrêter; au moins se ralentit-il considérablement. Sans aucun doute, les coccus nouvellement

formés sont en partie entraînés par la lymphe et
vont infecter l'organisme entier .

Une expérience faite par M. Chauveau semble
prouver que cette immigration vers les parties
profondes de l'organisme se fait déjà après un
temps beaucoup plus court Sur une partie de la
surface cutanée de la région du cou de plusieurs
chevaux, il a fait en ligne cinq ou six inoculations
à la lancette. Vingt-quatre ou quarante huit heures
après, il a excisé complètement la partie de la
peau qui portait les piqûres d'inoculation, et réuni,
par une suture, les lèvres de la plaie, dont la
cicatrisation s'opéra par première intention. De
cette manière, il s'opposa à la germination sur
place du virus inoculé; l'éruption locale manqua
nécessairement. Mais ce virus, avant l'excision du
tissu où il avait été déposé, avait eu le temps de
pénétrer dans le torrent circulatoire, où il avait
dû agir comme un infectant général, car, au bout
de quinze à vingt jours, il put constater qu'un
certain nombre de sujets ainsi préparés avaient
pris, dans les lieux d'élection, un exanthème vaccinal dont les caractères étaient absolument identiques à ceux de la vaccine naturelle.

Au cinquième jour, époque à laquelle la récolte
du liquide vecteur peut déjà commencer, les coccus se trouvent en amas considérables sous le
stratum cornéen; souvent ils semblent, par leur
développement, avoir pénétré les groupes de cellules en les écartant comme des coins. A cette

époque il existe aussi, dans les régions les plus
superficielles du derme, des amas disposés en
couches parallèles à la surface de la peau, tandis
que, dans les régions plus profondes du derme, ces
amas ne se retrouvent guère.

A partir de ce moment et jusqu'au huitième
jour, les coccus ont encore gagné considérablement de terrain ; il en existe de fortes masses
dans la couche superficielle de toutes les parties
nécrosées, et des groupes s'avancent dans la profondeur du derme. Ceci a lieu surtout au niveau
des follicules pileux, dont les gaînes et les canaux
lymphatiques péri-folliculaires leur servent pour
ainsi dire de route conductrice.

Les coccus de la variole se rencontrent généralement dans la profondeur du derme à une époque
moins tardive que ceux de la vaccine ; assez fréquemment, on peut de bonne heure observer des
colonies entières engorgeant les voies lymphatiques et remplissant les anses capillaires des papilles. Le fait s'explique : dans la variole, maladie
générale, la migration de l'ennemi se fait de
dedans en dehors, et celui-ci doit traverser les
papilles pour arriver à la couche privilégiée et s'y
multiplier. Le contraire a lieu pour la vaccine
inoculée, où le microbe procède de dehors en
dedans, c'est-à-dire par voie concentrique.

35. Quel est le sort ultérieur des micrococcus?
Nous avons vu que, à la suite du mouvement

fluxionnaire, du troisième au quatrième jour, une partie de ces coccus est reprise et va se projeter dans tout l'organisme, une autre partie demeure sur place et continue à se développer. Nous n'avons que bien peu d'observations précises sur leur sort final. Bon nombre de coccus semblent périr sur place. On en observe beaucoup dont le volume est devenu beaucoup plus considérable par absorption d'eau, phénomène précurseur de la mort ou déjà postérieur à celle-ci. D'autres coccus gardent, au milieu des masses cellulaires desséchées et des sucs épaissis, toute leur vitalité, et la conservent pendant longtemps : la virulence des croûtes détachées des pustules varioliques ou vaccinales, virulence qu'on a d'ailleurs surfaite, le prouve suffisamment.

Quant aux coccus résorbés et projetés dans la circulation générale, nous savons que ceux de la variole inoculée se colonisent dans des foyers secondaires, lorsque l'économie n'est pas réfractaire à leur action. En effet, cette inoculation amène le développement local d'une pustule variolique, suivie, du quatrième au cinquième jour, d'une infection générale dont témoignent la fièvre, le malaise, et qui, le plus souvent, est suivie elle-même d'une éruption disséminée et d'une intensité variable, qui apparaît du huitième au neuvième jour (11).

Le sort des coccus repris de ces nouvelles pustules ou de toute éruption variolique secondaire à une infection générale, enfin, de ceux de la pustule vaccinale, est jusqu'ici tout-à-fait inconnu. Il n'est pas douteux, semble-t-il, que ces microbes ne périssent dans l'organisme. Mais où, quand et par quel mécanisme? Nous n'avons encore à ce sujet guère plus que des hypothèses, basées sur des analogies probables avec des champignons plus élevés, injectés dans,le sang,et dont le sort a été poursuivi dans ces derniers temps, spécialement par Grawitz.

36. Ici se place l'examen de cette question: Comment l'immunité procurée par la vaccination ou la variolisation peut-elle s'expliquer scientifiquement?

Trois hypothèses sont en présence : celle de l'épuisement, celle de l'antidote, celle de l'altération cellulaire.

La *première* suppose que le processus morbide produit par le virus inoculé consomme, détruit ou annihile une matière, inconnue d'ailleurs, dont l'existence est nécessaire au développement ultérieur du virus. Imaginée par Klebs, elle semble avoir rallié M. Pasteur.

Cette théorie, dit M. Grawitz(1), n'est pas admissible: 1° parce que l'organisme remplace toujours rapidement les substances qui sont consommées ; — 2° parce que les champignons des moisissures ne déterminent pas la décomposition dans le milieu où ils se trouvent et qu'ils laissent intacte la substance qu'ils n'assimilent pas; — 3° parce qu'enfin les cultures montrent que les champignons n'ont

____

(1) *Virchow's Archiv*. B. LXXXIV, p. 87.

besoin, outre l'oxygène, que d'une solution d'albumine ou de peptone, qui ne manque pas dans le sang.

La *deuxième* hypothèse, dite de l'*antidote* (Klebs), est fondée sur ce fait que, dans la fermentation alcoolique, l'alcool, s'il est en forte proportion dans la solution, empêche le développement ultérieur du mycoderme. Elle a reçu un nouvel appui des découvertes de Baumann, Brieger et Salkowski ; ceux-ci ont démontré que, parmi les produits de dédoublement des matières albuminoïdes, il se forme des corps qui jouissent de propriétés antiseptiques, comme l'acide phénique, ou qui sont de véritables antiseptiques (Wernich) (2). Cette théorie a eu, en ce qui touche la contagion du sang de rate, un chaud défenseur dans M. Chauveau.

Elle n'en est pas moins invraisemblable, dit encore M. Grawitz, parce qu'on ne voit pas à quel corps les spores de moisissures pourraient donner naissance ; et qu'en tout cas, en supposant qu'elles soient capables, comme le *mucus racemosus* privé d'oxygène, de produire une substance antidote, celle-ci ne pourrait être qu'en quantité excessivement petite, vu la petitesse infinie de la masse des spores vis-à-vis de l'organisme entier, et qu'enfin cette substance antidote devrait être entraînée, par les excrétions, hors de l'économie.

La troisième hypothèse est due à M. Grawitz luimême : Que se passe-t-il, dit-il, quand on injecte

(2) *Virchow's Archiv.* Bd. LXXVIII.

des spores dans le sang ? Une lutte pour l'existence
entre celles-ci et les cellules des tissus. Cette lutte
a pour résultat d'augmenter l'énergie vitale de ces
dernières. L'immunité consécutive à la première
inoculation s'expliquerait ainsi par l'augmentation
de la résistance de nos cellules, qui, pour être suffisante, a dû dépasser en énergie vitale celle du parasite. Une fois accrue, cette résistance vitale peut
durer des mois et des années, en se transmettant par
hérédité d'une génération de cellules à la suivante.

Disons, à notre tour, à l'auteur, que cette explication, qui touche à de grandes lois naturelles,
adaptation, etc., part de données tout-à-fait arbi-
trairement interprétées, et qu'elle est à mille et
mille lieues d'une apparence même de démonstration.

Aucune de ces trois hypothèses n'est donc guère
acceptable matériellement. Celle de l'épuisement,
cependant, ne s'éloigne pas de la vraisemblance
autant qu'on le croirait au premier abord. Une
expérience de laboratoire, rapportée par Duclaux,
rend bien sensible la fragilité des germes, leurs
exigences nutritives et leur extrême impressionna-
bilité. Un liquide de culture contient un cinquante-
millième de zinc ; une ou deux générations *d'aspergillus* absorberont complètement ce métal et rendront l'existence d'une nouvelle génération chétive
ou impossible. « Dans un tel liquide, dit M. Duclaux,
un nouvel ensemencement, j'allais dire une nouvelle inoculation, resterait sans effet. » « Ajoutons,

continue-t-il, un seize cent millième de nitrate d'argent au liquide nourricier, et la végétation s'arrête
brusquement. Elle ne peut pas même commencer
dans un vase d'argent, bien que la chimie soit
presque impuissante à montrer qu'une portion de la
matière du vase se dissout dans le liquide ; mais la
plante l'accuse en mourant. Supposons que l'aspergillus soit un parasite humain, pouvant vivre et se
développer dans l'organisme et l'envahissant tout
entier, la quantité de nitrate d'argent nécessaire
pour le faire disparaître du corps d'un homme
pesant 60 kilogrammes, serait de 40 milligrammes.
S'il ne pullulait que dans le sang, 5 milligrammes
suffiraient pour arrêter le développement d'un être
aussi sensible. » Il est vrai que d'autres espèces
pourront vivre où meurt cet aspergillus. Chaque
ferment a son liquide ou son milieu de choix, et l'on
arrive à cette formule « que tous les sols ne con-
viennent pas à toutes les cultures et qu'un terrain
fertile est bien vite épuisé. »

La théorie de l'éther, de ses vibrations ou de
ses ondulations, est bien moins justifiable. S'en
sert-on moins, pour cela, dans le langage scientifique, en vue de le faciliter ? La théorie de l'épuisement va pouvoir nous servir au même titre et
dans le même objet.

Quel qu'il soit, végétal ou animal, le germe du
vaccin ou de la variole a besoin, pour exister et se
multiplier, d'un milieu approprié. « On ne peut, dit
M. Pasteur, se défendre de l'idée que le microbe ne

trouve, dans le corps de l'animal où il va élire domicile, un milieu de culture, et que, pour satisfaire aux actes de sa propre vie, il n'altère ou ne détruise, ce qui revient au même, certaines matières, soit qu'il les élabore à son profit, soit qu'il les brûle, par l'oxygène qu'il emprunte au sang. » Or, tous les êtres humains, pour ne parler que d'eux, ne paraissent pas être, à un égal degré, ce milieu de culture favorable à la vie du germe variolique ou vaccinal ; les uns y sont propices, les autres réfractaires. Le germe s'attaque-t-il aux premiers, il s'y installe et s'y multiplie, en raison du *pabulum vitæ* qu'il y rencontre ; celui-ci une fois épuisé, il meurt d'inanition ; de ce moment, l'immunité est acquise. Se heurte-t-il à un sujet réfractaire, soit de naissance, soit par épuisement préalable, il vient échouer à l'entrée.

Supposons l'ennemi dans la place, il s'y multiplie et s'y nourrit jusqu'à épuisement du sujet ; de ce moment, celui-ci n'a plus rien à redouter de ses agressions pour un temps indéterminé ; mais ce temps n'est pas illimité ; il peut venir un moment où la réceptivité se rétablit et ne peut plus être détruite que par un nouveau terme d'occupation. Le germe, introduit à nouveau, épuise derechef son sujet et le rend impropre à la vie de nouveaux occupants.

Pour certains sujets, il suffit à leur épuisement d'une seule colonie d'habitants ; pour d'autres, il en faut deux, trois, dix. Ne pouvant rien préjuger d'avance, il n'y a qu'un moyen de s'assurer de l'immunité actuelle, c'est de répéter les inoculations à de courts intervalles de temps. En matière de vaccine, nous appelons cela *vaccinisation* (64). Inutile de dire que c'est la revaccination qui doit périodiquement rétablir l'irréceptivité.

37. Depuis que le vaccin est connu, on le considère comme étant un *liquide* doué des propriétés spéciales inhérentes à ce virus. C'est une erreur, le vaccin est un corps figuré, (32) qui se trouve dans ce qu'on est convenu d'appeler la « pustule vaccinale », libre dans les loges dont cette pustule se compose, ou adhérent à leurs parois ou aux autres parties qui s'y rencontrent (gaînes des poils, etc.).

La pustule vaccinale, d'autre part, est infiltrée d'un liquide séreux qui, chez l'homme, s'échappe dès qu'on lui donne issue, entraînant avec lui un certain nombre de corpuscules virulents.

Longtemps, on a cru que la pustule, ainsi asséchée par l'issue de sa partie liquide, cessait de contenir de ces corpuscules ; et, en effet, quand le premier flot s'en est échappé, si on laisse à de nouvelles quantités de sérosité dermique le temps d'aborder, cette sérosité n'entraîne plus que des quantités de microbes de moins en moins grandes, et la virulence de ce liquide retardataire en devient incessamment moindre.

Cela ne veut pas dire que la pustule ait perdu, de ce fait, tous ses principes actifs. Loin de là. On sait, aujourd'hui, à n'en pas douter, que sa charpente reste tapissée de coccus, ce que l'excision des pustules chez les animaux, impossible et inconnue chez l'enfant, permet chaque jour de mettre hors de doute.

Nous verrons plus loin le parti que l'on a tiré de cette connaissance, pour l'établissement des procédés à mettre en usage dans la conservation du vaccin animal.

Quoi qu'il en soit, si l'on ouvre, soit par incision, soit par simple piqûre, une pustule vaccinale arrivée à la fin du septième jour, dans l'espèce humaine, assez superficiellement pour n'en blesser que l'enveloppe la plus extérieure, il s'en échappe un liquide qu'on est convenu d'appeler vaccin, se rapprochant du plasma de la lymphe et tenant en suspension divers éléments solides.

Ces éléments sont :

1° Des leucocythes, excessivement rares tout d'abord, puis devenant de plus en plus abondants, jusqu'à couvrir, dans le stade purulent, tout le champ d'observation du microscope. Ces leucocythes peuvent être en dégénérescence granuleuse, granulo-graisseuse, etc.

2° Des cellules épithéloïdes nécrotiques, des fragments nécrosés divers, souvent irréguliers, provenant des cloisons, etc.

3° De grandes cellules multi-nucléaires, nées peut-être de la confluence de plusieurs leucocythes, dues sans doute aussi à l'accroissement et à la multiplication du noyau des cellules épithéliales, sans division parallèle de la masse du protoplasme.

4° Les micrococcus décrits plus haut. Ils existent presque seuls dans le liquide encore clair des jeunes vésicules. Ils sont isolés à cette époque. Plus tard, on les trouve réunis en majeure partie en colonies irrégulières et criblant les éléments cellulaires du liquide.

5° Des granulations moléculaires libres, trop irrégulières pour pouvoir être rapportées à des coccus.

6° Toute espèce de mélanges accidentels: globules rouges du sang, cellules et masses épidermiques cornées, entraînées avec le liquide ; impuretés de tout ordre qui se trouvent sur la peau ou sont venues s'attacher à la pustule vaccinale.

Il est évident que le liquide varie aussi notablement d'après l'époque de la récolte, l'organisation cutanée individuelle, les précautions prises pour le recueillir, etc., etc. Il diffère également chez les divers animaux vaccinogènes.

38. Ainsi que nous venons de le dire, le siège de la virulence dans les granulations brillantes, (microbes, coccus) est désormais fixé. C'est encore à M. Chauveau que revient l'honneur d'avoir fait expérimentalement la preuve de ce fait important.

Le plasma vaccinal qu'on a privé de tous ses éléments solides, en utilisant le phénomène de la diffusion, cesse d'être inoculable. Voici les expériences qu'a instituées l'illustre professeur de Lyon pour établir sa démonstration (1).

» Sur un même sujet (enfant, cheval ou vache), on inoculait simultanément à la peau, par les procédés ordinaires, d'une part du vaccin pur de bonne qualité, d'autre part plusieurs dilutions vaccinales formées avec le même virus étendu d'une quantité d'eau graduellement croissante. On avait soin de faire, pour chaque série d'inoculations, le même nombre de piqûres, et de charger la lancette toujours avec la même quantité de liquide. Ces expériences ont été très-multipliées, de manière à essayer l'activité des humeurs vaccinales diluées au plus grand nombre de degrés possible. C'est ainsi que je suis arrivé, dans ces dernières séries, à inoculer le fluide vaccin étendu de 150 fois son poids d'eau.

» En général, les premières dilutions se sont montrées aussi actives que le vaccin pur. Les vaccinations faites avec le vaccin étendu de 2 à 15 fois son poids d'eau comptent, en effet, presque autant de succès que de piqûres. A partir de la dilution au 50e, au contraire, les inoculations échouèrent le plus souvent. J'ai cependant, dans un cas, obtenu une pustule sur dix piqûres faites avec du vaccin étendu de 150 fois son poids d'eau. Quant aux inoculations pratiqués avec les dilutions vaccinales

(1) Nature du vaccin. Détermination expérimentale des éléments qui constituent le principe de la sérosité vaccinale virulente. *Académie des sciences de Paris.* Séance du 10 février 1868. (*Gaz. hebd. de médecine et de chirurgie*, 21 février 1868, p. 119.)

comprises entre la 15ᵉ et la 50ᵉ, les unes avortèrent, les autres réussirent, mais le nombre des piqûres avortées fut toujours plus grand avec les dilutions étendues. A ces résultats, il faut ajouter une observation importante ; dans tous les cas où l'inoculation réussit, l'éruption se comporta absolument de la même manière. La pustulation suivit une marche et présenta des caractères identiques avec ceux de la pustulation produite par l'inoculation du vaccin pur. Echec ou succès, tout a donc été net et complet dans ces expériences. Jamais il ne s'est rien manifesté de mixte, d'intermédiaire ou d'atténué dans les effets des inoculations.

» Ainsi, le résultat des ces expériences a été, sur tous les points, contraire à la présence du liquide virulent dans le plasma de la sérosité vaccinale, et en conformité parfaite avec l'activité virulente des éléments solides flottant dans cette sérosité » (31).

Comme on vient de le voir, l'humeur vaccinale très-diluée ne peut s'inoculer à la lancette que très-exceptionnellement. Si c'est réellement parce que les corpuscules virulents, très-éloignés les uns des autres par la dilution, ne sont amenés qu'exceptionnellement sur la pointe de l'instrument, l'inoculation en masse du liquide dilué devra, au contraire, réussir à coup sûr, parce qu'elle mettra tous les corpuscules virulents contenus dans ce liquide en contact avec l'organisme. Or, c'est ce qui ne manque jamais d'arriver. En injectant dans l'appareil circulatoire du vaccin dilué à n'importe quel degré, on infecte à coup sûr le sujet de l'expérience. Un des plus beaux *horse-pox* artificiels obtenus par M. Chauveau a été produit par l'injection intra-veineuse de 8 milligrammes de sérosité vaccinale étendue de 400 fois son volume d'eau. Le liquide, inoculé à la lancette à plusieurs animaux avant l'injection, n'avait cependant pu faire pousser sur eux une seule pustule vaccinale.

Ces données nous seront très-utiles pour nous guider dans le choix des procédés opératoires de la vaccination et des modes de conservation du vaccin, dont nous aurons à nous occuper dans les pages qui vont suivre.

39. L'inoculation du vaccin à l'espèce humaine, soit qu'il provienne d'un enfant, soit qu'il soit emprunté au cheval ou au bœuf, s'appelle *vaccination*. Dans le premier cas, c'est la *vaccination humaine*; dans le second, la *vaccination animale*.

VACCINATION HUMAINE.

40. On la pratique en empruntant la matière vaccinale d'un sujet à un autre sujet appartenant à l'espèce humaine.

Bien que tout individu, quel que soit son âge, soit, à de très-rares exceptions près, apte à recevoir, une première fois, la vaccine et à la reproduire, c'est ordinairement aux enfants qu'on demande cette reproduction pour les besoins de la vaccination. Il y a à cela deux raisons : la première, que la peau, plus fine, des jeunes sujets se prête mieux à l'évolution intégrale de la pustule ; la seconde, qu'on sait, presque à coup sûr, avoir à faire ainsi à des sujets neufs, c'est-à-dire, soumis à une première imprégnation, ce qui n'est pas le cas pour les individus plus âgés. Chez ceux-ci, une atteinte de varioloïde ou une vaccination antérieures n'ayant pas laissé de traces apparentes peuvent donner le change. Or, l'expérience a démontré qu'une vaccine, dans ces conditions, ne donne lieu, le plus souvent, qu'à un virus affaibli, les pustules eussent-elles cependant un aspect et un développement normaux.

Quand nous parlerons, dans la suite, de vaccin humain, c'est donc toujours à du vaccin d'enfant que ce mot s'appliquera.

Manière de vacciner.

41. Elle diffère, suivant qu'on fait usage de vaccin fluide puisé à même de la pustule, — vaccination de bras à bras, — ou de vaccin de conserve.

I. *Vaccination de bras à bras. — Choix du vaccinifère.* L'expérience a démontré que le vaccin, pour être de bonne qualité, doit provenir d'enfants vigoureux et bien portants. On choisira donc pour vaccinifères ceux ayant dépassé l'âge où certaines diathèses, la syphilitique, par exemple, peuvent exister sans se révéler par aucunes manifestations extérieures, c'est-à-dire celui de trois mois pour le moins. Quand ce sera possible, on s'enquerra de l'état de santé des parents, et l'on rejettera tous les enfants de mauvaise souche.

On écartera avec soin, à titre de vaccinifères, les sujets atteints de maladies de la peau, de diarrhée ou de maladies aigües, de quelque nature qu'elles soient. Il faudra, pour cela, les visiter foncièrement. Si les parents des vaccinifères s'en offusquent, ceux des enfants à vacciner en sont ravis.

Choix des pustules. — Même quand elles se présentent chez l'enfant le plus sain, les pustules vaccinales peuvent ne pas avoir toutes un égal volume. Cette différence importe peu quant à la qualité de la matière qu'elles contiennent ; une pustule très-petite peut donner d'excellent vaccin.

En général, voici comment se manifestent et se développent les boutons de vaccine légitime.

On a dit qu'à l'instant où la lancette du vaccinateur quitte le lieu de la piqûre qu'elle vient de faire, celui-ci s'entoure d'un petit cercle rose, d'une ligne de diamètre à peu près, lequel présage un heureux résultat. Ce signe, ainsi que le dit fort bien Bousquet (1), est commun à toutes les piqûres, de quelque nature qu'elles soient ; il n'indique donc rien par préférence pour la vaccine. « Le premier, le second et le troisième jour, dit encore Bousquet (2), on n'aperçoit rien, si ce n'est pourtant

(1) Bousquet. *Nouveau traité de la vaccine et des éruptions varioleuses.* Paris, J.-B. Baillière, 1848.
(2) Id. p. 171.

une apparence de vie dans les piqûres, signe visible d'un travail profond et caché ; mais, pour des yeux inexpérimentés, le sujet vacciné est comme s'il ne l'était pas : c'est la période d'incubation, commune à toutes les maladies contagieuses et principalement aux fièvres éruptives.

« Du troisième au quatrième jour, un peu plus tôt en été, un peu plus tard en hiver, on aperçoit sur chaque piqûre un point rouge, plus sensible au toucher qu'à la vue ; en effet, le doigt distingue très-nettement un petit engorgement ; il ne fait que commencer, mais il n'en doit pas rester là.

» Le cinquième jour à compter de celui de l'inoculation, ou le second de l'éruption, ce bouton se prononce davantage, mais il n'a encore aucun caractère particulier propre à le faire connaître pour ce qu'il est ; en sorte que, si l'on n'était pas instruit des antécédents, on n'en soupçonnerait pas la nature.

» Parvenu au sixième jour, il est impossible de se tromper. Au lieu de se développer en pointe comme il avait commencé, le bouton s'élargit, s'aplatit, se creuse légèrement au centre, et prend une teinte blanchâtre tirant un peu sur le bleu, laquelle joue le reflet de l'argent ou de la nacre. En même temps, la base s'entoure d'un petit cercle rouge encore très-circonscrit, mais qui s'étend chaque jour davantage.

» Le septième et le huitième jour, mêmes symptômes, un peu plus marquées. La pustule, alors dans toute sa vigueur, se présente aussi avec tous les caractères qui la distinguent ; large d'une à deux lignes, d'un blanc légèrement azuré, entourée d'une aréole plus ou moins étendue, déprimée à son centre et terminée par des bords durs, saillants, plus élevés que le reste de la surface.

» Le neuvième et le dixième jour, cet appareil de symptômes acquiert encore plus d'intensité ; mais le changement le plus remarquable se passe dans l'aréole, dont la couleur, plus vive, plus vermeille, disparaît plus difficilement à la pression du doigt, et s'étend jusqu'à neuf ou dix lignes en tous sens. Les parties sous-jacentes sont engorgées, et cet engorgement est proportionné à l'intensité et à l'étendue de l'aréole.

» Dès le onzième jour, le bouton commence à se flétrir ; le reflet argenté s'altère et brunit, l'aréole se rétrécit, pâlit et jaunit ; enfin, à dater du douzième ou du treizième jour, le bouton se dessèche et se transforme en une croûte dure, noirâtre, qui tombe du vingtième au vingt-cinquième, en laissant à sa place une cicatrice indélébile, tellement caractéristique qu'avec un peu d'habitude il est presque toujours facile d'en reconnaître l'origine.

» La *cicatrice vaccinale* est ronde, profonde, gaufrée, traversée de rayons et parsemée d'une foule de petits points noirs, qui répondent sans doute aux cellules dont les boutons sont garnis à l'intérieur. Il serait superflu d'ajouter que, plus la cicatrice est récente, plus elle se confond avec les téguments, mais elle ne s'efface jamais complètement. »

Cette description est celle qui a été donnée précédemment de la pustule variolique. Nous y renvoyons pour les détails (4).

Il s'en faut, toutefois, que toutes les pustules vaccinales légitimes répondent de tous points à ce signalement, même chez les plus beaux enfants. La structure de la peau, plus fine chez les uns que chez les autres, peut-être la profondeur à laquelle le vaccin a été porté, peuvent leur imprimer des différences très-marquées.

Nous avons vu la pustule typique se présenter, le septième ou le huitième jour, sous la forme d'un turban blanc, entouré d'une aréole rouge et faisant une saillie, limitée par des bords durs et saillants. Il n'en est pas toujours ainsi : parfois l'aréole manque complètement ; parfois encore, c'est la saillie qui fait défaut ; la tumeur semble s'être développée en dedans plutôt qu'en dehors ; le turban est remplacé par une zone blanc-nacré, toujours entourée alors d'une aréole inflammatoire, mais ne faisant pas de saillie appréciable au passage du doigt ; celui-ci, en appuyant, perçoit seulement la sensation d'une induration plus ou moins profonde.

D'autre fois encore, la pustule, chez l'enfant, présente les mêmes caractères que ceux qu'elle offre le plus souvent chez l'adulte, dont la peau est moins délicate et moins souple. Elle est moins plate, moins ombiliquée ; elle n'a ni la même régularité de forme, ni le même éclat ; le bourrelet est moins net, l'arête moins tranchée ; l'aréole moins vive, moins intense. En un mot, elle offre, dans l'ensemble de ses caractères extérieurs, quelque chose d'indécis, plus facile à sentir qu'à décrire, et qui la rapproche, à quelques égards, de ce qu'on a appelé la « fausse vaccine. »

Malgré ces variétés de forme, le vaccin renfermé dans ces pustules, si l'enfant est de bonne souche et a reçu de bonne vaccine, est propre à être inoculé à d'autres, avec le même succès que celui qui provient de pustules typiques. Si celles-ci méritent néanmoins la préférence, c'est que la lymphe y est plus abondante, située plus superficiellement et partant plus facile à en extraire. On les choisira donc pour la vaccination de bras à bras, de même que pour la récolte dans les tubes, à laquelle elles se prêtent mieux que d'autres, plus difficiles à attaquer et plus susceptibles d'effusion sanguine.

Pour extraire le vaccin des pustules d'un enfant, il importe de lui saisir le bras avec fermeté, et de bien en tendre la peau. Les pustules alors se dessinent en une saillie plus forte. Cela fait, au moyen, soit d'une lancette, soit d'une aiguille cannelée, tenues obliquement par rapport à la surface de la petite tumeur, on ouvre celle-ci en différents points par des ponctions ou des incisions superficielles. On aura soin que l'enfant ne puisse, par ses mouvements, aller au-devant de l'instrument; pour cela, on prendra de la main qui tient celui-ci, un point d'appui sur le bras lui-même, et l'on procédera avec une grande légèreté de main. Si du sang apparaît, la pustule devra être dédaignée.

Les piqûres doivent être multiples, car, en n'en faisant qu'une, on ne voit venir que peu de liquide, les cellules qui le contiennent ne communiquant pas entre elles. Il faut attaquer la pustule par sa surface et par ses bords; on voit alors le liquide vaccinal sourdre en gouttelettes hyalines ; on le recueille sur la pointe de la lancette ou dans le creux de l'aiguille cannelée, et l'on procède à l'opération proprement dite.

42. *Insertion du vaccin*. — Elle a pour unique objet de mettre le vaccin en contact avec la couche muqueuse de l'épiderme (*rete* de Malpighi). Pour cela, il suffit d'une simple piqûre, au moyen d'une aiguille ou d'une épingle.

« La piqûre, dit Bousquet, est d'origine asiatique, ainsi que l'inoculation de la variole. Abandonnée aux femmes du peuple, cette opération était pratiquée par elles avec trois aiguilles liées ensemble. A ce procédé, aussi simple que facile, elles joignaient, suivant l'usage de l'Orient, les pratiques les plus superstitieuses. Deux hommes étrangers à notre art, Sutton père et fils, la débarrassèrent de cet appareil de charlatanisme et s'acquirent une réputation qui les conduisit rapidement à la fortune. On dit que la médecine anglaise en conçut quelque jalousie, mais elle eut le bon esprit d'adopter la méthode, qui, depuis, règne sans contestation. »

La *piqûre*, en effet, est un procédé simple et sûr, si l'on opère de bras à bras, c'est-à-dire avec du vaccin *actuel*, n'ayant été exposé à aucune des influences capables d'en désagréger les éléments. Certaine de charger quelques-uns des corpuscules dans lesquels gît la virulence, la pointe de la lancette ou de l'aiguille cannelée, glissée sous l'épiderme, les y dépose à coup sûr.

Quelques précautions sont cependant nécessaires : l'opérateur doit exiger que le bras de l'enfant à vacciner soit libre de tout vêtement, afin de pouvoir le saisir à pleine main par son dessous ; les quatre doigts d'un côté, le pouce de l'autre, il tend alors fortement la peau, puis, y appliquant la pointe de l'aiguille chargée de liquide vaccinal, obliquement et en déclivité par rapport au manche, — afin d'éviter que le liquide ne puisse quitter la pointe, comme fait l'encre d'une plume dont on tient le bec trop élevé —, il y fait une piqûre superficielle. Si l'aiguille ou la lancette ne portent du vaccin que d'un côté, c'est ce côté qui regardera la peau ; la piqûre faite, on exécutera alors, avant de retirer l'aiguille, un léger mouvement de soulèvement de la pointe, de façon à faire un petit godet épidermique, et l'on sera ainsi certain de faire arriver

le vaccin à son adresse. C'est autrement pratique
que d'appliquer le pouce sur la pointe de l'instrument, comme pour l'essuyer contre les lèvres de la
plaie, ainsi que le recommandent quelques vaccinateurs; précaution malheureuse, car le doigt emporte
avec lui la presque totalité du liquide, au lieu de
le retenir à sa destination.

Nous n'avons eu en vue que la vaccination faite
au bras ; c'est qu'en effet l'usage s'est prononcé pour
ce lieu d'élection. On choisit la partie supérieure
et externe du bras, de préférence à toute autre,
par la seule raison que c'est l'endroit le plus com-
mode. Quelques mères demandent qu'on vaccine
leurs enfants à la cuisse, pour éviter les cicatrices
visibles au bras. Il n'y a pas de bonne raison pour
s'y refuser ; il faut seulement choisir la partie su-
péro-externe, moins exposée que les autres à subir
le contact des excréments.

Il est d'usage de faire trois piqûres à chaque bras ;
pour les garçons, on peut les disposer en triangle :
pour les filles, il vaut mieux les faire en ligne horizontale, à une distance d'un bon pouce l'une de
l'autre. Si l'on veut plaire aux mères et s'épargner
des reproches par la suite, on demandera à celles-
ci d'indiquer elles-mêmes à quelle hauteur on doit
les placer. La disposition en ligne horizontale permet de cacher les cicatrices à venir par un soupçon
de manche.

On évitera le plus possible de faire couler le sang,
non pas tant par la crainte que le vaccin n'en soit

entraîné, que parce que les parents s'en agitent, et spécialement parce qu'en allant dans le derme assez profondément pour le faire saigner, on dépasse la couche où le vaccin est appelé à germer (couche de Malpighi). Quand l'enfant est tenu assis sur le bras de la personne qui le porte et que celle-ci se tient debout, comme le chirurgien, en pleine lumière, l'opération doit pouvoir se faire sans que le sang apparaisse et sans que l'enfant pousse un cri. Qu'importe, dira-t-on? Et l'on dira mal; plus on écartera de l'opération l'appareil imposant, et la douleur et les cris, plus elle réunira de partisans et d'adeptes. Il faut que, le moment venu, aucune mère ne soit retenue par la crainte qu'on ne fasse souffrir ses petits.

La vaccination pratiquée, on recouvre les bras, au niveau des piqûres, d'un coussinet d'ouate, en vue d'y maintenir une température uniforme et de les préserver des coups, des frottements et surtout des grattements qu'y appellent les démangeaisons, dont ils ne vont pas tarder à être le siège.

Il y a autre chose, en effet, dans l'acte de la vaccination, que la piqûre faite à la peau ; il y a l'introduction, sous l'épiderme, d'un principe germinatif que l'instrument du vaccinateur y dépose. Ce principe, qu'il soit virus, microbe ou ferment, prolifère promptement sur place, envahit les voies interstitielles attenantes, parfois même est transporté au loin (pustules supplémentaires), et provoque dans les tissus, au point où ils sont fixés, une altération nutritive qui aboutit à l'ensemble des phénomènes décrits plus haut (41).

Entre le moment de l'insertion vaccinale et la chute de la croûte, par laquelle le bouton se termine, il se passe de trois à quatre semaines.

Il y a des germes immédiatement au point de l'insertion, ceux qu'on y a déposés et qui bientôt s'y multiplient. Au bout de quatre à cinq jours, quelquefois plus tôt, la ruche où ils pullulent fait déjà saillie sous l'épiderme, et cette saillie va en augmentant jusque vers le dixième, où la tumeur suppure, puis se ratatine et se dessèche.

La virulence du contenu de la petite tumeur est d'autant plus grande que cette dernière est plus jeune. C'est donc à tort qu'on l'a accusée de ne produire, jeune, que de faux vaccin; c'est le contraire qui est vrai. Vers le septième jour, chez l'enfant, la matière vaccinale est assez abondante pour fournir aux services qu'on lui demande, sans que la proportion des principes actifs soit au-dessous du titre voulu pour qu'ils se présentent normalement à la pointe de la lancette du vaccinateur. Après le septième jour, la sérosité est en excès, et il faut une plus grande quantité de matière pour fournir à une bonne vaccination. C'est donc le septième jour ou plutôt le commencement du huitième qu'on choisit de préférence pour prélever le produit des pustules, non, encore une fois, parce qu'il est alors le plus actif, mais parce que c'est le moment le plus rapproché de l'insertion où il peut se récolter facilement et en quantité suffisante.

43. *II. Vaccination au moyen de vaccin conservé.*
— Le vaccin est d'autant plus actif qu'il est employé à une date plus rapprochée de celle de sa naissance. La vaccination de bras à bras répond le mieux à cette condition, et il serait à désirer que jamais l'absence d'un anneau n'interrompît la chaîne. Mais il n'en est pas ainsi, et le besoin de réserves pour la réfection des souches, perdues par le défaut de vaccinifères humains immédiats, s'est fait sentir dans tous les temps. De là la recherche des procédés les plus propres à conserver, pendant un certain temps, au vaccin extrait de ses cellules, le plus possible de son activité.

Le problème à résoudre est plus complexe qu'il ne le paraît d'abord. Conserver le microbe en vie le plus longtemps possible en est un des termes ; l'isoler des éléments dont l'introduction dans l'organisme constitue un danger, en est un autre, d'une importance non moins grande.

Quand on fait une boutonnière ou une piqûre à la peau d'un enfant et qu'on y introduit une matière animale, on pose, à chaque fois, la question de vie ou de mort. Pour que le danger soit immense, il suffit que la matière à inoculer soit atteinte de putridité, au moment de son introduction.

Sans doute tous les enfants auxquels on aura inoculé du vaccin putride n'en mourront pas, mais tous auront été menacés. Et c'est sans doute pour s'être trop peu préoccupé de cette éventualité que l'on a vu, et que l'on voit encore si souvent, des accidents inflammatoires compliquer la vaccination, surtout quand elle est faite avec du vaccin de conserve: ce sont des pustules phlegmoneuses, des érysipèles, des abcès. Pour quiconque a suivi de près les vaccinations faites soigneusement de bras à bras et les autres, il est hors de doute qu'il s'ajoute à ces dernières des phénomènes surnuméraires dus à l'introduction, dans les plaies opératoires, de matières jouant presque toujours le rôle de corps étrangers, souvent celui de principes spécifiques ou septiques.

De quelque façon qu'on s'y prenne, il est difficile d'éviter cette action irritante du vaccin de conserve; mais il est facile d'écarter, de façon absolue, le danger de l'action septique. C'est à quoi il faut principalement s'attacher. Nous verrons combien peu l'on s'en est préoccupé.

Le moment le plus propice pour la récolte du vaccin humain est celui où il est le plus actif; ce n'est pas une vérité à démontrer; malheureusement, ce moment est trop rapproché de celui de l'insertion pour permettre une récolte suffisante; il faut attendre que le bouton ait pris un certain développement, et que le vaccin vienne sourdre spontanément par les piqûres faites à sa surface. On ne peut pas, en effet, chez l'enfant, comme on le fait pour les pustules animales, exprimer, par des pinces compressives, le vaccin renfermé dans les profondeurs du bouton; il faut se contenter de ce qui se présente naturellement. Or, le liquide

vaccinal ne sort guère, en quantité notable, qu'à
l'issue du septième jour. Plus tôt, il n'y en a pas
assez pour les besoins. Plus tard, il y en a trop,
c'est-à-dire que les corpuscules actifs y sont noyés
dans une trop grande quantité de sérosité. Plus
tard encore, il offre cet autre inconvénient d'être
mêlé de pus.

Nous passons aux procédés en usage pour la
conservation du vaccin humain.

44. *A*. Plaques de verre. » Ces plaques, dit
Bousquet, sont carrées ; elles ont six, huit, dix
lignes de côté ; on en prend deux qu'on pose alter-
nativement sur un bouton largement ouvert, de
manière que les points humectés se répondent
exactement. On répèle cette petite manœuvre
deux ou trois fois, et, lorsqu'on juge que la quantité de vaccin qu'elles retiennent est suffisante, on
les applique l'une contre l'autre, après avoir donné
cependant au vaccin le temps de prendre un peu
de consistance, afin qu'il ne s'étale pas trop ; c'est
l'affaire de deux à trois minutes. Il est d'usage,
en France, de les luter, soit avec de la cire
blanche, soit avec de la cire à cacheter. En Angleterre, on ne se donne pas cette peine ; on se contente de rapprocher exactement les plaques et de
les envelopper dans des feuilles d'étain. J'adopte
volontiers ce procédé ; il est plus simple et aussi
sûr que beaucoup d'autres plus compliqués.

» Les plaques sont-elles destinées à un long

voyage, à passer les mers par exemple, on les met dans une petite bouteille à large goulot ; cette bouteille est elle-même renfermée dans une plus grande, et l'on interpose entre les deux un mélange frigorifique de nitre et de muriate de soude.

» Lorsqu'on veut reprendre le vaccin étalé et desséché sur les plaques, il faut les séparer. On y parvient aisément avec la pointe d'un couteau ; cela fait, on commence par ramener le vaccin à l'état liquide ; les uns conseillent de l'exposer à la vapeur de l'eau chaude ; les autres, et de ce nombre est Jenner, préfèrent l'eau froide ; nous pensons comme Jenner. Qu'on n'aille pas cependant prendre de l'eau à la glace : point d'excès. La température la plus convenable en tout temps est celle d'une chambre habitée.

» Quoique l'eau n'altère pas sensiblement les propriétés du vaccin, il est bon néanmoins d'en user avec discrétion. Pour moi, je me contente de plonger la pointe de la lancette dans un verre d'eau; il n'en faut pas davantage pour humecter, pour ramollir le vaccin épaissi, et le mettre en état d'être inoculé. Le reste de l'opération, comme si l'on vaccinait de bras à bras. »

Ainsi s'exprime Bousquet. Il ne prévoyait point, paraît-il, que beaucoup de vaccinateurs et la plupart des sages-femmes, dont on tolère à tort l'ingérence en cette matière, trouveraient plus simple d'user de leur souffle tiède — et souvent embaumé d'alcool ou de tabac, ou peut-être impur encore à d'autres titres — pour remplacer la goutte d'eau pure dont il est parlé, et mettraient ainsi le comble aux inconvénients d'une pratique qui n'en est plus à les compter.

L'emploi des plaques de verre, tel qu'il vient d'être décrit, compte, on le voit, nombre d'imperfections ; on eût voulu les réunir toutes qu'on n'eût pas autrement procédé. En appliquant, avec plus ou moins de légèreté, les plaques sur les pustules ouvertes, pour les charger, il n'est rien de plus facile que d'entraîner, avec le vaccin, du sang qui sera venu s'y mêler et qu'il sera désormais impossible d'y reconnaître ; en rapprochant les deux plaques, on renferme dans la bergerie le vaccin, granulations et serum, des cellules épithéliales, souvent du sang, et de l'air; tout ce qu'il faut, en un mot, pour favoriser, permettre au moins la macération, voire la putréfaction du contenu. Vainement aura-t-on luté, calfeutré, scellé les bords des plaques, tout cela n'empêchera pas l'air d'accéder et d'agir. Et cela est si vrai que si, après quelques jours, on sépare les plaques, et que la matière interposée s'y retrouve à l'état liquide ou à peu près, ce qui est rare, il s'en dégage une odeur de moisi, indice peu douteux de son entrée en putréfaction. Que si, au contraire, on la retrouve desséchée, il sera bien permis de se demander ce qu'on aura gagné à laisser s'opérer la dessiccation, par action lente, d'un produit macéré et déjà plus ou moins altéré, plutôt que de le livrer à une dessiccation immédiate

et franche, sous l'influence d'une chaleur tempérée,
et de l'évaporation rapide des éléments liquides,
ainsi qu'on le fait pour les plaques d'ivoire, dont
nous parlerons bientôt. Ajoutons à tout cela le
mode compliqué de la préparation, du lutage, de
l'emballage des plaques de verre, si l'on veut les
confier à la poste, et l'on verra que rien ne manque
au cortège de leurs imperfections.

Un mot encore à ce sujet : « la vaccination pratiquée avec un vaccin fourni par un sujet vaccinifère
bien choisi, a dit récemment M. Fonssagrives (1),
vaut cent fois mieux que la vaccination sur plaques,
qui, en dehors d'une origine scientifique bien con-
nue et bien constatée, devrait toujours être laissée
de côté comme dangereuse et suspecte. »

Malgré cela, la plaque légendaire a encore ses
partisans. Grand bien leur fasse. Prions-les seulement d'éloigner de leur pratique routinière ce qui
en est le principal danger : en ajoutant à leur
petite mare vaccinale une gouttelette de glycérine
qu'ils y mêleront bien, ils la préserveront de la
putréfaction, et, la glycérine étant un corps fixe, la
retrouveront liquide, ou molle du moins, après un
très-long temps.

45. *B*. Pointes d'ivoire. Elles constituent, à tous
les égards, un mode utile pour recueillir, expédier et conserver le vaccin. Ce sont de petites
plaques d'ivoire taillées carrément à l'une de leurs

____

(1) *Gazette hebdomadaire*. 4 nov. 1837, p. 695.

extrémités, en pointe à l'autre, et ayant d'ordinaire 6 millimètres de large sur 36 de long. L'extrémité en pointe est amincie et tranchante des deux côtés, très-acérée à son bout, en vue de la faire servir, au besoin, à l'acte même de la vaccination. Cette pratique est bonne en soi, puisqu'elle écarte absolument les inconvénients d'instruments banaux pouvant se contaminer ; les instruments d'ivoire, toutefois, offrent l'inconvénient de ne pas permettre d'incisions nettes.

On trempe l'extrémité de ces pointes, suivant une longueur de 4 à 5 millimètres, dans le liquide de pustules vaccinifères ouvertes, puis on les fait sécher rapidement, soit au soleil, soit à un foyer rayonnant ne leur envoyant pas une chaleur dépassant de 30 à 40° centigrades, afin de dépouiller le vaccin du liquide qui le baigne. Il échappe ainsi à toute macération, à la façon des conserves de légumes séchés sur des claies, et qui bravent les outrages du temps. La pointe n'est-elle pas destinée à être utilisée à bref délai, on en badigeonne la partie recouverte de vaccin d'une couche de mucilage de gomme arabique faisant office de vernis, pour la préserver de l'action de l'air et de ses impuretés.

Ainsi préparé, le vaccin sec se conserve très-longtemps. Pour l'expédition, on pique la pointe sur une instruction indiquant la manière de s'en servir, on glisse dans une enveloppe de lettre et l'on jette à la poste. Il n'y a rien de plus pratique.

M. Darke, de Londres, a récemment imaginé un petit appareil qu'il a fait breveter en Angleterre et en Amérique, et qui n'est autre que la grosse aiguille de toilette à tête de verre, avec ces différences que l'épingle est en fer de lance et que la tête de verre est plate. C'est sur cette surface plane que le vaccin est déposé et qu'on le fait sécher, comme on fait pour les pointes d'ivoire. On fait les éraillures (scratches) avec la lance, on y dépose le vaccin, puis on rejette l'instrument qui, pour toute sûreté, ne doit servir qu'à une seule personne.

Pour se servir, soit de la pointe d'ivoire, soit de la lance-Darke (pin-point), on les trempe dans de l'eau tiède afin de ramollir le vaccin, puis on frotte celui-ci sur les scarifications. On ramasse ensuite le tout sur celles-ci et on laisse sécher.

46. *C.* Tubes de verre. — Longs de neuf à dix centimètres, les tubes de verre employés habituellement sont capillaires et renflés à leur milieu. Cette disposition concilie l'avantage d'une capacité suffisante et d'une finesse des extrémités favorable à l'action capillaire, et se prêtant à une fusion facile dans l'opération de la fermeture à la lampe. Quand le commerce les livre, ces deux extrémités sont closes, pour que des impuretés et des particules de poussière n'en viennent pas oblitérer l'étroite lumière. Au moment de s'en servir, on casse les deux bouts; l'un d'eux est présenté à une gouttelette du vaccin d'une pustule qu'on vient d'ouvrir;

le liquide s'y précipite, surtout si l'on donne au tube une position déclive propre à favoriser l'action de la capillarité en y ajoutant celle de la pesanteur. Le tube rempli, on le ferme en en fondant les deux extrémités à la flamme d'une bougie ou d'une lampe à l'esprit-de-vin.

Les tubes à renflement médian n'ont, sur les tubes capillaires strictement cylindriques, que l'avantage de pouvoir, vu la finesse de leurs bouts effilés, se fermer plus facilement à la chaleur. Les tubes cylindriques ont toujours des parois plus épaisses, nécessitant l'exposition prolongée du verre à la flamme, préjudiciable à la vie des germes.

Au moment de vacciner, on casse, dit Bousquet, les deux extrémités du tube, on adapte à l'une d'elles un chalumeau de verre ou un tuyau de paille, et l'on souffle doucement sur une plaque de verre où le vaccin va se répandre et où on le reprend avec la lancette pour l'inoculer. Il est plus simple de vider le tube sur le bras lui-même, où l'on vient de faire les scarifications prêtes à en recevoir le contenu. Il s'en perd moins et tout le vaccin arrive à son adresse.

M. Fiard a imaginé un petit tube de cinq centimètres de long, d'un demi-millimètre de diamètre, ouvert à l'une de ses extrémités et terminé de l'autre par une petite ampoule. Voici la manière de s'en servir : on commence par raréfier l'air contenu dans l'ampoule, soit avec les doigts, soit avec la

bouche. Cela fait, on le saisit par la tige entre le
pouce et l'indicateur, et on le présente, par l'autre
extrémité, à la surface du bouton. Au même
instant, il se fait une condensation de l'air raréfié
de la boule par la température de l'air extérieur,
et le vaccin s'élance dans le tube en quantité plus
ou moins grande ; peu importe, il ne faut,pas penser
à le remplir. La manière de sceller est la même
que pour les tubes capillaires ordinaires ; seulement il n'y a qu'un bout à fermer, celui opposé à
la boule. Celle de vider le tube est beaucoup plus
simple : cassez la pointe et réchauffez l'ampoule,
vous verrez bientôt le vaccin circuler et s'échapper
de sa prison par le seul effet de la dilatation de
l'air. La sensibilité de l'instrument dépend de la
grosseur des boules et de la petitesse du tube.
Tout ceci rappelle le thermoscope ou le thermo-
mètre différentiel (Bousquet.)

Ces tubes paraissaient oubliés, quand M. J. Bi-
neau (1) les a recommandés de nouveau, croyant
les avoir inventés. « Je vous avouerai franchement,
nous écrit-il, que j'ai cru l'idée mienne. On m'a
appris, depuis, que M. Pasteur n'emploie pas d'autres tubes pour la conservation de ses virus. »

Quelle est la valeur des tubes comme moyen de
conservation du vaccin ? Ecoutons Bousquet:

« Après avoir fait usage des plaques, dit-il, le
Comité central adopta les tubes, et je ne doute pas
que l'autorité de son exemple n'ait beaucoup con-

(1) Le *Lyon médical.* 18 septembre 1881

tribué à les mettre en faveur. Le vaccin peut, en effet, s'y conserver très-longtemps : dix, douze quinze mois et plus ; mais dire d'une chose qu'elle peut être, ce n'est pas dire qu'elle soit ni toujours, ni souvent.

» A peine l'Académie fut-elle saisie de la vaccine que je fus frappé du peu de succès de ses envois de vaccin en province. A quoi cela tenait-il? on ne pouvait s'en prendre à la maladresse du commis chargé de préparer ces envois ; l'Académie avait eu l'attention de s'attacher celui de l'ancien Comité ; il n'y avait donc rien de changé à cet égard.

» Cependant la commission chargée plus spécialement de veiller sur ce précieux dépôt prescrivit une enquête ; elle désigna M. Burdin, l'un de ses membres, qui voulut bien se réunir à moi. Nous vaccinâmes ensemble et comparativement un nombre égal d'enfants, les uns de bras à bras, les autres avec du vaccin conservé dans des tubes. La différence des deux procédés parut sensiblement dans le résultat : le second donna presque moitié moins de boutons que le premier, quoique le vaccin n'eût pas au-delà d'un mois.

» En suivant cette échelle de dégradation, on voit que le vaccin se détériore assez rapidement dans les tubes ; et, s'il n'y avait des exceptions en toutes choses, il serait facile d'indiquer le terme où il perd toutes ses propriétés.

» Je ne sais ce qui se passe dans les tubes capillaires, mais j'ai bien souvent observé que, lorsqu'on

les garde un certain temps, le vaccin disparaît peu
à peu ; or, on est fort étonné, au bout de cinq à six
mois, de les trouver presque vides. Ma première
pensée a été qu'ils étaient mal bouchés, quoique
cela ne parût pas à l'œil. J'y ai adapté un chalumeau de verre, j'ai soufflé et le vaccin n'a pas bougé.
Que devient-il cependant, s'il ne se fait jour au
dehors? Peut-on admettre qu'il se vaporise et que le
produit de la vaporisation reste sous forme de gaz
dans l'intérieur du tube? Il n'y a pas d'apparence.
Je conclus de ce fait et de beaucoup d'autres que le
vaccin en tubes subit des changements qui ne
peuvent être que funestes à ses propriétés. »

Ces changements, nous les avons constatés
comme Bousquet, et peut-être mieux observés que
lui. Pour cela, nous avons rassemblé du vaccin de
beaucoup de pustules appartenant à un grand nombre d'enfants dans des tubes très-volumineux, pouvant contenir la quantité totale afférente à vingt
tubes ordinaires au moins. Or, voici ce que nous
avons remarqué : bien que les tubes fussent pleins
du vaccin le plus clair et hermétiquement bouchés
à la lampe, au bout de deux à trois jours déjà, nous
avons vu le liquide se troubler, devenir lactescent,
de petits grumeaux blancs s'y former, de plus en
plus volumineux, les plus petits adhérents aux
parois du tube, les plus gros en bouchant parfois
toute la lumière. Si, à ce moment, on vide le tube,
on constate que le vaccin a pris une odeur plus ou
moins prononcée de moisi, qui devient putride si

l'on tarde un peu plüs. Un départ s'est formé, les corpuscules solides se sont groupés, de telle façon qu'au microscope on les trouve réunis en grappe au lieu de les voir disséminés. Si l'on fait usage de ce vaccin au moyen de la lancette et qu'on opère par piqûres, on risque de plus en plus de ne charger que de la sérosité et de faire des vaccinations blanches. Et cela explique déjà, sans qu'il faille recourir à la macération ou à la putréfaction pour les expliquer, les insuccès nombreux relevés par Bousquet : *presque moitié en plus que par la vaccination de bras à bras, quoique le vaccin n'eût pas au-delà d'un mois !*

Pour diminuer cette proportion, on peut conseiller de rouler rapidement le tube entre les doigts au moment de s'en servir, pour en laver les parois, et de verser le tout alors sur des scarifications faites à cette fin. On aura ainsi la chance de réussir mieux, car tout aura pénétré et servi. Mais il reste cette méchante *odeur de moisi*, à laquelle nous ne saurions nous montrer indifférent.

Un de nos grands chimistes, M. Melsens, voulant obtenir une fermeture complète sans qu'on ait à craindre l'action d'une trop forte température (scellage à la lampe) ou la formation de produits empyreumatiques (cire à cacheter), a imaginé le procédé suivant : (1)

» On se sert de tubes capillaires à parois assez

_____

(1) Journal de la Société royale des sciences médicales et naturelles de Bruxelles, t. LIII, p. 525. Déc. 1871.

solides ; on puise le vaccin à la manière ordinaire,
et, quand une quantité convenable a été introduite,
on le fait, au moyen de quelques secousses, couler
dans le tube, de manière à laisser une petite colonne
d'air à l'orifice de ce dernier. Alors on plonge cette
extrémité dans une goutte d'eau pure placée sur
une lame propre, et l'on incline le tube pour faire
couler le vaccin ; l'eau s'introduit par suite de l'incli-
naison donnée au tube et par capillarité ; mais le
vaccin reste séparé de cette colonne d'eau par le
petit cylindre d'air interposé.

» On arrête l'arrivée de l'eau lorsque le vaccin se
trouve poussé à quelques millimètres au moins de
l'extrémité restée sèche et qu'il ne faut pas lui laisser atteindre ; puis on la ferme en l'introduisant
dans la flamme d'une petite lampe à alcool ou dans
les bords de la flamme d'une bougie ordinaire, ce
qui suffit parfaitement. La fermeture obtenue par
la fusion du verre ne laisse plus aucun doute sur
l'occlusion parfaite et inaltérable ; la faible conduc-
tibilité du verre empêche la chaleur de coaguler ou
d'altérer le vaccin qui se trouve de ce côté du tube.

» On fait ensuite la même opération à l'extrémité
opposée ; l'eau a lavé cette partie du tube et entraîné la trace du vaccin déposé sur les parois ; à
la première application de la chaleur, une petite
explosion, due à la vapeur d'eau qui se forme,
chasse celle-ci en partie, et l'on obtient ensuite la
fermeture complète, sans provoquer la moindre
trace de produits empyreumatiques.

« Si le vaccin naturel liquide peut se conserver, lorsqu'il est mis d'une façon absolue à l'abri de l'air, on est certain, en opérant comme il vient d'être dit, d'avoir écarté toutes les causes possibles d'altération provenant d'une fermeture souvent, sinon toujours, incomplète; le procédé décrit, abstraction faite de l'emploi d'une température élevée, met le vaccin dans les conditions des *conserves d'Appert*; ces conditions de conservation sont même meilleures dans ce cas, puisqu'on évite l'emploi des bouchons, de la cire, des soudures et des métaux, le verre étant inaltérable.

» On peut se demander, eu égard à la conservation de la virulence, si des tubes préparés ainsi ne ressemblent pas jusqu'à un certain point à ces cadavres morts de maladies virulentes, infectieuses, (typhus, etc.) enfermés dans des bières de plomb hermétiquement closes par une soudure métallique. On sait que, dans des déplacements de tombes, des accidents survenus à la. bière ont produit sur les individus faisant le travail la maladie qui avait emporté le défunt. On est amené, en raisonnant par analogie et induction, à dire que la *virulence* ou *l'infection* particulière qui avait frappé le vivant s'est conservée avec ses propriétés spéciales dans ce cadavre, qui la répand autour de lui et frappe de nouveau de la maladie qui l'a emporté, les vivants exposés à ses émanations. »

M. Melsens ayant reçu, le 25 novembre 1871, quatre petits tubes renfermant du vaccin d'enfant,

le transvasa, y ajouta environ dix fois son volume
d'eau, et introduisit ce mélange dans cinq tubes
neufs qui furent scellés à la lampe suivant son procédé. Le 27 juin 1874, c'est-à-dire trois ans et dem
après, ce vaccin avait encore de la virulence : sur i
six piqûres qui avaient été faites, il y en eut une
qui donna lieu à une pustule parfaitement caractérisée. Le mode opératoire employé — la piqûre
— et la grande quantité d'eau de dilution, expliquent de reste pourquoi une seule pustule sur six
insertions a abouti. Le fait de la longue conservation du germe reste néanmoins entier.

Ce fait est intéressant à consigner et justifie
l'excès de soin à prendre pour conserver au vaccin
sa virulence pendant un très-long temps. Le procédé
de M. Melsens doit être retenu ; il peut être utile à
l'occasion.

Pour les usages journaliers, tant de précautions
ne sont pas nécessaires. Voici le meilleur mode à
suivre pour faire donner au vaccin en tubes tout ce
qu'il peut donner et le préserver sûrement de la
putréfaction — c'est celui qu'a recommandé, il y a
déjà bien longtemps, le docteur Edouard Müller,
directeur de l'établissement des vaccinations, à Berlin — : on met dans un verre de montre un mélange
de glycérine très-pure, ne contenant pas d'acide
chlorhydrique, et d'eau distillée, à parties égales.
C'est dans ce liquide qu'on reçoit la lymphe extraite
des pustules. L'eau distillée a pour but de rendre
la solution plus fluide et d'en permettre l'introduc-

tion dans de petits tubes. La lymphe ne se dissout
pas facilement dans la glycérine, et il est bon, avant
de l'employer, de faciliter la diffusion à l'aide d'un
pinceau.

M. Müller estime qu'on peut ainsi, sur les pustules d'un enfant, recueillir la quantité de lymphe
nécessaire pour remplir un demi-verre de montre,
et dans des proportions telles que la lymphe entre
environ pour la cinquième partie dans la solution
vaccinale ainsi composée. M. Müller a pu, du
reste, étendre la lymphe jusqu'à dix fois son poids
de glycérine, et l'inoculer avec succès.

Nous ne conseillerons jamais d'en agir de la
sorte ; la confiance dans la proportion des succès
devra toujours être en raison de la quantité de vaccin pur dissoute dans le mélange. Nous engageons
à faire celui-ci à parties égales et non au-delà. La
mare ainsi obtenue étant d'un extrême fluidité, le
liquide se précipite rapidement dans les tubes qu'on
lui présente. On ferme à froid, suivant le procédé
de M. Chambon, en enfonçant les deux extrémités
des tubes dans de petites bougies qu'on prépare en
fondant ensemble trois parties de paraffine et une
de suif. On voit immédiatement une petite colonne
paraffinée monter dans le tube. L'occlusion est satisfaisante ; pour lui donner plus de solidité, on
plonge, pour finir, ces deux extrémités dans une
solution *secundum artem* de caoutchouc et d'éther,
qu'on appelle, dans le commerce, *capsulage artificiel*.

Veut-on préparer les tubes en vue d'une longue conservation, on a recours au procédé ci-après, qui n'est que celui de M. Melsens perfectionné : on présente le tube à une goutte d'huile fine, d'olives ou d'amandes douces, qu'on y laisse pénétrer jusqu'à y faire une colonne d'un demi-centimètre de haut, puis au vaccin, qui chasse celle-ci jusqu'à un centimètre de l'autre extrémité; puis, enfin, encore une fois à la gouttelette d'huile qui chasse la première jusqu'au bout. On bouche à la lampe. Le vaccin est ainsi renfermé entre deux colonnes d'huile qui le préservent et de l'évaporation et du contact de l'air, le scellage à la lampe fût-il même imparfait, ce qui arrive trop souvent.

47. *Insertion du vaccin conservé.* M. Bousquet, dans son livre qui a été pendant plus de trente ans l'évangile du vaccinateur, pose, en ce qui concerne la manière de vacciner, divers aphoris· mes, parmi lesquels nous relevons les suivants :

« 1. Prenez du bon vaccin, c'est le point important; piquez ensuite comme vous voulez et ne vous inquiétez pas du résultat.

« 2. Si la lancette est bien chargée, il est inutile de la charger de nouveau à chaque nouvelle piqûre, à chaque nouvelle incision. La quantité de vaccin ne fait absolument rien au résultat; qu'il y en ait peu ou beaucoup, qu'importe ?

« 3. Le vaccin qu'on emploie est-il en croûte ou desséché, il faut l'humecter et le ramener à

l'état liquide avec quelques gouttes d'eau fraîche,
puis l'insérer en prenant le soin de laisser la lancette quelques secondes de plus.

« 4. Je tiens l'incision et la piqûre pour bonnes
toutes deux et à peu près également. »

Ces préceptes ne sont certainement applicables
qu'à la vaccination de bras à bras, à la vaccination faite avec du vaccin que j'appellerai « vivant »
pour la facilité du langage. Quand il s'agit de
vaccin *conservé*, il faut se hâter de les oublier, ou
plutôt d'en prendre la contre-lettre. Ainsi :

1. Prenez une bonne préparation; assurez-vous,
si elle est liquide, qu'elle n'exhale aucune odeur ;
puis, faites en sorte qu'elle soit mise, dans l'épiderme, en contact avec de larges bouches absorbantes. Pour cela, appliquez-la sur des scarifications nombreuses, et faites, en exerçant quelques
frictions, qu'elle pénètre bien. *Gardez-vous de vous
contenter de faire des piqûres*, vous n'en retireriez
que des mécomptes.

2. La quantité de vaccin introduite joue un
rôle considérable dans le résultat. S'il en pénètre
peu, il y a beaucoup à craindre que la vaccination
n'échoue.

3. Si le vaccin est desséché (vaccin sur pointes),
il faut le ramollir en trempant la pointe dans l'eau
tiède, faire des éraillures ou des scarifications ; si
du sang apparaît, le laisser tarir, puis promener
la plaque sur les scarifications, à plat et pendant
assez longtemps, et n'abandonner la friction que

lorsque l'ivoire a perdu tout son vaccin. Si du sang s'y mêle, rassembler le tout sur les incisions et l'y laisser sécher.

4. *Nous tenons la piqûre pour détestable.* Les scarifications doivent être employées à l'exclusion de tout autre mode d'introduction.

Ces préceptes sont dictés par ce fait, indéniable, que, dans le vaccin conservé, les principes actifs ont souffert, que beaucoup ont péri, et que, pour être sûr d'en faire parvenir une quantité suffisante à destination, il faut leur ouvrir largement la porte. Ajoutez à cela que, dans le vaccin de conserve, qu'il soit sec ou liquide, les granulations virulentes se sont groupées au lieu d'être réparties uniformément dans la masse, d'où la probabilité de voir la pointe d'une lancette n'en charger que peu ou point.

Que dire, après cela, de ces inventions qui tendent exclusivement, en vue de parer à la pénurie menaçante du vaccin humain, à le dispenser le plus parcimonieusement possible, en l'étendant au moyen d'un pinceau sur la pointe d'une multitude d'aiguilles, et à l'y laisser sécher, pour le faire servir, à mesure des besoins, aux vaccinations et aux revaccinations? Pratique déplorable, fruit des préceptes de Bousquet, que nous avons rappelés plus haut, et qui ne font aucune différence entre le vaccin vivant et le vaccin de conserve.

Nous ne saurions assez le répéter : la vaccination au moyen du vaccin conservé ne peut lutter avec celle de bras à bras qu'à la condition de suppléer à la qualité par la quantité. Que si elle était appelée à servir de base à un service public de vaccinations ou de revaccinations, et que les retardataires voulussent s'en tenir à leur vieille routine de la pratique des piqûres, elle donnerait lieu à beaucoup de vaccinations blanches, mécompte réparable, il est vrai, dans une certaine mesure, quand il s'agit de vaccinations, mais qu'on ne saurait écarter avec assez de soin, dans les revaccinations, où la sécurité demande à être aussi absolue que possible.

Il faut donc, ABSOLUMENT, introduire LARGEMENT, dans des scarifications, le vaccin de conserve. Il suffit à la rigueur, pour faire des éraflures convenables, d'une épingle ou d'une aiguille. Mais, si simple que soit l'opération, il reste bon nombre de praticiens de la vieille roche qui, fanatiques des piqûres, trouvent encore un bâton pour frapper la pratique, plus récente et plus correcte, des scarifications : ils la trouvent d'une exécution difficile, et, de fait, font les incisions, tantôt trop petites, tantôt trop grandes, ici trop superficielles, là trop profondes.

Pour ces maladroits, M. Umé, médecin militaire belge, a imaginé un instrument fort ingénieux. Nous en parlerons, quand nous traiterons de la pratique de la vaccination animale, à l'occasion de laquelle il a été fabriqué (58).

CHAPITRE VI.

—

48. On a donné le nom de vaccination animale
à celle qui se pratique au moyen de vaccin cultivé

sur des bêtes de l'espèce bovine. C'est un terme de convention ; le vaccin d'enfant est aussi animal que celui de génisse.

La vaccination dite *animale* semble d'invention récente. Qui pourrait l'affirmer ? Nous tenons de la bouche d'un vieux praticien qu'il a vu, dans sa jeunesse, son père, médecin de village, semer sur des trayons de vache du vaccin d'enfant conservé tout l'hiver, pour refaire sa provision de vaccin frais, à chaque renouvellement de saison vaccinale. Bien d'autres ont dû faire comme lui.

Nous savons aussi que, pendant un grand nombre d'années, le docteur Vy (d'Elbeuf) a fait, sur une vaste échelle, de la vaccination animale, en semant sur des veaux du vaccin d'enfant, et que la même méthode est usitée, depuis longtemps, dans plusieurs contrées de l'Allemagne et principalement en Bavière. Cela s'est appelé *rétro-vaccination*.

Le sens qu'il faut donner aujourd'hui aux mots « vaccination animale » est plus restreint : *le vaccin animal est le produit du horse-pox ou du cow-pox naturels, cultivés sur des génisses et n'ayant jamais quitté ce lieu de culture.* Ainsi comprise, la vaccine animale est de date récente. L'histoire dit bien qu'elle était pratiquée, en 1800, par Duquenelle, à Reims, et par Valentin à Nancy ; qu'elle a été introduite, en 1810, à Naples, par Galbiati, et qu'elle s'y est implantée, depuis cette époque, pour être reprise ensuite par Négri, son élève ; la légende dit encore que la Reine d'Angleterre a, jadis, envoyé d'Ecosse à ce dernier une vache atteinte du cow-pox spontané dont il se serait servi pour régénérer son vaccin ; mais rien ne dit que Galbiati ait jamais fait autre chose que de la rétro-vaccination.

Faut-il lui en faire un reproche? Pour nous, nous nous en garderons. Nos idées actuelles sur l'unicité des vaccins nous l'interdit. Nous savons que le horse-pox naturel perd une partie de sa virulence par son transfert à la génisse ; de même le vaccin naturel de génisse peut être destitué d'une partie de son activité en passant à l'enfant. Mais rien ne nous empêche de croire que, reporté à la vache, le vaccin d'enfant puisse s'y relever, de façon à y reprendre toutes les qualités du cow-pox, de même que celui-ci peut se relever à la dignité de horse-pox, quand on le repasse au cheval. Question de terrain. Nous n'avons donc rien à reprendre à la pratique de la rétro-vaccination, à la condition expresse, toutefois, qu'une culture bien faite ait assuré le retour à leur puissance intégrale des produits d'émigration.

Quoi qu'il en soit, et pour éviter toute interprétation litigieuse dans une question encore fortement controversée, il ne sera question dans ce chapitre que de la vaccination animale, dans le sens rigoureux que nous avons précédemment attaché à ces mots.

Ainsi comprise, la vaccination animale est bien une méthode nouvelle ; ce n'est, en effet, qu'à partir de l'année 1864, après que le professeur Palasciano, de Naples, eut appelé sur elle l'attention des savants réunis au Congrès médical de Lyon, que la question en fut mise sérieusement à l'ordre du jour. En 1865, le docteur Lanoix, de Paris, après avoir, pendant plusieurs semaines passées à Naples, suivi pas à pas M. Négri dans sa pratique, ramena de Naples une génisse qui y avait été vaccinée par ce dernier. En passant à Lyon, il y avait vacciné une génisse et plusieurs enfants, au moyen du produit de son vaccinifère. Enfin, arrivé à Paris, il avait eu l'extrême obligeance de nous envoyer, à Bruxelles, une génisse vaccinée par ses soins, qui fut le point de départ de l'Institut vaccinogène que nous y créâmes en 1865. Celui-ci passa, en 1868, aux mains du gouvernement, sous le nom d'*Institut vaccinal de l'État*, et nous en prîmes la direction. Enfin, en 1882, il fut transféré dans les dépendances de l'École vétérinaire de l'État, où il devint une institution d'intérêt public exclusif, sous le nom d'*Office vaccinogène central* (1).

De l'institution de Paris et de la nôtre partirent les innombrables ramifications qui aboutirent aux divers établissements de vaccination animale qui fonctionnent actuellement dans la plupart des grandes villes de l'Europe et de l'Amérique.

Dans tous les pays civilisés, la vaccine est acceptée et mise en pratique comme le plus sûr et

(1) Voir, pour le Règlement de cet établissement, le *Moniteur Belge* du 30 Janvier 1883.

même le seul moyen préservateur de la variole.
Vainement, de loin en loin, des sceptiques élèvent-
ils encore des doutes sur sa valeur, leur opposition
ne sert qu'à rendre plus vivace et plus convaincante
une vérité désormais acquise.

Les objections faites à la vaccine, en général,
sont de deux ordres: pour les uns, elle contribue-
rait à enfermer dans l'organisme des principes
morbides qu'une évolution variolique aurait pour
effet et pour but d'entraîner au dehors: elle serait
ainsi susceptible de donner lieu à d'autres affections tout aussi graves, dont on n'aurait fait que
reculer l'éclosion ; pour d'autres — et ceci s'adresse
surtout au public — elle offrirait, en outre, cet
immense danger d'exposer les sujets vaccinés à
recevoir, dans l'acte de la vaccination, l'imprégnation de maladies constitutionnelles dont peuvent
être atteints ceux qui fournissent la matière d'inoculation.

Il a été fait justice depuis longtemps de la première de ces objections; quant à la seconde, force
est de l'accepter comme fondée, au moins dans
une certaine mesure et en ce qui concerne la syphilis, et nous ne pouvons nous refuser à donner satisfaction à ceux qui, en présence des coërcitions de
la vaccine légalement obligatoire, éprouvent des
répugnances dont la légitimité ne saurait être équi-
tablement contestée. Les faits de contagion, en
effet, s'ils ont été considérablement exagérés par
la méfiance publique, ne s'en présentent pas moins
de loin en loin dans la pratique.

On nous a reproché plus d'une fois de nous en être servi pour les besoins de la cause. Ce reproche est immérité. Nous avons dit que c'était un élément de la question dont il fallait tenir grand compte, et nous le répétons. A quoi bon d'ailleurs en faire profession? L'aveu n'en est-il pas dans toutes les consciences, et devons-nous, en refusant de nous en expliquer, nous croire en sûreté, comme l'autruche quand sous son aile elle a caché la tête ?

Nous n'en agirons pas de la sorte. Tout ce qui a jeté de la lumière sur cette question est fait pour intéresser nos lecteurs. C'est donc en accomplissement d'un réel devoir que nous y consacrons le chapitre qui suit (1).

49 *Syphilis vaccinale.* Cette question a donné lieu, en 1864, à une discussion approfondie, au sein de l'Académie de médecine de Paris. Il s'agissait de savoir si le vaccin d'un sujet syphilitique peut être inoculé impunément à un individu sain. Ainsi posée, la question paraissait devoir être promptement résolue dans un sens négatif. Il n'y eut qu'une voix, en effet, pour proclamer l'indispensable nécessité d'entourer de toutes les garanties possibles la pratique de la vaccination ;

(1) WARLOMONT. Discours sur la syphilis vaccinale et la vaccination animale, lu à l'Académie royale de médecine de Belgique, le 30 Juin 1866. (Bull. de l'Acad. de méd 1866. t. IX, n° 6.)

mais on se demanda, en même temps, s'il n'y avait pas danger à attenter, par une enquête retentissante, à l'inviolabilité traditionnelle de la pratique inventée par Jenner. Est-ce que la syphilis est à nos portes, s'est-on écrié ; menace-t-elle d'envahir nos foyers domestiques sous le couvert de la vaccine, et n'y a-t-il pas imprudence à faire le procès à cette bienfaisante institution, et à compromettre ainsi la foi si vive que la société et le corps médical ont en elle ?

L'Académie ne se laissa pas émouvoir par ces considérations et ne voulut pas qu'il fût mis une sourdine aux faits qui surgissaient de toutes parts, pensant avec raison que connaître un danger est le plus sûr moyen de s'en garantir. Elle avait d'ailleurs un passé à effacer : N'avait-elle pas dit, en 1830, à tous les vaccinateurs de France : « Vaccinez sans crainte, vaccinez toujours, car le virus vaccin, puisé chez des sujets atteints de maladies susceptibles de se communiquer par contagion, comme la syphilis, ne se charge, dans aucun cas, d'autres principes, et ne donne que le vaccin. » Pouvait-elle consentir à ce qu'un semblable dogme, sur lequel toute une génération de médecins s'appuyait depuis trente ans, continuât à être proclamé sans appel, alors qu'une succession de faits, sur la signification desquels le doute ne semblait plus permis, le venait sans cesse contredire et condamner ?

La discussion s'ouvrit donc vaillamment : pas une

hypothèse, pas une observation n'y furent négligées. Tous les faits énoncés furent si scrupuleusement fouillés, quelques-uns d'entre eux se trouvèrent si bien au-dessus de toute interprétation dilatoire, que, le débat fini, tout le monde se trouva d'accord pour accepter la syphilis vaccinale comme une éventualité redoutable, rare il est vrai, mais qu'il n'était plus permis de contester. C'est alors que l'on entendit l'illustre ex-chirurgien de l'hôpital du Midi faire cette déclaration, qui marquera dans sa longue et glorieuse carrière : « J'ai d'abord repoussé la possibilité de la transmission de la vérole par la vaccination ; les faits se reproduisant et devenant de plus en plus confirmatifs, j'ai accepté, avec réserve et même avec répugnance, ce mode de transmission. Aujourd'hui je n'hésite pas à en proclamer la réalité. »

Cette déclaration de M. Ricord avait une immense portée scientifique. On savait ce qu'il avait fallu de preuves et d'évidences pour l'arracher à ce caractère si inébranlable dans ses convictions. On savait que l'enquête, poursuivie sous ses yeux, n'avait pu laisser dans l'ombre aucune circonstance de quelque intérêt, et désormais la question put paraître jugée.

Il n'en a pas été ainsi : « Qu'on me donne la description exacte d'un seul cas de syphilis produit par le vaccin, s'est-on écrié, qu'on me démontre que, dans ce cas, c'est bien la syphilis qu'on a observée et que le vaccin seul l'a pu produire, et je me déclarerai convaincu. » En présence de cette exigence, il ne restait plus qu'à reprendre le débat, et c'est ce que nous allons faire.

Bien des années se sont passées dans l'apparente sécurité créée par l'instruction émanée, en 1830, du sein de l'Académie de médecine de Paris. Je dis « apparente » car, en même temps que l'on proclamait de toutes parts l'innocuité du vaccin, il n'était pas une mère qui ne réclamât pour son enfant, un médecin pour son client, cette condition que le vaccin fût puisé à une source pure, immaculée. On tenait donc, comme devant, dans une constante suspicion, toute lymphe recueillie sur un terrain qui n'offrît pas ses deux ou trois quartiers de pureté constitutionnelle. Cette défiance traditionnelle, instinctive, devait porter ses fruits, car, tout en vaccinant à dire d'expert, bien des médecins se préoccupaient des dangers possibles de la vaccination et accumulaient les témoignages propres à les confirmer. De là la réaction de 1860, jeune encore comme on le voit, mais jeune seulement par les années, car, à la faveur d'un faisceau de faits minutieusement accumulés, elle ne devait pas tarder à grandir et à s'imposer. En effet, autant jusque-là l'on avait pris soin de se cacher à soi-même, tant était puissant l'empire de la chose jugée, les accidents dont la vaccination pouvait être passible, autant, maintenant que l'idole était brisée, s'empressait-on de publier les faits acquis par une observation, timide d'abord, mais qui reprenait courage, sous l'impulsion des champions diligents qui rentraient dans l'arène.

Je ne déroulerai pas ici le long catalogue des cas de syphilis vaccinale dès à présent dénoncés à la science. Ceux qui seraient désireux de les connaître dans tous leurs détails, en trouveront l'exposé dans une monographie publiée, en 1860, par M. Viennois (1), et dans un travail de M. Depaul, datant de 1865 (2). Plus de 300 cas de syphilis transmis par la vaccination y sont exposés. Tous ont été interrogés avec soin, et si quelques-uns d'entre eux peuvent être écartés du dossier, faute d'être suffisamment péremptoires, la plupart méritent évidemment d'être acceptés.

Ce n'est pas à dire pour cela que j'espère les voir admettre sans conteste. Si la vaccination est parfois suivie des signes de la syphilis, me dira-t-on, c'est qu'elle a été pratiquée sur des sujets syphilisés, qui n'attendaient, pour trahir leurs misères, que le mouvement de réaction générale qu'entraîne la vaccine, et en vertu duquel les fonctions cutanées se réveillent et amènent l'épanouissement des signes d'une diathèse latente jusque-là ou incomplètement exprimée. On pourra même nous citer, avec beaucoup de raison, à ce propos, l'exemple

(1) Viennois. *De la transmission de la syphilis par la vaccination.* (*Archives générales de médecine*, 1860, t. I, p. 640, t. II, pages , 3°, 297.)

(2, Depaul. *La syphilis vaccinale devant l'Académie impériale de médecine de Paris.* (Séances de décembre 1864, février et mars 1865.)

d'un enfant, vacciné par M. Friedinger, de Vienne, et cité par M. Viennois (1) qui, peu après une vaccine régulière, avait manifesté une syphilide bulleuse confluente, bien qu'au moment de la vaccination il eût toutes les apparences de la plus florissante santé.

Pour que cette objection eût de la valeur, il faudrait admettre que tous les sujets ayant présenté les signes de la syphilis après la vaccination, étaient déjà atteints, avant elle, de la diathèse syphilitique. Or, voyons ce qui s'est passé dans un des cas dont l'histoire a fait le plus de bruit, celui du professeur Gaspard Cerioli :

« Une petite fille de trois mois (enfant trouvée) fut vaccinée avec du vaccin pris sur un enfant bien portant et qui ne cessa pas de l'être. Des pustules régulières se développèrent et servirent à inoculer 46 enfants. Six de ces derniers eurent des pustules normales avec lesquelles on inocula cent autres enfants, qui ne présentèrent ultérieurement aucun symptôme de syphilis. Chez presque tous les autres, on observa, sur les points où les piqûres avaient été faites, des ulcères recouverts de croûtes permanentes, ou des ulcères indurés. Ces accidents survenaient au moment de la chute des croûtes vaccinales. Plus tard, on vit apparaître des ulcères de la bouche et des parties sexuelles, des éruptions croûteuses sur le cuir chevelu, des taches cuivrées, des ophtalmies, tous symptômes qui se communi-

(1) *Loc. cit.* t, I. p, 647

quèrent aux nourrices et aux mères de ces enfants. »

Eh bien ! si, dans ce cas, l'on rejette l'origine vaccinale des symptômes accusés, on doit admettre que 40 sur 46 des enfants dont il y est question, étaient atteints de syphilis avant qu'ils fussent vaccinés, proportion vraiment inadmissible. En effet, que voyons-nous à Paris, dit M. Devergie : Dans le service du bureau des nourrices, dans le cours d'une année, 2,200 enfants sont confiés à 2,200 nourrices, et sur ce nombre c'est à peine si l'on constate deux cas de syphilis congénitale dans une année. Ces enfants ne tardent pas à être envoyés dans des dépôts en province, où ils fournissent encore par an 9 ou 10 cas de syphilis héréditaire, total 12 ou 13, mettez 15 sur 2,200 enfants. Voyez à quelle proportion l'on arrive, et rapprochez ce chiffre des 40 enfants syphilisés sur 46, dans le fait de Gaspard Cerioli (1).

Mais il est un autre argument bien autrement puissant. Dans presque tous les cas de syphilis vac_ cinale qui ont été recueillis, l'accident initial a été un chancre *induré*, siégeant au lieu de la piqûre, et bientôt suivi de tout ce qu'on a nommé la pléiade syphilitique. Cela est si bien établi que, dans la description qu'il en a donnée, M. Rodet dit, en propres termes : le chancre vaccino-syphilitique a les caractères du chancre *induré*, accompagné de

____

(1) *Discussion sur la syphilis vaccinale à l'Académie de médecine de Paris*, séance du 14 février 1865.

l'adénite indolente caractéristique (1). Or, s'il est vrai, ainsi que l'exprime un des premiers aphorismes de l'Ecole du Midi, que *la vérole ne se double pas*, c'est-à-dire qu'un individu en puissance de syphilis constitutionnelle, acquise par voie d'hérédité ou par un chancre induré, est impropre à contracter un autre chancre induré, de même qu'un sujet récemment vacciné ne peut plus produire de bouton vaccinal ; si cela est vrai, dis-je, il est clair que les individus atteints de la syphilis vaccinale représentée par une induration syphilitique au bras, n'étaient pas en puissance de syphilis au moment de la vaccination, puisqu'ils n'auraient pu produire, dans cette éventualité, que des manifestations étrangères à l'induration caractéristique. Tous ces sujets se trouvent donc, par ce seul fait, en dehors du soupçon de syphilis constitutionnelle antérieure, que l'acte vaccinal n'aurait fait que réveiller.

L'excessive rareté des cas de syphilis vaccinale, mise en regard du nombre prodigieux de vaccinations opérées depuis quatre-vingts ans, est un autre argument dont on ne s'est pas fait faute. Mais il ne faut pas oublier que, sous l'empire des idées imposées relativement à la non-inoculabilité des accidents syphilitiques secondaires, pas un médecin n'était disposé à en croire ses yeux, se fût-il trouvé en présence du cas le plus avéré de syphilis vaccinale. Et s'il arrivait, par aventure, qu'une mère accusât la vaccine d'un méfait de l'es-

(1) *Gazette médicale de Lyon.* 1836, p. 160.

pèce, n'étions-nous pas tout prêts à traiter de bille-
vesées des plaintes peut-être légitimes ? Combien
de cas n'ont pas ainsi été privés d'un examen
auquel ils avaient droit ? On sait, d'autre part, que
la syphilis marche plus lentement que la vaccine,
et que, la plupart du temps, les vaccinés sont déjà
loin quand les accidents spécifiques se produisent ;
ils échappent ainsi à une observation rigoureuse et
impartiale. Bien des médecins vous diront que,
dans leur longue carrière, ils ont annuellement
inoculé la vaccine à des centaines d'enfants, sans
avoir jamais eu à noter d'accidents qui lui fussent
imputables. Mais combien ont-ils revu de ces
enfants, à la campagne surtout et dans les dispen-
saires, après les avoir inoculés? La plupart échappent à tout contrôle, et si, plus tard, des symptômes
syphilitiques se manifestent chez quelqu'un d'entre
eux, les médecins se croient autorisés à les mettre
incontinent sur le compte d'une diathèse antérieure,
trop heureux d'éluder ainsi une responsabilité bien
faite pour engager à la circonspection ceux-là
même que le doute aurait pu atteindre.

Un mot encore à ce propos : le 29 novembre 1864,
M. Depaul, directeur de la vaccine à l'Académie
de médecine de Paris, disait, dans son projet de
rapport à présenter à S. E. le Ministre de l'agriculture, du commerce et des travaux publics :
« L'Académie peut invoquer son expérience, qui
est une des plus vastes ; elle procure les bienfaits
de la vaccine à deux à trois mille individus chaque

année, et, jusqu'à ce jour, elle n'a pas eu à constater un seul cas de syphilis vaccinale parti de chez elle. » Parole fatale, car neuf mois ne s'étaient pas écoulés, que la chance contraire venait frapper, à son tour, aux portes du service de la vaccine de l'Académie.

Obs. (1). M. A. X., âgé de 27 ans, n'ayant jamais eu d'autres accidents vénériens que deux blennorragies intenses, se disposant à aller voir à Francfort son père atteint de la petite vérole, se présenta le 19 août 1865, à l'Académie de médecine, où il fut revacciné, en l'absence de M. Depaul, par une autre personne, qui lui pratiqua six piqûres, trois à chaque bras, avec une aiguille chargée de vaccin pris sur un enfant de six mois environ, pâle et d'assez chétive apparence. Le même jour, plusieurs enfants et plusieurs soldats furent vaccinés avec le vaccin du même sujet. M. X. ignore si les pustules du vaccinifère étaient ou non saignantes. Quatre pustules ont été le résultat des six piqûres pratiquées, deux à chaque bras, au siège des deux piqûres supérieures. Elles ont été examinées à Francfort, par un médecin qui les a jugées de bon aloi. Les croûtes tombent le 12 septembre.

De retour à Paris, M. X... constate, vers le 20 septembre, un mois après la vaccination, la présence de deux nouveaux boutons, au niveau des deux piqûres restées jusque-là improductives ; ces bou-

____

(1) MILLARD, médecin de l'hôpital Saint-Antoine. (*Union médicale*, décembre 1865, n° 147, p. 466.)

tons se convertissent bientôt en croûtes sèches et
brunâtres. Un mois plus tard, vers le 20 octobre,
il commence à ressentir des douleurs de tête très-
violentes, se manifestant surtout la nuit, *dès qu'il
a la tête sur l'oreiller,* qui le privent de sommeil,
et quelques douleurs vagues dans la poitrine.
Deux ou trois jours après, quelques rougeurs
insignifiantes, non accompagnées de démangeaison,
se montrent à la face antérieure de la poitrine et
sur le ventre. Les douleurs de la tête deviennent
si insupportables qu'il va, le 6 novembre, demander à M. le docteur Millard un conseil pour ce qu'il
appelle son rhumatisme dans la tête, et le malaise
général dont il est affecté. Après un examen un peu
superficiel, M. Millard allait prescrire un traitement anti-névralgique, quand M. X... vint à lui
parler, incidemment, de sa revaccination et de ses
deux boutons retardataires, dont les croûtes, lui
dit-il, n'étaient pas encore tombées 78 jours après
l'opération.

Ce fut pour M. Millard un trait de lumière : il fit
immédiatement déshabiller son malade et décou-
vrit, à la partie supérieure de chaque bras, une
croûte épaisse, brunâtre, au bas de deux cicatrices
récentes de vaccine régulière. La croûte du bras
droit ne différait pas sensiblement, par ses dimensions, sa couleur brune et son épaisseur, des
croûtes vaccinales légitimes ; mais celle du gauche
était beaucoup plus large, de forme cunoïde, de
couleur très-foncée, noire-verdâtre, très-épaisse et

comme formée de plusieurs couches écailleuses : elle rappelait les croûtes du *rupia*. Il était difficile de sentir de base indurée sous ces croûtes, mais depuis qu'elles sont tombées, cette induration a été perçue manifestement. De plus, dans chaque aisselle, on sentait plusieurs ganglions lymphatiques tuméfiés, formant une véritable pléiade. Enfin, sur la poitrine, sur les bras, et surtout sur les régions latérales et postérieures du tronc, existait une éruption papulo-vésiculeuse assez étendue, absolument indolente, offrant tous les caractères d'une syphilide. Elle n'avait pas envahi les membres supérieurs, il n'y avait pas eu de maux de gorge et l'isthme du gosier était sain. Un seul ganglion légèrement tuméfié se faisait sentir à la région occipito-mastoïdienne. La céphalalgie avait le caractère syphilitique, s'exaspérant la nuit, prédominant surtout au sommet de la tête, semblant augmenter par la pression et redoublant très-sensiblement au contact et à la chaleur de l'oreiller.

Les organes génitaux, minutieusement examinés, étaient sains et ne portaient aucune cicatrice ; il n'y avait aucun engorgement ganglionnaire dans les aînes, et, de plus, le malade, interrogé de nouveau avec insistance, affirmait n'avoir jamais eu de chancre.

« Après cet examen, je demeurai convaincu, dit M. Millard, que M. A. X... était atteint de syphilis vaccinale ; que cette syphilis lui avait été inoculée le 19 août ; que les croûtes, qui existaient encore aux bras, près de quatre-vingts jours après l'inoculation, recouvraient deux ulcérations de nature chancreuse ; que les engorgements ganglionnaires des aisselles en étaient la conséquence et devaient exister depuis longtemps ; qu'enfin, l'apparition presque simultanée de la céphalée et de l'éruption cutanée vers le 22 octobre, c'est-à-dire au bout de deux mois, confirmait le mode d'évolution le plus habituel de la diathèse syphilitique.

« Très-ému et presque embarrassé de cette découverte, comprenant la gravité d'un fait semblable, puisque c'était à l'Académie de médecine que l'inoculation avait eu lieu, six mois à peine après une discussion célèbre dans laquelle il avait été souvent répété, avec une sorte de complaisance, que, depuis plus de 60 ans qu'on vaccine à l'Académie, chaque année, des milliers d'enfants, on n'y a jamais observé de syphilis vaccinale, je devais tenir à ce qu'il fût constaté par un médecin dont le témoignage ne pût être révoqué en doute, et, séance tenante, je conduisis moi-même M. A. X... chez mon excellent maître et ami, M. le docteur Hardy.

« Après avoir examiné et interrogé le malade, l'habile médecin de l'hôpital St-Louis n'hésita pas à porter le même diagnostic, et à déclarer que la syphilis avait été inoculée au mois d'août par les piqûres du vaccin. Nous arrêtâmes un traitement mixte, composé de pilules de proto-iodure de mercure et d'une solution d'iodure de potassium. Ce dernier médicament devait avoir pour effet de débarrasser promptement le malade de sa céphalée si pénible. Je donnai aussi à mon client le conseil de prévenir immédiatement son oncle, le docteur S... Celui-ci conduisit son neveu, le soir même du 6 novembre, chez M. le docteur Ricord. L'éminent syphiliographe, qui, on se le rappelle, avait, au mois de janvier dernier, combattu à l'Académie, avec une grande vivacité, les conclusions du rapport de M. Depaul, et qui avait contesté plusieurs observations invoquées dans ce rapport, n'hésita pas à se rendre à l'évidence et à reconnaître que, chez M. A. X.. , *la revaccination avait été le point de départ de la syphilis*. Il prescrivit un traitement en conséquence. J'ai revu le malade plusieurs fois depuis : la croûte du bras droit est tombée le 9 novembre, et a été remplacée par une cicatrice arrondie, rougeâtre, très-peu saillante et *légèrement indurée*. Le 14 ou le 15 novembre, la croûte du bras gauche s'est détachée à son tour et a fait place à une cicatrice large, circulaire, à base *manifestement indurée*, et semblable à celle d'un chancre. La céphalée a disparu rapidement sous l'influence de l'iodure de potassium, pris concurremment avec des pilules de proto-iodure ; l'éruption du tronc, après avoir un peu augmenté, commence déjà à pâlir, mais elle est encore très-caractérisée. Le malade continue de suivre régulièrement les prescriptions de M. Ricord, et tout fait espérer qu'il sera promptement guéri. Le 1er décembre, il a quitté Paris pour aller reprendre ses fonctions à Constantinople.

« M. Depaul, dès qu'il a été averti de ce cas malheureux, a commencé une enquête sur les vaccinations pratiquées à l'Académie le 19 août dernier. Neuf enfants avaient été vaccinés en même temps que M. A. X... et avec le vaccin du même enfant. Six d'entre eux ont été retrouvés, manifestement atteints de syphilis ; ils sont en voie d'amélioration, grâce à un traitement spécifique que surveille M. Depaul lui-même ; deux sont morts, sans qu'on ait pu savoir exactement la cause du décès, ni s'ils ont eu des accidents syphilitiques ; le neuvième enfant n'a pu être retrouvé (1).

« Quant au vaccinifère, il avait été envoyé en nourrice dans le département des Basses-Pyrénées, et il paraît avoir succombé avec tous les signes de la syphilis. Le maire et le médecin de la localité doivent envoyer des détails exacts sur cet enfant.

« Restent les soldats revaccinés également le 19 août, avec le même vaccin infectieux, et sur lesquels on n'a pas encore de renseignements. On ignore leur nombre exact ; beaucoup d'entre eux ont quitté Paris, soit pour changer de garnison, soit pour partir en expédition ou pour regagner leurs foyers. Néanmoins on espère les retrouver ; un professeur du Val-de-Grâce a bien voulu se charger de cette enquête difficile et délicate, et doit en transmettre les résultats à M. Depaul, lequel se

____

(1) Ce dernier a été retrouvé postérieurement à la publication de cette observation. Il était également syphilisé.

propose de publier plus tard une relation détaillée de tous ces faits si regrettables. »

Voilà l'observation telle qu'elle a été exposée au mois de décembre dernier par M. le docteur Millard. Depuis, j'ai pu me procurer les renseignements complémentaires que voici : *sur neuf enfants vaccinés le même jour et avec le même vaccin, M. Depaul en a retrouvé non pas six, mais sept.* Dix semaines environ s'étaient écoulées lorsqu'il les vit : tous portaient des traces non douteuses d'une infection syphilitique généralisée, affectant toutes le même caractère, de telle sorte qu'il suffit d'en dépeindre un pour faire connaître tous les autres. Voici l'une des observations (1) :

Emile C..., âgé de onze mois, vacciné le 19 août par trois piqûres à chaque bras. Quatre pustules vaccinales se développèrent régulièrement, et, au bout de trois semaines, avaient parcouru toutes leurs évolutions normales. Quinze jours plus tard, c'est-à-dire cinq à six semaines après l'inoculation, on vit paraître, sur deux *cicatrices* du bras droit et sur l'une du bras gauche, un gros bouton qui s'ulcéra, et atteignit les dimensions d'une pièce de bronze de cinq centimes. Le 13 novembre, l'état général était déplorable, l'état cachectique des mieux prononcés. Ulcères des bras *indurés*. Roséole répandue sur toute la peau. Ganglions axillaires volumineux et indolents. Pléiade ganglionnaire dans la région cervicale. Plaques muqueuses

(1) Communication écrite de M. Depaul.

derrière l'oreille droite, ainsi qu'au pourtour de
l'anus.

Cet enfant et tous les autres ont été soumis à
un traitement mercuriel, et, sous son influence, tous
les accidents se sont amendés et ont fini par disparaître.

Restent les militaires, dont les destinées étaient
demeurées un mystère, et dont trois viennent d'être
retrouvés à leur tour, à l'hôpital du Val-de-Grâce,
portant tous trois des chancres *indurés* aux bras,
sur les points d'inoculation du vaccin.

Pour compléter cette intéressante série d'observations, j'ai prié M. Ricord de vouloir bien me
faire savoir s'il avait en effet porté, sur le malade
de M. Millard, le jugement que la version de
l'*Union médicale* lui attribuait. Or, voici sa réponse,
en date du 5 de ce mois :

« Monsieur et honoré collègue,

« J'ai été, en effet, appelé à examiner le malade
de M. Millard, dont parle l'*Union médicale*, et j'ai
pu constater, sur ce malade, comme chez plusieurs
autres, un cas de transmission de syphilis par
l'intermédiaire de la vaccination. Jusqu'à présent
il ne m'a été donné d'observer que les résultats de
ce mode de contagion, mais je n'ai pas encore eu
l'occasion d'en vérifier les sources. Dans tous les
cas, la syphilis vaccinale, quels qu'en soient les

conditions et le mécanisme, paraît être, aujour-
d'hui, un fait établi.

« Veuillez, etc.

« (Signé) : PHILIPPE RICORD. »

« Paris, 10 juin 1866. »

En présence de documents aussi précis, de faits
aussi solidement établis, je me demande si le
doute est encore permis. En effet, rien ne manque
à l'observation qui précède. La maladie observée
était-elle bien la syphilis? Elle a été jugée telle par
M. Millard d'abord, puis par MM. Hardy, Depaul
et Ricord. La syphilis n'existait-elle pas déjà chez
les vaccinés, avant que ceux-ci fussent soumis à
l'inoculation? Impossible, car tous, onze sur onze,
ont présenté des chancres *indurés* à la suite de la
vaccination, et la *vérole ne se double pas*. La syphilis n'avait-elle pu entrer par une autre porte?
Remarquons que, sur les onze sujets, il y avait
sept enfants, et que, chez chacun d'eux comme chez
les quatre adultes, le symptôme initial siégeait à
la région deltoïdienne.

Il y a cependant une lacune : l'enfant vaccinifère,
à qui tout le délit est imputé, n'a pu être produit.
Il était mort, quand on a voulu l'arrêter. Le corps
du délit manque donc, et il serait permis de s'en
prévaloir. Comment admettre, pourra-t-on dire,
toute une filiation quand le premier anneau
fait défaut à la chaîne? Eh bien, ce premier

anneau, il n'en est pas besoin, car le vaccinifère pouvait être parfaitement sain, sans que pour cela rien, dans l'observation de M. Millard, s'en trouve infirmé. Je m'explique : dans les vaccinations multiples, par fournées, qu'on me passe l'expression, on s'occupe exclusivement des intérêts des vaccinés, nullement de ceux du vaccinifère. On veille bien attentivement, quand on y veille, à ce que ce dernier ne fournisse pas une gouttelette de sang, mais on se préoccupe fort peu de savoir si la lancette ou l'aiguille qui viennent de faire la piqûre, ne rapporteront pas quelque chose à la pustule où elle iront puiser de nouveau. Le danger est peut-être médiocrement sérieux pour le vaccinifère lui-même, car il est douteux que la pustule vaccinale soit bien propre à une absorption active, mais il n'en est pas de même pour les vaccinés de la série à venir, qui vont se trouver exposés à une inoculation suspecte, avec toutes ses conséquences. Ainsi, dans le cas de M. Millard, le premier sujet vacciné (un autre qu'aucun de ceux signalés) pouvait avoir empoisonné la pustule et avoir été le point de départ de toute la catastrophe. Notez que je ne donne cette explication que subsidiairement, car le vaccinifère de l'Académie de médecine paraît avoir succombé avec tous les signes de la syphilis, si l'on s'en rapporte aux renseignements fournis.

Peut-être, malgré la précision des faits que je viens d'exposer, se rencontrera-t-il encore quelque esprit sceptique, résolu à en contester

-l'exactitude, puis ensuite la signification. Cette résistance à l'acceptation des phénomènes que l'on n'a pas eu l'occasion d'observer soi-même, et qui sont en opposition avec des croyances et des principes dès longtemps caressés, est trop naturelle pour être blâmée ; d'ailleurs, en niant le plus longtemps possible, ne force-t-on pas ses adversaires à formuler plus nettement leur pensée, à l'étayer sur des observations plus exactes ? Loin d'arrêter le progrès, la défiance scientifique le fait se consolider, semblable à l'opposition qu'ont à subir les États, et qui, loin de les arrêter, les fait, au contraire, marcher en avant. Dans la circonstance, cette opposition, prévue et annoncée, nous a forcé d'être plus complet dans notre exposition : la vérité n'y perdra rien.

La négation scientifique a cependant sa limite. Il est du devoir du savant de reconnaître toujours les faits bien constatés, quoi qu'il en puisse coûter à son amour-propre. C'est ce qu'a eu le courage de faire l'illustre ex-chirurgien de l'hôpital du Midi, lorsqu'il a loyalement reconnu que certaines des lois qu'il avait posées et longtemps soutenues, venaient d'être renversées par l'observation. Je sais que d'aucuns ont appelé désertion cet abandon d'anciennes croyances, et pour eux je le regrette. Les principes scientifiques ne sont pas des articles de foi, qu'on ne saurait abandonner sans cesser d'être orthodoxe. D'origine humaine, ils sont, comme tout ce qui est humain, sujets à l'erreur. Vouloir en faire la devise d'un drapeau auquel on jurerait fidélité, c'est mettre simplement une entrave au progrès. C'est dire à ceux qui se rangeraient sous une semblable bannière : *défense d'aller plus loin.*

Si je me borne à la citation de ce seul fait, c'est que tous les autres, ceux de Rivalta, du Palatinat et tant d'autres, ont été l'objet de contestations plus ou moins sérieuses. Le fait de M. Millard, au contraire, n'a pas été contesté ; c'est pourquoi j'ai cru faire chose utile en en donnant l'exposé complet et détaillé.

Je crois que la possibilité de la propagation de la syphilis par l'acte de la vaccination doit être considérée aujourd'hui comme un fait établi. Il reste à examiner de quelle façon cette propagation peut s'opérer. Diverses hypothèses sont ici en présence.

Dans la première (nous ne reviendrons pas sur la contamination accidentelle dont il a été parlé plus haut), on suppose qu'un enfant, en puissance de vérole, est soumis aux piqûres classiques de la vaccine. Ne peut-il se faire, a dit M. Melchior Robert (1), qu'au moment du développement des boutons vaccinaux, quelque pustule d'ecthyma superficielle ou bien une pustule plate, avec production pseudomembraneuse à sa surface, vienne se combiner avec la pustule vaccinale, se cacher à côté d'elle ou prendre sa place ? Dans ce cas, avec la vaccine, on pourra inoculer la sécrétion de l'accident secon-

____

(1) *Union médicale*, 1862, t. IV, p 147.

daire. Cette supposition est d'autant plus admissible
que, chez l'enfant en bas-âge atteint de syphilis,
la moindre irritation, une blessure très-légère peuvent déterminer la localisation de la maladie.
M. Cullerier a constaté, dans le temps, sur un enfant
syphilitique atteint d'ecthyma, que tout point de la
peau piqué à sec devenait le siège d'une pustule
ecthymateuse.

La seconde hypothèse est celle qui fait jouer au
sang le rôle actif dans le développement de la
syphilis par la vaccine. Pour cela, il faut admettre
que le sang d'un syphilisé, inoculé à un individu
sain, peut communiquer la syphilis à ce dernier.
Les observations de cas accidentels de cette espèce
ne manquent pas dans la science, mais il manquait
une expérience directe destinée à mettre le fait en
lumière, de façon que le doute ne fût plus permis.
Cette expérience a été faite ; la voici :

Le 6 février 1862, en présence de tous les élèves,
le docteur Bargioni, indemne de toute affection
syphilitique, se soumet à l'inoculation que lui pratique le docteur P. Pellizari, professeur de clinique
des maladies vénériennes, à l'école de médecine
pratique et de perfectionnement à Florence, au
moyen du sang extrait de la veine céphalique d'une
femme de 25 ans, atteinte de tous les signes de la
syphilis constitutionnelle, et vierge de tout traitement antérieur. Toutes précautions sont prises :
bande, lancette, palette neuves. Dès que le sang
coule, on en imprègne de la charpie et on l'applique

à la région supérieure et externe du bras gauche du docteur Bargioni, après avoir préalablement dénudé l'épiderme et pratiqué trois incisions transversales.

Le 3 mars, au matin, c'est-à-dire le vingt-cinquième jour, M. Bargioni aperçoit, au centre de la surface où le sang avait été inoculé, une petite élevure donnant un peu de prurit. Le professeur Pellizari constate que cette petite papule, ronde, de couleur rouge foncé, ne présente aucune induration à la base. Point d'engorgement glandulaire. On la couvre d'un peu de charpie sèche et on la met à l'abri de tout frottement, au moyen d'un morceau de diachylum.

Le 11 mars, la papule a la circonférence d'une pièce d'argent de 20 centimes; elle est recouverte d'une croûte légère (squame-écaille) de couleur argentine, très-adhérente.

Les 12 et 13, la croûte s'épaissit, se fait plus adhérente, se fendille à son centre.

Le 14, deux glandes grosses comme des noisettes, mobiles, indolentes, apparaissent dans la région axillaire.

Le 19, en passant le doigt sur la croûte, on voit poindre à la surface une petite quantité de sérosité purulente, avec douleur à la pression.

Le 21, la croûte se détache, laissant à découvert une surface ulcérée ; induration légère à la base.

Le 22, la croûte tombe et l'on aperçoit un chancre d'aspect infundibuliforme, dont les bords offrent une résistance élastique qui représente très-bien l'induration spécifique ; ces bords sont gonflés, adhérents, obliques par rapport au fond du chancre ; sécrétion peu abondante ; douleur légère.

Le 26, le chancre a les dimensions d'une pièce de 50 centimes, la forme d'infundibulum ; sécrétion augmentée ; induration plus grande.

Le 4 avril, chancre stationnaire, céphalalgie nocturne, engorgements glandulaires à la région cervicale postérieure.

Le 12, taches de couleur rosée sur tout le corps ; engorgements glandulaires du cou plus marqués.

Le 22, la couleur de l'érythème se fait décidément cuivreuse. Des papules lenticulaires s'y mêlent. Le chancre primitif présente des bords saillants.

On commence le traitement mercuriel.

Rien ne manque à cette observation, ni le mérite du maître, ni le courage, ni la persévérance de la victime ; l'expérience est poussée le plus loin possible, et, l'épreuve faite, maître et élève en proclament hautement le résultat, faisant bravement litière, sur l'autel de la science et de la vérité, de toute considération puisée dans le respect humain. Puisse cet exemple ne pas être entièrement perdu !

Une démonstration expérimentale ne saurait être plus complète. Dans l'ordre d'idées qui nous en a suggéré la mention, on pourrait y reprocher l'étendue de la surface contaminée qu'il a fallu impré-

gner de sang syphilitique pour la faire aboutir.
Par une simple inoculation, on n'a jamais réussi,
dira-t-on peut-être. Vaine défaite !

Le fait de l'inoculabilité du sang syphilitique
étant établi, le danger d'introduire la syphilis avec
le vaccin n'attend plus sa démonstration. Ce danger est là, il est palbable et inévitable à la fois ;
car, si le sang est contagieux, il est impossible que
la lymphe vaccinale, qui repose sur une surface
imprégnée de ce sang, ne s'en imprègne pas à son
tour à un certain degré. Il en résulte qu'aucune
précaution ne peut mettre sûrement un médecin à
l'abri du danger de transmettre la syphilis en vaccinant. Ecoutons ce que dit à cet égard M. Ricord :
« L'enfant sur lequel on prend du vaccin peut avoir
toutes les apparences de la plus belle santé, et cependant avoir la vérole constitutionnelle à l'état d'incubation. Il en est de même des parents, des parents
légaux tout au moins, car en syphiliographie le
vieil adage de droit peut subir la variante que
voici : *is pater est quem morbus demonstrat*. Il peut
y avoir un tiers caché, et les parents qu'on voit
ne sont pas toujours une garantie suffisante. Au
bout de combien de temps peut-on en pratiquer
sans risque la vaccination? Il n'est pas possible de
le dire. Pendant les six premiers mois, on peut
toujours s'attendre à voir apparaître la vérole;
c'est la règle; non qu'elle ne se montre jamais tout
de suite, mais parce que, dans le plus grand nombre de cas, il se passe de cinq à six mois avant les

premières manifestations. Il n'y a donc aucune
sécurité avant le sixième mois (1). „

Bien que cette dernière proposition soit absolument vraie, la proportion invoquée plus haut paraît
exagérée : ainsi, il résulte d'une statistique de
M. Diday, portant sur 158 cas, que les symptômes
syphilitiques se sont manifestés :

Avant un mois révolu depuis la naissance				86	fois.
» deux	„	„	„	45	»
„ trois	„	„	„	15	„
A quatre	„	„	„	7	„
A cinq	„	„	„	1	„
A six	„	„	„	1	„
A huit	„	„	„	1	„
A un an	„	„	„	1	„
A deux ans	„	»	„	1	„
				158	„

Si donc il y a de très-grandes chances en faveur
de l'enfant qui n'a pas trahi sa vérole avant la
révolution du troisième mois, il n'en est pas moins
vrai, d'autre part, qu'elle peut rester à l'état latent
jusqu'à l'âge de deux ans. La sécurité absolue ne
saurait donc s'appuyer sur l'âge du vaccinifère.

De tout ce qui précède, résulte-t-il qu'il faille
renoncer à la vaccination de bras à bras ? Une
semblable conclusion n'est pas dans ma pensée.
Autant vaudrait dire qu'il faut abandonner la
phlébotomie, parce qu'il y a des saignées malheu-
reuses, le chloroforme, parce qu'il y a des anesthé-
sies mortelles. J'en veux simplement arriver à

(1) Séance de l'Académie de médecine de Paris, du 19 mai
1863.

ceci, que la vaccination est une opération sérieuse, dont le médecin doit se réserver scrupuleusement le monopole ; qu'au lieu d'être toujours, comme on l'a cru trop longtemps, dénuée de tout danger au point de vue de la transmission de la syphilis, cette transmission, quoique bien rare, est toujours possible, mais qu'elle l'est d'autant moins qu'on s'entoure de précautions plus minutieuses pour l'éviter ; qu'en présence de telles éventualités, le chirurgien ne sera dégagé de toute responsabilité qu'à la condition d'avoir écarté toutes les chances de danger ou d'accident.

Résumons-nous : il est impossible de contester que la lancette du vaccinateur, soit qu'elle ait été mal nettoyée, après avoir servi à quelque autre usage, soit qu'elle ait chargé de la matière syphilitique en même temps que le vaccin d'une pustule mal avoisinée, puisse inoculer la syphilis avec la vaccine. Mais il faut pour cela un concours de circonstances qu'un opérateur prudent saura presque toujours écarter.

Pour faire admettre que la matière vaccinale proprement dite pût être mélangée de matière syphilitique, il faudrait avoir démontré que le germe du vaccin et celui de la syphilis peuvent vivre ensemble et faire bon ménage dans un milieu identique. Or, cela n'a pas été démontré, et partant ne peut pas être affirmé. Pour que cela fût, il faudrait qu'en mélangeant du pus syphilitique avec du vaccin et en inoculant ce mélange, on pût produire une pustule unique, renfermant les deux virus. Eh bien ! ce qu'on obtient dans ce cas, si — ce qui peut arriver — les deux germes se propagent, c'est une pustule vaccinale et un chancre, apparaissant successivement, la première d'abord, l'autre ensuite, et parcourant séparément leurs périodes. Là est le danger pour le vaccinateur inattentif. Mais si, chez un sujet contaminé, le bras du vaccinifère ne porte aucune production syphilitique inoculable, et que la lancette n'emprunte à la pustule que de la lymphe dépourvue de sang, il n'est nullement prouvé que la transmission puisse encore s'accomplir.

S'il en était autrement, les cas de syphilis vaccinale se compteraient par milliers. Il est établi, au contraire, que, dans les pays où la vaccination est depuis longtemps obligatoire et pratiquée exclusivement par des médecins spéciaux, tels que la Suède, le Hanovre, la Hesse, le Nassau, le Wurtemberg etc., la syphilis vaccinale est entièrement inconnue. Quoi qu'il en soit, les préoccupations des familles n'en existent pas moins, et elles ont leur fondement.

Quelle satisfaction peut-il être donné à ces inquiétudes et à ces répugnances ? On l'a indiqué depuis longtemps. Il suffit que le vaccinateur prenne soin de n'accepter comme vaccinifères que des individus bien portants et bien constitués, et surtout, vu les difficultés que présente semblable sélection, de ne charger son instrument inoculateur que d'un vaccin pur, vierge de tout mélange avec le sang ou les sucs divers du sujet qui le fournit.

Mais tout n'est pas dit quand cette recommandation a été faite. Admettant qu'elle ait été rigoureusement observée — et c'est être large, car on sait combien de négligences coupables entraînent les pratiques quotidiennes qui ont été longtemps inoffensives, — ne sait-on pas combien les familles ont de propension à mettre sur le compte de la vaccination les accidents morbides dont les enfants sont atteints par la suite, et combien peu d'entre elles se mettent en peine de rechercher si leurs déductions sont fondées ? De là une source de méfiance dont trop de parents se couvrent pour justifier, soit leur négligence, soit leur résistance aux prescriptions de la loi ou de l'hygiène.

50. Il y a donc là un premier desideratum à faire disparaître. Il y en a un second, qu'il n'importe pas moins d'écarter : je veux parler de la pénurie relative de la matière vaccinale humaine.

Dans les pays où florit la vaccination obligatoire, en Angleterre par exemple, où tout enfant, quelle que soit la saison, non-seulement doit être, sous peine de l'amende ou même de la prison pour les parents, amené par eux à la vaccination dans les trois mois qui suivent sa naissance, mais où ceux-ci sont passibles de la même peine s'ils ne le ramènent à huitaine et ne le laissent servir de vaccinifère, la pénurie de vaccin ne peut guère se faire sentir, et, à ce point de vue du moins, ses sources ne demandent pas à être renforcées. Mais combien n'en est-il pas autrement dans d'autres pays où, comme en Belgique et en France par exemple, la vaccination est abandonnée à l'arbitraire des familles, et combien n'importe-t-il pas de s'en préoccuper? Là, non-seulement les parents, quand c'est leur caprice, négligent de faire vacciner leurs enfants, mais, ce qui est presque aussi grave au point de vue de la matière disponible, ils peuvent refuser, si c'est leur bon plaisir — et ne s'en font point faute — d'en laisser prélever la moindre parcelle au profit des autres. Ce n'est pas tout : il règne en beaucoup d'endroits ce préjugé, qu'il est dangereux de faire vacciner les enfants pendant l'hiver ; de là une suspension presque complète des opérations, du 1er octobre au 1er mai, c'est-à-dire pendant sept mois de l'année.

On voit les conséquences de cet état de choses : une épidémie variolique vient-elle à se manifester l'hiver, et avec elle le besoin d'une grande quantité de vaccin pour faire face aux demandes de revaccinations, le virus manque, ou du moins sa production n'est pas en proportion des demandes. Les médecins des dépôts, des maternités, des instituts de vaccination humaine, ont beau faire alors des prodiges de bon vouloir et d'activité, les sujets leur manquent, et ils sont ainsi réduits à être plus coulants dans le choix des sujets producteurs, à distribuer même, — qui sait? — du vaccin de revacciné qui, neuf fois sur dix, ne mérite aucune confiance, et, utilisé dans les revaccinations, crée une sécurité d'autant plus dangereuse, que tout contrôle puisé dans les résultats y est impossible.

Ainsi, dans les centres où la vaccination n'est pas obligatoire de par la loi, il y a utilité publique à renforcer les sources du vaccin par des moyens qui ne soient pas à la merci du public.

Nous avons reconnu plus haut que, dans les autres, cette utilité est moins grande, parce que les vaccinifères y font rarement défaut, que là, par conséquent, des procédés nouveaux auraient mauvaise grâce à vouloir s'imposer pour cause d'insuffisance du vaccin jennérien.

Mais ce n'est là qu'un des côtés de la question. Il en est un autre sur lequel nous avons déjà insisté plus haut. Dans les pays où il y a obligation pour les parents de faire vacciner leurs enfants, il y a aussi obligation morale pour l'État de fournir aux familles du vaccin qui soit à l'abri de toute suspicion, au point de vue des adultérations diathésiques.

Tels sont les deux défauts offerts par la vaccination en usage depuis Jenner, et auxquels il importait de chercher un correctif efficace par l'adjonction de ressources nouvelles. Ces ressources, on les a trouvées en répandant dans la pratique ce qu'on est convenu d'appeler « *la vaccination animale,* » méthode qui consiste à semer le vaccin originel sur

de jeunes sujets de l'espèce bovine, et à faire servir
à la vaccination des hommes le produit de cet
ensemencement. Ce produit, outre qu'il échappe
au danger de l'adultération syphilitique, peut être,
à bref délai, multiplié à l'infini, et créer une source
illimitée de matière vaccinale, capable de répondre
presque instantanément aux besoins les plus impé-
rieux et les plus étendus.

Si la méthode nouvelle n'avait que ce seul avantage, elle justifierait déjà, de reste, l'empressement
avec lequel on s'en est emparé. En vain l'opposition
la plus formidable s'est-elle mise en travers du
chemin. Rien n'a fait, la vaccination animale répondait à un besoin ; le sentiment public a eu bientôt
raison de tous les obstacles.

51. La qualité préservative du vaccin s'affaiblit-
elle avec le temps ; en d'autres termes, le vaccin
est-il susceptible de dégénérer, et, dans l'affirmative, faut-il le renouveler, et par quels moyens ?

Cette question est l'une de celles que l'Académie
royale des sciences de France, sur la proposition
d'une commission dont le professeur Brechet fut le
rapporteur, mit au concours, en 1838, pour un prix
de dix mille francs, à décerner en 1842. C'est dire
l'importance qui, à cette époque déjà bien reculée,
s'attachait à sa solution.

Ce n'est que dans les premiers mois de 1845 que
M. Serres communiqua son rapport sur les trente-
cinq mémoires que ce concours fit éclore ; le prix

fut partagé entre MM. Bousquet, Fiard et Steinbrenner. Tous trois résolvaient la question par
l'affirmative.

Quoique M. Brisset puisse être regardé à bon
droit, par l'ardeur et la ténacité qu'il a apportées
à sa défense (1818), comme le véritable créateur
de l'idée que le virus vaccinal dégénère par ses
transplantations successives d'homme à homme,
il ne faut pas oublier cependant que, quatre ans
auparavant, un anglais, Kinglake, y avait déjà
intéressé l'opinion. En effet, dans un écrit datant
de 1814 (1), cet auteur exprimait l'avis que, par
suite d'un certain nombre de reproductions dans
le corps humain, la vaccine perdait peu à peu sa
force préservative spécifique, ainsi que cela a lieu
pour les varioles inoculées, et conseillait, pour
cette cause, de se servir pour les vaccinations,
aussi souvent que possible, de lymphe fraîche
prise sur le pis de la vache.

Le Dr Mayer a rapporté, d'autre part (2), qu'en
1817, la Commission sanitaire du Grand Duché de
Bade, doutant de la bonté du vaccin dont on se
servait alors dans ce pays, à cause du grand nòm-
bre de transmissions de bras à bras que ce vaccin
avait déjà subies depuis près de vingt ans, prescrivit de le renouveler, car, disait-il, « il est bon de
reprendre de temps en temps le vaccin sur la vache

(1) On the altered specific powers of Vaccine and Varioleus
Master. (*Med. and Physic. Journ.* by Fotherghill and Want;
Sept. 1814.)

(2) *Annalen für Gesammte Heilkunde.* 3e Jahrg. Heft I, 1827.

même, parce que le vaccin humain, par l'addition des principes hétérogènes *(sic)*, doit perdre peu à peu de sa force préservatrice. »

C'est dans son premier mémoire, lu le 28 mai 1818 à la Société de médecine de Paris, que Brisset exprima ses opinions à ce sujet. Il dit qu'à sa rentrée dans la pratique civile, il avait trouvé une grande différence entre les pustules vaccinales d'alors et celles qu'il avait l'habitude de voir avant d'avoir embrassé la carrière militaire (1809). Il trouvait maintenant les pustules beaucoup moins développées et leurs aréoles également bien plus faibles.

C'est cette différence frappante, dit-il, entre les éruptions vaccinales des deux époques, qui lui inspira, dès 1815, l'idée d'une dégénération du virus vaccinal. Il continua, depuis ce temps, à faire des recherches, et compara, à cet effet, les éruptions d'alors et les phénomènes locaux et généraux qui les accompagnaient, avec les descriptions que donnent, de la vaccine, les auteurs des premiers temps. Il serait, par conséquent, nécessaire, dit-il, de renouveler le vaccin de temps en temps, pour lui conserver toute son activité, en cherchant à le puiser à sa source, au pis de la vache.

Dans sa seconde publication (1), Brisset a appuyé son opinion sur quatre séries de preuves : 1° preuves fondées sur l'analogie que le virus vaccin a

____

(1) Brisset. Réflexions sur la vaccine et la variole, ayant pour but d'obtenir par la vaccination l'extinction complète de la petite vérole.

avec d'autres virus et avec les miasmes contagieux;
2° preuves fournies par les épidémies de varioloïde
qui attaquent tous les ans un nombre plus considérable de vaccinés ; 3° preuves tirées de la différence
évidente entre les symptômes locaux et généraux
de la vaccine d'alors et de celle des premiers temps ;
4° preuves tirées de la différence que présentent
les cicatrices de la vaccine d'aujourd'hui avec les
cicatrices encore existantes de la vaccine des premières années.

Ces conclusions ont été attaquées et défendues
avec un égal acharnement de part et d'autre ; nous
renvoyons pour les détails du débat au livre de
Steinbrenner (1), qui en a donné un long exposé.
Pour lui comme pour Bousquet, le doute ne pouvait être permis ; le vaccin dégénère en passant par
les organismes humains, et la régénération fréquente de la lymphe vaccinale, en la puisant de
temps en temps au pis de la vache, est le remède
à opposer à cette dégénérescence.

Cette opinion a prévalu et a été solennellement
proclamée, de nouveau, dans ces derniers temps:
en 1867, le Gouvernement ayant posé à l'Académie
royale de médecine de Belgique la question de
savoir s'il y avait lieu de régénérer le vaccin, et,
le cas échéant, de quelle façon on pourrait arri-

______

(1) Steinbrenner. Traité sur la vaccine, ou recherches histo-
riques et critiques sur les résultats obtenus par les vaccinations
et les revaccinations depuis le commencement de leur emploi, etc.
Vol. in 8°, pp. 844. Paris Labé, 1843.

ver, en pratique, à cette régénération, en reçut la réponse ci-après :

» 1°. L'Académie a déjà reconnu l'utilité et même la nécessité de régénérer ou de rajeunir le vaccin, et elle n'a pas changé d'avis à cet égard ;

» 2°. Un moyen réellement pratique d'obtenir cette régénération consisterait dans une large application de la vaccination animale, fondée sur l'inoculation du cow-pox spontané à des animaux de l'espèce bovine, sur lesquels les produits de cette inoculation seraient incessamment entretenus par les procédés récemment introduits dans la science » (1).

La théorie répond aux idées qui viennent d'être exprimées. Quelle que soit l'origine qu'on donne à la vaccine, variole atténuée ou virus spécial, l'organisme humain y est certainement étranger. Ce n'est pas le terrain de son éclosion naturelle.

Ceci admis, voyons comment se comporte ce terrain à l'égard du germe variolique et du germe vaccinal qui lui sont confiés. Variolique, il y trouve, à moins d'occupation préalable, un accueil empressé par la voie de l'absorption générale, qui le restitue à l'état de variole naturelle. Vaccinal, ce n'est plus la même chose : il a beau y être introduit artificiellement, jamais il ne s'y montre avec tous ses attributs ; le horse-pox et le cow-pox l'emportent

______

(1) Rapport sur la question relative au renouvellement du vaccin à l'aide de la vaccination animale, présenté, au nom d'une Commission, à l'Académie royale de médécine de Belgique. M. Marinus, rapporteur. (Bull. de l'Acad. 1867, t. I, n° 3)

toujours sur lui. Prenez-le sous l'un ou l'autre de ces derniers états et inoculez-le à l'homme : son premier soin est de descendre d'un degré dans l'échelle de la virulence. Bien plus, une fois descendu, il ne remonte plus au grade supérieur, si ce n'est à la condition de retrouver un terrain propice à cette réascension, l'organisme du bœuf ou celui du cheval.

Il est naturel que, sur cette terre ingrate, qui n'est qu'une terre d'adoption, le germe vaccinal perde de sa vigueur ; que si, pour comble, il rencontre dans ses migrations, ainsi qu'il arrive souvent, des sujets spécialement malingres ou mal portants, il devra déchoir encore et devenir à son tour le chef d'une famille dont les membres seront peu propres à créer des souches robustes. C'est ainsi que déclinent les souches qui, malgré tout le soin qu'on en a, finissent par faire de mauvaises liaisons. Ainsi entendue, la soi-disant dégénérescence du vaccin cultivé en organisme humain, n'est pas une condition inhérente à son existence ; c'est simplement la conséquence, presque fatale, du chemin qu'on lui fait parcourir, et dont les pierres n'ont pas été écartées avec assez de succès. En un mot, ce n'est pas le vaccin qui dégénère, ce sont les souches qui s'usent ou qui se pervertissent.

La vaccination animale, telle qu'elle est pratiquée aujourd'hui et généralisée dans certains pays, permet de faire constamment, sur l'homme, souche de produits sains et robustes. C'est l'un de ses bienfaits les plus certains, et, de tous, le moins contestable assurément et le moins contesté. La dégénérescence du vaccin humain, dans ces conditions, à quelque point de vue qu'on l'envisage, est désormais facile à éviter.

TECHNIQUE DE LA VACCINATION ANIMALE.

52. — 1. *Animaux à employer*. Jusqu'ici la vaccination dite animale n'a eu recours qu'aux animaux de l'espèce bovine. A la rigueur, si l'on venait à en manquer, on pourrait, peut-être, se servir de ceux de l'espèce chevaline, mais ce serait à la condition de faire subir au horse-pox ainsi produit un stage propre à le destituer de son excès de virulence, en le faisant passer par l'organisme d'un veau, avant de l'inoculer à l'espèce humaine.

On peut prendre à volonté les grandes et les petites bêtes; celles-ci, toutefois, plus faciles à manier, sont généralement préférées. Nous nous occuperons d'elles d'abord.

Les veaux, mâles ou femelles, doivent avoir le poids de cent kilogrammes au moins et être de bonne santé (1). La robe blanche ou rousse coïncide, en général, avec une peau douce et non pigmentée de noir, très-favorable à la marche et à l'observation régulières de l'éruption vaccinale. Les peaux pigmentées de noir s'y prêtent moins bien. Les veaux

(1) On a dit que, pendant la période de cinq à dix mois, les animaux sont moins aptes à reproduire le cow-pox. Nous ne savons pas sur quoi cette assertion s'appuie.

roux et blancs sont donc ceux qu'il faut préférer ;
si l'on est réduit à en prendre de noirs, il faut,
tout au moins, que la région située entre les trayons
et l'ombilic, et qui va être le siège des inoculations,
soit la plus blanche possible.

Les mâles ne valent ni plus ni moins que les
femelles ; le scrotum, chez les premiers, est une
région particulièrement sensible à la vaccine, qui
y évolue mieux que partout ailleurs ; mais, d'autre
part, la disposition des organes génito-urinaires
empêche de préserver, au moyen de couvertures,
la région inoculée du contact des impuretés de la
litière. Chez les femelles, au contraire, les tabliers
garnissant ladite région y sont à l'abri de la pro-
jection directe des urines. C'est un avantage dont
s'aperçoivent encore, à un autre point de vue, les
personnes qui font la récolte.

Pendant leur séjour à l'étable, où doivent régner
un bon air et une température modérée, les veaux
reçoivent, pour toute nourriture, de huit à dix litres
par jour de bon lait, selon leur taille, et un ou deux
œufs frais. Cette alimentation convient à leur santé
et donne à la chair l'aspect et les autres qualités
qu'il importe de lui conserver pour l'usage de la
boucherie.

Trop souvent les animaux arrivent à l'étable,
transis, malpropres et gorgés de l'eau qu'on leur a
versée dans l'estomac, avant leur arrivée au marché,
pour augmenter le poids sur lequel s'établira le
prix d'achat. De là des frissons, de la diarrhée en

germe, et parfois pire. Pour bien faire, il faut que ces animaux se remettent de leurs fatigues par un stage d'un jour ou deux à l'étable, avant d'être soumis à la vaccination. Celle-ci, dans de semblables conditions, ne sera *jamais* la cause occasionnelle d'un état morbide quelconque, ni de l'abaissement de la valeur marchande du sujet.

Il ne faut pas perdre de vue, en effet, que l'animal, ainsi que nous le verrons plus loin, doit livrer toute sa récolte dans le courant du sixième jour, et qu'il peut être abattu le septième, avant l'évolution possible de la fièvre de suppuration, qui ainsi n'arrive jamais qu'après que l'animal a été mangé. De façon absolue, il ne souffre pas de la vaccination, quelque multipliées que soient les insertions. Il peut souffrir des fatigues et des tortures du voyage, souffrir des manœuvres du marchand, souffrir du changement d'étable, souffrir enfin de la séparation d'avec la mère, mais la vaccination par elle-même n'est pas, pour lui, la cause d'une dépréciation quelconque. Ceci peut être posé comme axiome en matière de responsabilité.

Quelle qu'en soit la cause néanmoins, les veaux peuvent être pris, pendant la période vaccinale, d'accidents de nature à la leur faire traverser défavorablement, et, parmi ces causes, la diarrhée et la tympanite figurent en première ligne. La diarrhée, si elle est persistante, — le plus souvent il suffit d'un peu de régime et de quelques lavements émollients pour l'arrêter en quelques heures — peut compro-

mettre ou au moins retarder la pustulation ; la
tympanite, qui l'accompagne souvent, eñ est une
complication, non moins désagréable. Si elle se
présente au moment où l'éruption commence, celle-
ci se modifie aussitôt : les pustules s'aplatissent, au
point même de s'effacer et de se tarir complètement.
Sont-elles dans leur plein quand le gonflement du
ventre arrive, la peau, tendue à la façon de celle
d'un tambour, les tiraille, les efface et en fait disparaître, parfois en peu d'instants, tout le contenu.
Il ne faut pas songer à faire la récolte dans ces conditions ; on doit, au contraire, traiter la tympanite
et attendre. Il suffit souvent de quelques heures
pour que le ventre reprenne sa souplesse, bientôt
suivie du retour des pustules à leur condition physiologique.

Les animaux vaccinés au ventre — c'est le lieu
d'élection — se vautrent dans leur litière, tout
imprégnée des matières des déjections, salissent
ainsi le siège et le sproduits de l'éruption, et, quand
celle-ci a apparu, se déchirent les pustules au contact
de la paille ou du foin. C'est un inconvénient difficile à écarter, mais dont il ne faut pas s'exagérer
l'importance. Pour être déchirées à la surface, les
pustules n'en perdent pas, pour cela, leur contenu
ni leurs qualités intrinsèques. On n'en doit pas
moins chercher à l'éviter, ce qu'on peut faire en
garnissant d'une sorte de tablier l'abdomen des
génisses, et en remplaçant la litière vulgaire par un
plancher à claire-voie laissant passer les matières
des excréments.

Les pustules sont encore menacées d'une autre façon : la démangeaison, suite immédiate de l'opération, pousse les animaux à lécher les petites plaies et à enlever ainsi le vaccin qui vient d'y être déposé. Plus tard, la même impression les sollicite à user du même procédé pour calmer l'irritation produite par l'éruption. On évite cette cause de stérilisation ou de meurtrissure, en appliquant aux bêtes, immédiatement après qu'elles ont été vaccinées, une sorte de muselière ayant la forme d'un panier d'osier, et qu'elles doivent conserver pendant tout le temps de leur séjour à l'étable.

Il importe, dans le même but, de se rendre maître de la queue de l'animal, ce qu'on fait en l'assujettissant à une espèce de collier, fait d'une série de petits bâtons arrondis aux deux extrémités et reliés entre eux à une petite distance ; cela empêche l'animal de plier le cou et d'approcher la bouche de la région où les insertions vaccinales ont été faites. Le panier est alors inutile.

53. *Vaccination des veaux.* Le jour où l'animal doit être vacciné, ou au plus tôt la veille, car il ne faut pas laisser au poil le temps de repousser, il doit être rasé aux parties destinées à recevoir les insertions vaccinales, opération laborieuse, que l'on confie à un homme de peine, et pour laquelle il importe que l'animal soit solidement fixé.

La table que nous avons fait confectionner à cet effet, à l'imitation de celle de M. Lanoix, est représentée (Voy. Pl.) à l'échelle de 5 centimètres par mètre. Pour y hisser l'animal, on le place debout contre la table, rendue verticale par un jeu de bascule, et on l'y retient au moyen d'une large courroie abdominale. Quand on replace alors la table dans sa situation horizontale, au moyen du même jeu de bascule, l'animal s'y trouve étendu, et il n'y a plus qu'à l'y assujettir par des courroies disposées à cette fin. La tête est fixée aux anneaux (*a*), les deux jambes de devant aux anneaux (*b*) et la jambe de derrière gauche aux anneaux (*c*). La jambe de derrière droite est fixée, levée, au fond d'une fourche arrondie (*y*) ; toute la région inguinale de ce côté est ainsi exposée, bien tendue, aux manipulations. Les signes (*e*) et (*b*) représentent des excavations destinées à des vases de zinc propres à recevoir les matières fécales et les urines.

Pour rendre l'animal à la liberté, on fait de nouveau basculer la table, cette fois pour la rendre verticale, après avoir détaché toutes les entraves, sauf la large courroie ventrale, qu'on ne déboucle que lorsque l'animal est sur ses jambes.

L'opération du rasement est longue et difficile. Il faut d'abord couper le poil avec des ciseaux, puis savonner la région à l'eau chaude, et enfin faire agir le rasoir, temps que l'agitation du sujet et ses mouvements rendent bien laborieux. Peut-être trouvera-t-on quelque jour une préparation épilatoire susceptible de remplacer l'action du rasoir. Ce serait fort désirable.

La surface à dénuder doit être à peu près équivalente à celle du fond d'un chapeau d'homme, et s'étendre à partir de la région inguino-mammaire dans la direction de l'ombilic. C'est sur cette surface que seront faites les incisions ou les piqûres destinées à recevoir le vaccin. Les incisions, au nombre de 80 à 100 et jusqu'à 150, ne doivent guère intéresser que l'épiderme; elles ont un centimètre environ de longueur, et sont faites dans la direction de l'axe de l'animal, afin que, plus tard, au moment d'utiliser les pustules, la pince à ressort fixe, appliquée sur elles, ne soit pas chassée dans les mouvements que l'ennui ou la douleur provoquent chez le vaccinifère, et qui ont pour effet l'élongation de l'axe longitudinal aux dépens du bi-latéral. Les incisions sont distantes de deux centimètres environ. Quand l'opération est terminée, l'animal étant étendu sur l'un des côtés, elles se présentent comme une série d'échelles situées à côté l'une de l'autre et à une distance de deux centimètres environ, distance qui est celle séparant également les échelons entre eux. Pour laisser toute liberté à l'épanouissement des pustules, il est bon que les échelons des deux séries voisines se contrarient.

A mesure qu'une ligne d'incisions est faite, on y introduit la matière vaccinale, soit de conserve, ce qui est toujours un pis-aller, soit, de préférence, empruntée à un animal vacciné depuis un temps qui varie de cinq à six jours, et qui, pour servir à cet usage, a été fixé sur une table voisine.

Les piqûres se font au moyen d'une lancette cannelée qu'on charge de vaccin et qu'on introduit obliquement sous l'épiderme. On peut les faire plus rapprochées qu'on ne fait les incisions, parce que les pustules qui en résultent sont toujours moins volumineuses que celles qui proviennent de ces dernières.

54. Les bêtes adultes doivent être traitées de la même façon, ce qui exige des appareils de contention d'une grande solidité.

La table-bascule se compose de deux parties (1): (Voy. Pl.) 1° Dessous de la table. Il est composé de 4 pieds en bois d'orme, de 10 centimètres de côté et 0.50 de hauteur, reliés entre eux en haut et en bas par des traverses de 0.10 m. de hauteur et 0.04 m. d'épaisseur. (L'encadrement supérieur a 0.16 m. de hauteur). 2° Dessus de la table (partie qui bascule). Il a 2,40 de longueur, 1ᵐ40 de largeur et cᵐ4 d'épaisseur; il est en bois de sapin du nord. Les différentes planches sont réunies entre elles, par cinq traverses ᵉn bois d'orme, au moyen de vis en bois. Les traverses ont cinq centimètres d'épaisseur.

Le long de la ligne AB se trouvent cinq charnières très-solides. Des cordes sont nécessaires et disposées comme suit :

____

(1) Institut vaccinogène de l'armée à Anvers. Rapport, par M. le médecin-principal RIEMSLAGH. — Notice sur la manœuvre dite « mise sur table » de la vache, par M. DEGHILAGE. (*Archives médicales belges*. Février 1882. p. 114).

1° Une corde de 6 m. de longueur et 1 centimètre de diamètre est attachée par un river à l'anneau 8. Elle doit s'appliquer sur tout le côté droit de la vache; elle sert à la maintenir contre la table et à l'empêcher d'aller en avant.

2° Une corde de 4 mètres, retenue à l'anneau 6, sera attachée à l'anneau 8 (cette corde sert à fixer la téte). Après avoir fait deux 8 de chiffres, de façon que la résistance soit au milieu des deux cornes, on fait passer la corde au-dessus de la tête, pour l'attacher ensuite à l'anneau 8.

3° Une corde de 9 m. de longueur et 2 centimè tres de diamètre, qui sera retenue aux passants 10-11 de manière à laisser deux bouts flottants d'environ 4 mètres, qui se rendront ensuite aux passants 2 et 3. Ces deux cordes servent à soulever le ventre de la vache et à la maintenir contre la table pendant la manœuvre.

4° Une courroie en cuir, qui passe aux anneaux 5-7 pour servir de collier, maintient le cou.

Des entraves. — Des entraves sont aussi employées. Elles ont pour but de réunir les quatre membres sous le ventre de la bête qui perd l'équilibre et par conséquent toute force, car elle n'a pas de point d'appui. Les entraves sont semblables à celles employées en médecine vétérinaire pour abattre les animaux. Elles sont composées de quatre menottes garnies à leur partie moyenne d'un anneau en fer. Elles s'appliquent aux quatre membres, immédiatement au-dessus du sabot. Uue corde attachée à l'un des anneaux passe ensuite dans les quatre anneaux, de façon à former un ovoïde qui deviendra de plus en plus petit à mesure que l'on tirera sur elle. On a aussi besoin d'une plate-longe qui servira à mettre la jambe postérieure droite dans la position spéciale décrite plus loin.

Manœuvre. — Le dessus de la table, garni de ses cordes, est placé verticalement.

Une botte de paille est étendue à terre le long de la table, dans le but d'empêcher la vache de glisser.

Cinq infirmiers sont nécessaires ; nous les désignerons par les chiffres 1, 2, 3, 4 et 5. La vache est amenée contre la table, la tête au niveau des anneaux 5, 6, 7, 8.

L'infirmier 1, au moyen de la corde attachée au n° 8, maintient avec force la vache contre la table et l'empêche d'avancer.

L'infirmier 2 attache les cornes et la tête aux anneaux 6 et 8. Les infirmiers 3 et 4 placent les cordes 10-11 dans les passants 2 et 3 et maintiennent la bête contre la table. La corde 8, devenue moins utile, peut être abandonnée, on la fait alors passer deux fois autour des cordes 11-3 et 21-2, on la place ensuite comme la première fois, mais assez bas pour soutenir l'avant et l'arrière-trains pendant le mouvement de bascule.

C'est maintenant le moment de placer les entraves. On commence par l'une des deux jambes de devant indifféremment. Ces deux entraves se mettent facilement. Il est plus dangereux et plus difficile de mettre les entraves postérieures. Pour éviter les ruades, il est prudent de se placer du côté du ventre de la bête. On peut aussi, à cet effet, faire lever par un aide solide l'une des jambes de devant. On commencera par n'importe quel membre postérieur, mais il faudra avoir bien soin de placer l'entrave reliée à la corde, à la jambe supérieure gauche, car la jambe postérieure droite doit être ensuite dégagée pour être mise dans une position spéciale. On fait alors passer la corde dans les quatre anneaux des entraves. On attache la courroie du cou (anneau 5-7).

A ce moment, on peut procéder au mouvement de bascule. Les cinq infirmiers sont alors placés comme suit :

1 tient la corde 10-2 et la menotte 1.

2 tient la corde 11-3 et la menotte 4.

3 tient la corde transversale 8 et applique vigoureusement la bête contre la table.

4, l'infirmier le plus fort, tient la queue et tire de toutes ses forces sur le haut, car le train postérieur, qui est le plus pesant et le moins soutenu, a de la tendance à glisser vers le bas.

5, l'infirmier qui tire sur la corde des entraves, commande le mouvement de bascule, au moment où en tirant sur la corde aux entraves, il voit que la vache va perdre l'équilibre. A ce moment, celle-ci ne présente plus aucune résistance. Cette manœuvre, quand elle est bien exécutée, est facile, exempte de danger et très-expéditive.

On peut mettre une vache sur la table en moins de cinq minutes. Les cordes 10-2 et 11-3, sont respectivement attachées aux menottes 1 et 4.

La corde 8 est attachée à la traverse de la table. La corde des entraves passe dans l'anneau 12 et est aussi attachée à la traverse de la table.

Pour découvrir les mamelles, on prend, dans un rivet de la plate-longe, la jambe droite postérieure, à l'endroit où se trouve l'entrave. La corde passe ensuite sous l'épaule gauche, puis revient à la patte, immédiatement au-dessus du rivet de la plate-longe. On tire sur la corde, après avoir dégagé la jambe droite de son entrave, et on l'attache solidement au passant 3. Cette manœuvre a pour but de placer la jambe dans la plus grande flexion possible, de façon à découvrir parfaitement la mamelle. Le sabot doit être au niveau de l'articulation de l'épaule.

La manœuvre qui consiste à descendre la vache est beaucoup plus courte et plus facile.

On débarrasse les jambes de leurs entraves, en commençant par le membre postérieur droit. On détache la tête, le cou et toutes les autres cordes successivement. La vache ainsi dégagée, reste parfaitement tranquille. Au moment de faire basculer la table, les cinq infirmiers sont placés comme suit :

N° 1 à la tête pour la soutenir et empêcher

ensuite la bête de partir ; deux infirmiers aux passants 2 et 3 pour lever la table et soutenir la vache au moyen des cordes 10-2 et 11-3, qui restent dans les passants 2 et 3 jusqu'à ce que la bête soit sur pied.

Les deux autres sont placés à la corde 8 transversale et à la queue ; ils tirent fortement vers le haut et contre la table pour maintenir le train postérieur, qui a de la tendance à descendre trop vite.

On fait bien, avant de descendre la vache, de frictionner un peu ses membres, engourdis par la position gênante qu'ils viennent de subir.

58. Au bout de quarante-huit heures déjà, si l'inoculation doit réussir, chaque incision s'entoure d'une légère bordure rouge, qui, vingt-quatre heures après, s'appuie sur une induration dont le volume augmente rapidement pour aboutir, au bout du quatrième ou du cinquième jour, selon le climat et la saison, à des boutons de vaccine. Ces boutons ont la forme d'une fève de café allongée, à dépression cicatricielle longitudinale, en rapport d'étendue avec l'incision d'insertion, environnée d'une zone d'un blanc-argenté, transparente, encadrée elle-même d'une autre zone rouge. Selon la teinte de la pigmentation de la peau au lieu d'insertion, ces pustules présentent, au centre, une coloration tantôt bleuâtre, tantôt jaune ou orange, tantôt rougeâtre ou violacée. La petite

tumeur se développe encore pendant les septième et huitième jours ; la zone transparente prend une couleur blanche, crayeuse, puis jaunâtre ; les jours suivants, le bouton devient purulent, puis se dessèche et se transforme en une croûte noirâtre, qui ne tombe guère que du quinzième au vingtième jour.

Quand on a procédé par piqûres, on obtient des boutons arrondis, suivant, dans leur développement, la marche que nous venons de dire, avec cette différence toutefois — qui pourrait s'expliquer par ce fait qu'ici il y a à vaincre la résistance offerte par l'épiderme, tandis que là on a opéré à ciel ouvert — que l'éruption est plus tardive d'environ 24 heures. Cette circonstance peut être mise à profit pour obtenir, sur le même animal, des pustules à deux degrés d'avancement, ce qui ne laisse pas que d'avoir son avantage.

Pour les usages ordinaires, nous donnons la préférence aux incisions sur les piqûres : elles sont plus hâtives, plus productives et se laissent mieux enserrer et isoler par les mors recourbés de la pince expressive.

Le contenu des tumeurs vaccinales obtenues de l'une ou de l'autre façon, n'est guère valable, sur place, que pendant 24 heures : pour s'en servir avantageusement, tant pour la vaccination que pour la récolte, il faut choisir le moment opportun. Or, ce moment, que l'expérience seule apprend à bien reconnaître et qui est celui durant lequel l'aréole blanchâtre a son apparence transparente et sa couleur argentée, varie selon la température : l'été, il appartient en général à la durée du cinquième jour, l'hiver à celle du sixième. Il peut y avoir 24 heures de marge, pendant lesquelles la matière se conserve transparente, mais il n'y faut pas compter : l'instant le plus favorable est celui qui se rapproche le plus de celui où l'aréole argentée a *commencé* à se manifester, sous la forme d'un petit liséré blanc, parallèle à l'incision ou plutôt à la cicatrice qui la remplace.

Dans les boutons de vaccine humaine, la matière fluide est distribuée de telle façon, parmi le parenchyme de la petite tumeur, qu'elle en transsude sous la forme de gouttelettes transparentes, dès qu'on en perce légèrement, au moyen d'une lancette ou même d'une aiguille, l'enveloppe extérieure. Dans ceux de la vaccine animale, il n'en est pas ainsi ; on peut en transpercer, même largement, la cuticule externe, sans voir sourdre la moindre parcelle de lymphe. Il faut donc ici, pour la récolte, appeler la lymphe au dehors par la compression de la tumeur. Nous avons fait construire, à cet effet, une pince courbe, exerçant une pression qu'on soutient au moyen d'un coulisseau. Cette pince doit être placée de façon que sa partie convexe extrême étreigne, non les tissus situés au-delà de la tumeur, mais la base de celle-ci seulement ; les parties montantes de la pince limitant de chaque côté la tumeur elle-même, empêchent les humeurs des tissus voisins d'y affluer par les côtés (Voy. Pl.).

Le liquide vaccinal se résume en deux éléments principaux : un véhicule, qui n'est autre que de la sérosité, et des corpuscules solides, parmi lesquels les granulations spéciales qui représentent la puissance virulente. Ce fait, mis hors de doute par M. Chauveau pour le vaccin humain (38), a été mis également au-dessus de toute contestation pour le vaccin animal, par des expériences qu'ont faites, à La Haye, MM. Carsten et Cœrt (1), avec le concours de M. A. H. Pareau, et dont voici le résumé :

„ Du vaccin animal, disent ces auteurs, fut filtré par le papier de Berzélius et par de petites plaques de porcelaine poreuse, à l'aide de la machine pneumatique. L'examen microscopique nous apprit que le papier de Berzélius retient les cellules d'épithélium, les coagulats fibrineux et d'autres particules solides, mais qu'il laisse passer les *molécules globulaires*, qui se trouvent en grande quantité dans la lymphe vaccinale, et qu'on prend pour des chisomycètes. La plaque de porcelaine, elle, ne transmet ni ces molécules, ni aucune autre partie morphologique.

„ Nous avons répété ces filtrations de diverses manières, et nous avons pu constater, chaque fois,

(1) La vaccination animale dans les Pays-Bas. Quelques expériences provisoires faites au parc vaccinogène, à La Haye, sur les qualités particulières du virus vaccinal, par Carsten et Cœrt. (*Congrès médical d'Amsterdam*, 1879.)

que les inoculations pratiquées sur des veaux au moyen de la sérosité, privée, par la filtration, de ses molécules globulaires, ne donnaient jamais que des résultats négatifs. Quand, au contraire, ces molécules avaient été conservées dans leur véhicule, les inoculations étaient constamment efficaces.

» Nous avons mêlé et lavé le vaccin à grande eau, pour séparer ces molécules des autres parties solides qui pouvaient y adhérer, et qu'on aurait pu croire douées également de quelque propriété virulente, puis nous avons fait passer à travers la plaque de porcelaine tout ce dont celle-ci a bien voulu se laisser traverser. L'inoculation de la matière demeurée sur le filtre a encore été suivie d'un résultat positif.

» Il est évident que la virulence est ici, comme dans le vaccin humain, inhérente aux molécules globulaires. »

L'identité est donc parfaite quant à la nature du principe actif du vaccin, qu'il provienne de la génisse ou de l'enfant. C'est, dans l'un et l'autre cas, une granulation figurée, suspendue dans de la sérosité. Cette sérosité seule diffère un peu : elle est plus plastique chez la génisse, peut-être parce que le vaccin livré par celle-ci a dû être exprimé par une force ayant entraîné plus de fibrine ; de là une tendance plus grande à la coagulation, ce qui rend plus difficile la conservation du vaccin animal à l'état liquide, ou plutôt l'expulsion de celui-ci des tubes capillaires où il a été introduit.

56. *Récolte et conservation du vaccin animal.* — Pour se procurer le vaccin humain dont on veut faire provision, il n'y a qu'un moyen : ouvrir l'enveloppe externe des petites tumeurs vaccinales arrivées au septième jour de leur évolution, et attendre. On voit sourdre alors une partie de la sérosité qui y est contenue, et qui renferme une quantité plus ou moins considérable de granulations spécifiques virulentes, qu'elle a saisies au passage en en lavant la charpente.

Pour la récolte du vaccin animal, l'intervention est moins passive ; les pustules peuvent être pressurées, râclées, excisées, en vue de leur faire livrer la totalité des éléments propres à la propagation de la vaccine qu'elles recèlent. De là les divers modes de préparation du vaccin animal, absolument étrangers à la vaccine humaine, et fertiles en ressources nouvelles, que nous allons décrire.

57. 1. *Vaccin animal liquide.* A. *Tubes.* La pustule est saisie entre les mors de la pince à expression (55), qui en fait sortir immédiatement un peu de sérosité mêlée de sang et de détritus externes, tels que croûte vaccinale, épithélium nécrosé, impuretés provenant de la litière, etc. Tout ce premier jet est rapidement balayé d'un coup de mouchoir. On voit alors arriver doucement la lymphe vaccinale, sous la forme d'un liquide visqueux transparent. Si, à ce moment, on présente à la petite mare ainsi formée l'extrémité d'un tube ouvert à ses deux bouts, le liquide s'y précipite et le remplit promptement.

Ce moyen est élémentaire ; malheureusement, les tubes ainsi occupés ne tardent pas à être hors d'usage ; au bout de très-peu d'heures, il s'y produit un caillot fibrineux, qu'il est difficile et souvent impossible d'en faire sortir. Un travail s'est opéré, qui a altéré les qualités du contenu. Ce vaccin ne mérite aucune confiance.

Il faut s'y prendre différemment : on dépose, dans une capsule de verre ou de porcelaine ou dans quelque autre récipient, le contenu liquide d'un certain nombre de pustules, qu'on en a chaussé au moyen de la pince expulsive et l'on y verse quelques gouttes d'eau distillée, additionnée d'une quantité égale de glycérine ; on mêle, on sépare les détritus, résidus, coagulum, globules sanguins, fragments d'épithélium, etc., puis on fait passer dans les tubes le liquide qui, ainsi expurgé et débarrassé de ses principes coagulants, s'y précipite et s'y conserve bien.

On peut se servir indifféremment de tubes cylindriques ou de tubes à renflement médian.

Le vaccin préparé de la sorte conserve sa limpidité et est à l'abri de toute altération putride. Mon observation m'a démontré, toutefois, que, si la virulence peut s'y maintenir pendant assez longtemps, cette longévité est loin d'être la règle. Dans la grande majorité des cas, elle diminue rapidement, pour s'éteindre tout-à-fait en-déans les cinq à six jours. Il ne faut pas perdre de vue, non plus, que ce vaccin est allongé par l'addition d'une certaine quantité d'eau glycérinée, et qu'on doit le dispenser largement, par la voie des scarifications, si l'on veut mettre de son côté le plus de chances de succès possible. On peut, il est vrai, éviter cet inconvénient en se passant de semblable addition, mais on cesse alors d'être prémuni contre la décomposition qui se produit toujours, au bout de peu de temps, même dans les tubes en apparence le plus hermétiquement clos.

B. *Plaques de verre.* Quelques personnes, se méprenant sur ce qui se passe réellement dans le liquide vaccinal enfermé entre de telles plaques, pour l'y avoir retrouvé parfois humide encore après plusieurs jours, considèrent celles-ci comme un moyen de conserver le vaccin liquide. C'est une grave erreur, au sujet de laquelle nous nous sommes déjà expliqué (44). Les plaques de verre, comme moyen de conservation du vaccin à l'état liquide, appartiennent au passé et doivent y être reléguées, pour faire place à d'autres récipients plus sûrs et plus pratiques.

58. *Vaccin animal sec.* A. *Pointes d'ivoire.* Ce sont des plaques, carrées à l'une de leurs extrémités, pointues à l'autre, longues de 5 centimètres, larges de 6 millimètres, épaisses comme une carte à jouer. Pour les charger, on saisit la pustule avec la pince, dont on serre fortement les mors, et

l'on attend quelques instants ; on applique alors la
plaque, successivement d'un côté puis de l'autre,
dans la matière qui se présente à la surface de la
pustule, de façon à ce qu'elle soit recouverte de
vaccin sur ses deux faces et sur une étendue de
1 à 2 centimètres, à partir de son extrémité effilée.
On la dépose ensuite sur le fond d'une assiette
retournée, la base appuyée sur le rebord en saillie
circulaire qui s'y trouve, la pointe dirigée vers le
centre de l'assiette ; quand elle est ainsi inclinée,
c'est vers cette pointe que se porte la matière liquide
qu'elle vient de recevoir ; on en dispose de 30
à 40 en rayons, les unes à côté des autres, sur
le fond d'une même assiette, et l'on expose celle-ci,
soit à un soleil ardent, soit au rayonnement d'un
foyer donnant une chaleur de même intensité. En
un quart d'heure, le vaccin déposé s'est desséché
par l'évaporation de sa partie liquide, et la pointe
peut être utilisée.

Si l'ivoire n'est pas très-dur et très-bien poli, il
se laisse pénétrer par le vaccin ; dans ce cas, il
est bon de le recouvrir, au préalable, d'une couche
de mucilage de gomme arabique, qu'on laisse bien
sécher, avant d'y appliquer le vaccin. Si une première couche de vaccin ne paraît pas suffisante,
on peut, après dessiccation complète, en apposer
une seconde. Enfin, veut-on préserver les pointes
de l'influence de l'air, en vue d'une longue conservation, on en revêt la partie munie de vaccin
d'une autre couche de gomme arabique, et l'on

entoure le tout de papier d'étain (papier à chocolat.)

Les pointes ainsi préparées gardent, en général, leur efficacité pendant assez longtemps ; ce qui s'explique, la partie liquide ayant débarrassé, par son évaporation, les parties solides ou granulations vaccinales des éléments favorables à la putréfaction.

Pour faire usage des pointes, il faut ouvrir au vaccin une porte d'entrée plus large que celle que peuvent lui offrir les piqûres, et pour cela s'y prendre comme suit :

Déposer sur l'une des faces de la lame d'ivoire, puis sur l'autre, une goutte d'eau TIÈDE qu'on y laisse jusqu'à ce que le vaccin s'y soit bien ramolli. Faire ensuite, à 1 millimètre de distance l'une de l'autre, 2 ou 3 mouchetures de 4 millimètres de longueur environ, n'intéressant que l'épiderme, ou, *mieux,* une seule incision circulaire au moyen du *vaccinateur-tréphine* (58). Quand du sang s'écoule, le laisser tarir, puis promener sur la plaie, bien étanchée, à plat et pendant assez longtemps, la plaque chargée de vaccin. Si du sang s'y mêle, rassembler le tout sur les incisions, et laisser sécher.

La vaccination par mouchetures rencontre encore de rares opposants. Ils lui reprochent : d'être douloureuse et difficile, de donner lieu à des hémorragies et à des pustules trop grandes ; d'être un objet d'effroi pour les opérés et les témoins.

C'est pour leur donner satisfaction que M. le docteur Umé a imaginé son *scarificateur vaccinal.*

(Voy. Pl.) L'instrument se compose de quatre lames montées sur un axe horizontal, lequel peut recevoir un mouvement de rotation alternatif, au moyen d'une roue dentée fixée sur l'arbre et commandée par une crémaillère. Le mouvement de haut en bas de celle-ci est donné par l'opérateur, au moyen d'une simple pression exercée sur un bouton qui en termine la partie supérieure.

Le mouvement de bas en haut est déterminé par la réaction d'un ressort à boudin, comprimé lors de la descente de la tige. L'arrêt entre ces deux mouvements se fait par un cliquet pénétrant dans une encoche ménagée vers la partie supérieure de la tige crémaillère, et maintenue dans cette position par une lame-ressort; c'est sur elle que l'on presse, au moyen d'un levier adapté au cliquet, pour dégager celui-ci de l'encoche et laisser agir le ressort à boudin.

Le degré de pénétration des lames est abandonné au gré de l'opérateur, grâce à une plaque dans laquelle sont ménagées des ouvertures pour le passage des lames, et qui peut se rapprocher ou s'éloigner de l'axe de rotation portant ces dernières, au moyen d'une bague taraudée intérieurement: celle-ci se meut sur un pas de vis disposé à cet effet sur la surface extérieure de la boîte qui renferme l'axe de rotation ainsi que les lames.

La pratique de cet instrument est des plus simples. Pour s'en servir, l'opérateur presse sur le bouton qui termine la partie supérieure de la tige crémaillère, jusqu'à ce que le cliquet s'engage dans l'encoche; l'appareil ainsi armé est appliqué sur le bras.

Une simple pression exercée sur ce cliquet le dégage de l'encoche, et la tige crémaillère, grâce au ressort à boudin, remonte brusquement, entraînant les lames, qui, décrivant un arc de cerc'e, opèrent les scarifications.

Nous avons emprunté à M. Umé l'idée de son instrument, pour en tirer un appareil plus léger, que nous avons appelé *vaccinateur-tréphine*. (Voy. Pl.)

Il se compose d'une lame circulaire de 2 millimètres de diamètre, renfermée dans une armature de forme cylindrique. On y imprime un mouvement de rotation par le jeu d'une spirale intérieure. L'instrument étant étroitement appliqué sur la peau bien tendue, il suffit d'appuyer vivement du bout de l'index sur le bouton, pour mettre en action la lame, qui trace un sillon annulaire d'une profondeur mesurée à la saillie qu'on a donnée à la lame, saillie qu'on augmente ou diminue en tournant ou détournant la virole protectrice. Pour les tout petits enfants, à peau très-fine, la lame ne doit dépasser qu'à peine le niveau de la virole. L'incision faite, le vaccin est appliqué comme à l'ordinaire.

On a dit que le vaccin animal devait avoir moins de puissance que le vaccin humain, puisqu'il avait fallu inventer un mode nouveau pour l'introduire.

Erreur. La vaccination par mouchetures n'est pas un procédé nouveau ; depuis de longues années, elle est usitée en Angleterre et en Belgique. D'autre part, elle n'a pas été imaginée en vue du vaccin animal seul ; toute vaccination *avec du vaccin conservé* doit être faite largement et à ciel ouvert, si l'on veut en assurer le succès.

B. *Poudre vaccinale.* — En Italie, M. le Dr Frappoli a essayé de conserver la pustule vaccinale à l'état de dessiccation, et M. Ciaudo (1) affirme qu'on a obtenu les meilleurs résultats avec des pustules desséchées depuis 110 à 130 jours. M. le Dr Verardini a, de son côté, procédé à cette opération au moyen de la cloche d'une machine pneumatique, à une pression de 10 à 15 millimètres de mercure, comme on fait pour les substances destinées à l'analyse organique élémentaire. Il peut ainsi dessécher à la fois au moins 300 pustules, et l'opération ne dure que de cinq à six jours. Il est démontré que les pustules se conservent d'autant mieux que la température est plus basse; on la maintient, au moyen de la glace, à celle de 6° à zéro. Enfin, il nous est revenu (2) que M. Pissin en serait arrivé à préparer de la poudre vaccinale en réduisant en poussière des fragments de pustule, imprégnés de gly-

---

(1) Ciaudo. — Du vaccin de génisse. Etude comparative du vaccin animal et du vaccin humain. Mémoire couronné par l'Académie de médecine de Paris, en 1879, pp. 120, avec planches. Paris, Ad. Delahaye, 1882, (p. 21.)

(2) *Gazette médicale* de Paris. 1882, n° 33.

cérine, et déshydratés dans un des appareils à dessiccation qu'on rencontre dans les laboratoires de chimie.

Convaincu que les substances glycérinées ne sauraient être desséchées, — il doit y avoir erreur dans la relation que nous avons lue du *modus faciendi* de M. Pessin, dont nous venons de parler — nous nous sommes adressé à la pustule découpée en très-petits fragments, que nous avons soumis à une déshydratation rapide dans un appareil *ad hoc*. Au bout de deux à trois jours, ces fragments peuvent être réduits — ainsi que le D\u02b3 Margotta, de Naples, l'a déjà fait — en poudre fine, que l'on conserve *à sec* dans des tubes fermés seulement par un bourrelet d'ouate, afin de permettre aux microbes vaccinaux de jouir d'une certaine dose d'air et d'humidité, favorable à la conservation de leur vie latente.

Cette poudre doit pouvoir conserver toute son activité pendant un très-long temps. Sans être à même encore, faute d'une expérience suffisante, de nous prononcer, ni à ce sujet, ni quant au meilleur mode d'emploi de la poudre ainsi conservée, nous dirons ce que nous savons de ce dernier objet au moment où nous écrivons ces lignes : introduite en nature, et sèche, dans les incisions que nous faisons à nos veaux pour la vaccination par les procédés ordinaires, la poudre nous a paru germer difficilement sur place, et le succès n'a pas été la règle. Quand, au contraire, on a fourni au microbe le moyen de

passer d e l'état de vie latente à l'état de vie active,
en laissant macérer la poudre, pendant vingt-
quatre heures, dans de l'eau glycérinée, on en
voit les grains reprendre du volume, se gonfler
de plus en plus, à la façon des conserves alimen-
taires déshydratées en vue de leur conservation et
qu'on projette dans l'eau. La préparation ainsi
obtenue nous a donné les meilleurs résultats, alors
que nous nous servions de poudre ayant déjà plus
de trois mois de date.

59. *Vaccin animal en pulpe*. A. *Pustule* in inte-
gro. Dans l'enfance de la vaccination animale, c'est
le procédé qui était surtout recommandé ; on exci-
sait la pustule, on la saisissait avec une pince *ad
hoc*, la face profonde regardant en l'air, et l'on
râclait cette face au moyen d'une lancette, de façon
à en enlever *le jus*, qu'on insérait, soit par piqûre,
soit par son dépôt sur des scarifications faites à
la peau. Il n'y avait rien à redire à ce procédé, au
point de vue des résultats ; — comme exécution, il
y avait seulement la brutalité de la pratique : cette
plaie, pratiquée au ventre du vaccinifère et d'où le
sang s'écoulait à flots, et ce lambeau de peau, peu
avenant à la vue, mis sous les yeux du vacciné —
mais c'était à la condition, bien entendu, de ne
l'employer que sur place. Du moment où la pustule
devait être mise en réserve pour des usages plus
ou moins reculés, les inconvénients se présentaient
en foule : la pustule se tarissait rapidement, et,

chose beaucoup plus grave, entrait en décomposition dans un temps dont la durée ne se peut jamais mesurer, ce qui pouvait être le point de départ des accidents les plus graves. Citons un fait: En 1879, les médecins de San-Quirino d'Orcia inoculèrent à trente-huit enfants, tous âgés de moins de vingt mois, du vaccin provenant de pustules qui leur avaient été envoyées de Rome, et qui ne furent utilisées que de cinq à six jours après avoir été excisées. On était en plein été, et les vaccinateurs ne s'étaient pas laissé arrêter par l'odeur de moisi qui s'exhalait des pustules. Tandis qu'ils attendaient le résultat de la vaccination, ces malheureux s'aperçurent qu'ils avaient inoculé la septicémie, laquelle se traduisit, chez la plupart des vaccinés, par de vastes phlegmons décollant les muscles, pénétrant dans les articulations, s'accompagnant de symptômes éclamptiques, etc. Le désastre fut épouvantable.

Ce moyen est aujourd'hui complètement abandonné ; ou du moins ceux qui s'en servent encore ont-ils soin d'y apporter d'indispensables ménagements, dont le principal est de projeter la pustule dans de la glycérine, immédiatement après l'avoir sectionnée, et de l'y maintenir jusqu'au moment d'en faire usage. Pour l'expédier, on la met dans une cupule creusée au milieu d'une épaisse plaque de verre qu'on recouvre d'une autre plaque, de verre également. Ces deux plaques sont maintenues l'une contre l'autre par de la paraffine ou quelque autre agent unissant.

B. *Pulpe glycérinée.* La méthode qui consiste à utiliser toute la pustule, débarrassée des matières irritantes dont elle peut être recouverte ou pénétrée, est évidemment la plus logique, puisqu'elle livre au vaccinateur toutes les parties virulentes qui s'y trouvent renfermées. C'est aussi celle qui compte aujourd'hui dans la pratique le plus grand nombre de partisans. Peut-être s'étonnera-t-on du long temps qu'elle a mis à faire sa trouée ; la défectuosité des moyens d'abord usités en doit seule être accusée.

Le comité de vaccination animale de la ville de Milan semble être entré le premier dans cette voie. Voici en quoi consiste sa préparation : on excise la peau avec les pustules, on fixe ce lambeau sur une planchette au moyen d'une forte épingle, et l'on en râcle la surface pustulée jusqu'à en enlever tous les détritus. « On en fait, dit M. Ciaudo (*loc* cit. p. 24), une pâte homogène, en y ajoutant un demi-gramme par pustule de glycérine chimiquement pure. On met le vaccin ainsi préparé dans une petite fiole de verre qu'on remplit également par moitié de glycérine, laquelle fait l'office de bouchon et tient le contenu à l'abri du contact de l'air. On place la fiole dans un endroit frais, et, quand on veut prendre le vaccin, on n'a qu'à enlever la glycérine et déposer la pâte sur l'extrémité ouverte d'une plume d'oie taillée obliquement, et qu'on engaîne, pour l'expédition, dans une autre plume d'un calibre un peu plus fort. »

Cette préparation est d'une extrême activité et la conserve longtemps ; ceux qui l'ont introduite dans la pratique ont réalisé un incontestable progrès. Elle demande cependant à être perfectionnée, dans le but d'en faire disparaître l'élément irritant, qui, dans les vaccinations d'enfants, manifeste trop souvent ses effets par des pustules phlegmoneuses.

En Hollande, il est fait usage d'un procédé fondé sur les mêmes principes : la pince appliquée, on gratte la pustule au moyen d'un bistouri, et l'on dépose entre deux plaques de verre le détritus ainsi enlevé, après y avoir ajouté de la glycérine.

C'est également sur ces principes qu'est fondée notre manière de faire actuelle : nous débarrassons seulement, au préalable et avec le plus grand soin, par une sorte de décortication, la pustule vaccinale, des détritus de toute sorte dont elle est recouverte, et spécialement de la croûte dite vaccinale qui, si elle recèle une forte proportion de principes virulents, qu'on peut regretter de devoir sacrifier, est, en plus grande partie encore, constituée par des corps étrangers. Cela fait, ce qui reste, c'est-à-dire le cœur même de la pustule, dégagé de toute impureté, est réduit, suivant un mode spécial, en un magma très-ténu ; on le traite ensuite par l'eau glycérinée, et l'on introduit l'émulsion ainsi obtenue dans des tubes cylindriques de verre ambré qu'on bouche à froid. Veut-on en faire une pommade, on l'incorpore dans un excipient aseptique

approprié, ainsi que nous le faisons maintenant.
La pommade vaccinale est conservée dans de petites fioles de cristal ambré, bouchées à l'émeri.
Elle s'y conserve si bien et si longtemps que nous
n'hésitons pas à engager désormais les médecins
vaccinateurs, surtout en temps d'épidémie, à se
munir de semblables fioles, voire à en porter habituellement dans leur trousse, pour s'en servir au
besoin. Une ou plusieurs vaccinations faites, on replace le bouchon, et l'on se tient prêt ainsi à des
éventualités nouvelles. Notre émulsion et notre
pommade n'accusent aucune défaillance en déans
le mois de la récolte, et nous avons pu les faire parvenir intactes jusqu'aux destinations les plus loin-
taines.

60. *Appréciation*. — Pendant les quatorze années que j'ai dirigé l'Institut vaccinal de l'Etat,
en Belgique, je me suis attaché à perfectionner les
procédés de culture et de conservation du vaccin
animal. Rien n'était fait à cet égard quand j'entrai
dans la carrière. On tendait le tube à la pustule ouverte, qui lui envoyait ce qu'elle pouvait. Un peu
plus tard, vint la pince expulsive ; la pustule envoya
bien, dès lors, tout ce qu'on lui demandait — parfois
même davantage — mais le liquide reçu se coagulait bientôt dans les tubes, et rien de bon n'était fait.
Plus tard encore, grâce à un peu d'eau glycérinée,
j'arrivai à quelque chose de mieux. La matière ne
se putréfiait ni ne se coagulait plus, mais elle était

allongée, et l'expérience ne tarda pas à démontrer
que cette préparation ne conservait guère son
activité au-delà de cinq à six jours. Quoi qu'il en
fût, un premier progrès était accompli. Pour
l'intérieur du pays, où le service postal est rapide,
le vaccin arrivait encore à temps, à la condition
qu'on voulût bien l'utiliser à l'arrivée, ce que les
instructions accompagnant chaque envoi recom-
mandaient expressément de faire.

Ce résultat, bien qu'il ne réalisât pas l'idéal,
était cependant considérable. L'appoint fourni par
le vaccin animal, même à ces conditions suffit, dès
les premiers temps, à remplir son rôle de succédané,
le seul auquel il aspirât.

Il n'en fallait pas moins chercher encore. Je
m'avisai alors d'appliquer au vaccin de génisse
les pointes d'ivoire en usage depuis longtemps,
en Angleterre, pour la conservation du vaccin
d'enfant. Ce fut toute une révolution. L'emploi du
vaccin sec entraînait une réforme dans le *modus
facien li*; la piqûre traditionnelle dut faire place,
et ce ne fut pas sans lutte, à des scarifications
multiples à ciel ouvert. La réforme s'opéra néanmoins : les pointes d'ivoire firent leur chemin, non
sans quelque éclat. C'est à elles, en effet, que
nous dûmes de pouvoir proclamer (1) que les vaccinations et revaccinations, opérées en 1870 et

---

(1) *Bulletin de l'Académie royale de médecine de Belgique*, 1871
t. V, n° 7.

1871, par trente-six médecins belges, au moyen
du vaccin sur ivoire délivré par l'Institut vaccinal
de l'Etat, avaient donné : 1° dans les vaccinations,
sur 500 cas, 479 succès, soit 96 p. c.; 2° dans les
revaccinations, sur 5425 cas, 3119 succès, soit
62 p. c.

Cette proportion, toutefois, qu'elle fût due à
une constitution médicale spéciale ou à une série
privilégiée, ne se soutint pas. Nous venons de voir
de quelle façon et dans quelle mesure elle est
aujourd'hui dépassée.

L'*émulsion* et la *pommade* vaccinales jouissent
d'une activité se rapprochant beaucoup de celle du
vaccin *vivant*, et la conservent à ce degré pendant
toute la durée du premier mois. Pendant tout le
second mois, cette activité s'affaiblit lentement ;
elle est loin de s'éteindre complètement dans le
troisième (1).

Nous ne pensons pas qu'on puisse aller beaucoup
au-delà.

---

(1) Au moment où s'impriment ces lignes, une lettre du docteur Allard , attaché à l'Association Africaine, donne le résultat
de vaccinations qu'il a faites à *Vivi* (*Congo*), le 31 décembre dernier, avec des tubes de notre émulsion vaccinale, préparés et
expédiés le 6 octobre précédent, c'est-à-dire âgés de 86 jours, et
par une température excessive (57° 5 au soleil, 32° 5 à l'ombre,
26° la nuit). Ces tubes, durant le voyage, étaient restés à l'abri de
toute action de l'air, mais n'avaient pu, malgré cela, échapper
à une température s'élevant, même dans les caisses et dans les
malles, à 28 ou 30°.
Nonobstant ces conditions défavorables, le résultat a été relati

61. Nous ne terminerons pas ce chapitre sans rencontrer les objections, si bizarres fussent-elles, qu'on a faites à la vaccination dite animale.

On a dit que le vaccin de génisse, tel que nous le cultivons, n'est pas du cow-pox, parce qu'il a passé par une série de vaches, ou, ce qui est pis encore, par une série de génisses, et parce que l'insertion du virus a été faite sur la peau du ventre et non sur le siège ordinaire de la picote, c'est-à-dire sur le pis. (Bousquet).

Mais d'abord, le pis est-il bien le lieu d'élection choisi par la nature pour la manifestation extérieure du cow-pox généralisé, naturel, spontané ?

vement sat sfaisant : « Sur 12 sujets vaccinés avec vo're émulsion, m'écrit M. Allard, (lettre du 7 janvier 1883), 9 seulement ont pu être revus aujourd'hui, sur lesquels 6 succès et 3 résultats néga_ tifs, savoir :

1er. 26 ans, 6 insertions (par scarifications) 3 pustules.

2e	23	»	6	»	»	1	»
3e	13	»	6	»	»	2	»
4e	20	»	6	»	»	4	»
5e	15	»	4	»	»	4	»
6e	15	»	4	»	»	2	»
7e	15	»	4	»	»	0	»
8e	28	»	4	»	»	0	»
9e	26	»	4	»	»	0	»
			44			16	

Total : 16 pustules sur 44 insertions, soit 40 p. c. environ. Ce résultat est vraisemblablement en-dessous de la réalité ; 3 sujets ont manqué à l'appel, et peut-être les nos 7, 8 et 9 avaient-ils eu précédemment la varioloïde.

Le problème de l'envoi du vaccin aux plus grandes distances avec conservation de sa virulence, est donc résolu désormais.

Ou bien n'y rencontre-t-on pas, par privilège, les boutons vaccinaux, parce que la main des gens de ferme ayant pansé des chevaux atteints de horse-pox, puis trait les vaches, en a déposé la semence sur les trayons? ou bien encore, parce que les écorchures résultant de la traite ont servi de porte d'entrée au germe flottant dans l'atmosphère?

Qu'importe d'ailleurs, et voici qui est plus topique : quand Jenner a transplanté le virus de la picote de l'espèce bovine à l'espèce humaine, aux deux sexes et à tous les âges, il leur a fait subir une bien autre expatriation. Et puis, une fois installé chez l'homme, ce virus n'a-t-il pas traversé des milliers d'organismes, occupé de tout autres régions que le pis, sans perdre sa vertu préservatrice, que tout le monde s'accorde à lui reconnaître? Pourquoi en serait-il autrement du vaccin de la vache, cultivé sur la vache ou sur la génisse?

Au résumé, l'argument ne saurait avoir de valeur qu'à titre de curiosité, et nous dirons avec M. Lanoix : « On irait loin si, poussant jusqu'aux extrêmes limites ces exigences topographiques, on en faisait l'application de la génisse à la femme. »

Les adversaires de la vaccination animale ont, dès son apparition, opposé l'inconnu à la méthode nouvelle. Ils ne voulaient pas alors, qu'on la pratiquât, parce qu'il fallait vingt ans, selon eux, pour qu'on pût juger de ses qualités préservatrices. C'était être bien avisé. M. Lanoix leur a répondu que, sur ce point, l'expérience napolitaine, vieille bientôt d'un demi-siècle, le rassurait complètement. « Depuis une vingtaine d'années, disait-il en 1866 (1), les épidémies de variole n'ont point acquis, à Naples, une haute gravité ; et c'est une opinion accréditée parmi les habitants, que les personnes vaccinées avec le vaccin animal ne sont pas exposées aujourd'hui aux dangers de la variole comme celles qui, dans leur enfance, ont été vaccinées de bras à bras. C'est dans l'armée napolitaine que les épidémies ont toujours sévi avec le plus de violence. N'en pourrait-on trouver la cause dans le fait que presque tous les soldats, étrangers à la ville de Naples, n'avaient été vaccinés, dans leur enfance, qu'avec du vaccin humain ? »

Nous avons, de notre côté, écrit ce qui suit en 1879 (2) : « La vaccine animale préserve-t-elle de la variole comme fait la vaccine humaine ? Jusqu'ici personne ne nous l'a contesté. Nous nous bornerons donc à rappeler ce que nous avons publié, il y a cinq ans, sur ce sujet. « Sur plus de *dix mille* enfants vaccinés à Bruxelles, de génisse à bras, de 1865 à 1870, et ayant essuyé la terrible épidémie, qui, en 1870, et 1871, a effrayé le monde, *il n'en a pas été signalé un seul,* à ma connaissance, comme ayant été atteint par le fléau. La même immunité a été le

(1) *La vaccination animale.* Mémoire lu en partie à l'Académie de médecine de Paris le 15 mai 1866, par le docteur LANOIX (Gaz. hebd. 25 mai 1866).

(2) *Conférence sur la vaccination animale,* tenue à Londres le 11 décembre 1879, par le Dr WARLOMONT. Bruxelles. Manceaux. 1880.

partage de mes revaccinés, bien autrement nombreux, qui, dans le même temps, se sont trouvés
dans les foyers épidémiques. »

Trois ans plus tard, en 1878, nous avons voulu
en avoir le cœur net, et, dans la séance de l'Académie de médecine de Belgique du 30 mars, nous
avons, à cette fin, interpellé nos collègues dans
les termes suivants : « J'ai dit précédemment
qu'aucun cas semblable ne m'avait été signalé. Je
le répète, et jusqu'ici aucun des nombreux médecins que j'ai interrogés à ce sujet ne m'a contredit.
N'y en a-t-il pas eu ? C'est bien peu vraisemblable.
Quoi qu'il en soit, je fais appel à MM. les médecins
des hôpitaux et de l'assistance publique pour éclaircir ce fait, qui, à raison des déductions auxquelles
il conduit, demande à être sévèrement vérifié. »

Cet appel est resté et demeure encore sans
réponse. Un tel silence est ce que je crois pouvoir
invoquer de plus éloquent en faveur de la méthode
dont je me suis fait le défenseur le plus convaincu.

Trois années se sont encore écoulées depuis, et
la situation n'a pas varié. Les réserves faites en
1865, et réclamant une épreuve de vingt années,
sont donc bien près de devoir baisser pavillon. La
vaccine animale en est à sa dix-huitième année, et
elle ne s'est pas encore un instant démentie (1).

---

(1) M. Chaudo a donné (*loc. cit.*) à l'examen de cette question
de longs développements, que nous devons nous borner à résumer.

Le docteur Pogliani (Les inoculations vaccinales au 25e dépôt

On a dit encore que la vaccine humaine et la vaccine animale étaient deux choses distinctes: que la vaccine jennérienne était du cow-pox spontané ayant été inoculé à l'espèce humaine; que celui-ci, transmis d'homme à homme et de génération à génération, avait dû acquérir certaines propriétés particulières, des propriétés empruntées à son contact avec l'homme, à son passage à travers l'organisme humain; qu'il avait cessé d'être animalisé, en quelque sorte, pour s'humaniser (J. Guérin).

Que de peines prises pour étayer des préventions originelles ! Mais si, pour posséder ses propriétés préservatrices, le vaccin avait besoin de s'humaniser d'abord, comment le horse-pox, comment le cow-pox pourraient-ils être préservateurs ? Et ne voit-on pas qu'à cette condition la découverte de

militaire à Milan. 1ᵉʳ sem. 1872) déclare qu'aucun des militaires qu'il a vaccinés en 1870, 1871 et 1872, avec le vaccin animal, n'a été atteint de la petite vérole, bien que celle-ci sévît en des endroits habités par ses troupes, et surtout en 1871, au camp de Somma, où elles durent camper, pendant six mois, au milieu de populations désolées par le fléau.

M. M. les docteurs dell' Aqua et Grancini, du Comité Milanais de vaccination animale, de leur côté, ont publié un tableau d'où il résulte que, dans l'épidémie de variole qui a été vérifiée à Milan dans la même période, la vaccination animale est, sous le rapport préservatif, de 1,13 contre 0,68 p. c., et, du côté de la mortalité, de 8,45 contre 6,97. Elle s'est donc montrée supérieure, sous les deux rapports, à la vaccination de bras à bras.

Suivent d'autres tableaux, également favorables à cette thèse, sur laquelle nous ne nous sommes arrêtés un instant que pour montrer que les résultats de la vaccination animale sont déjà au moins encourageants, pour le moment. L'avenir nous en dira davantage.

Jenner eût été impossible? Sans doute, le vaccin humain diffère du vaccin animal; mais, à notre sens, ce n'est que par le degré de la virulence. Nous l'avons déjà dit, le horse-pox marche en tête, à ce point qu'il donne lieu assez souvent à une éruption généralisée, et qu'il ne perd cet excès de virulence que par son passage à travers un milieu moins propice, l'organisme de la vache, par exemple. Vient ensuite le cow-pox, qui, naturel, a besoin de perdre une partie de son intensité pour acquérir les qualités qui vont l'accommoder à l'organisme humain. Ici, il cesse de pouvoir se généraliser, si ce n'est à de très-rares exceptions.

Voilà les différences, et ce sont les seules. Le cow-pox perd une partie de sa virulence par sa culture sur les génisses, comme il la perd en passant par l'homme Le vaccin animal de nos cultures se rapproche ainsi du vaccin humain. Et si quelque supériorité doit être attribuée à l'un ou à l'autre, l'hypothèse n'est pas à l'avantage de ce dernier.

Quant à l'idée que le vaccin animal devrait *emprunter* quelque chose à l'organisme humain pour former l'alliage constitutif de la vaccine dite Jennérienne, elle n'a d'excuse que son grand âge.

La virulence de la vaccine animale, a-t-on dit encore, est tellement faible, tellement subtile, qu'elle ne résiste pas au transport et qu'elle se perd sous les plaques et dans les tubes où l'on conserve le vaccin. (J. Guérin.)

Proclamer qu'un virus est faible, subtil, parce

qu'il ne se conserve pas sous plaques ou dans des tubes, c'était aller vite en besogne, et à faire à des contradicteurs pressés de jouir. Le fait en lui-même était vrai cependant, à l'époque où l'on s'en faisait une arme : quand on remplit des tubes à même de la pustule vaccale, un coagulum ne tarde pas à s'y former, et ce coagulum est défavorable à l'expression de la virulence, telle est la vérité. Nous l'avons tout d'abord reconnue et déjà en 1866, nous écrivions : « si l'on ne parvient pas à empêcher la production du coagulum, les tubes seront le tombeau de la vaccination animale. » Il ne s'agissait donc que de chercher ; nous cherchâmes, et nous trouvâmes : au lieu de remplir les tubes à la pustule même, nous avons, dès 1867, procédé comme il est dit plus haut (57). Ainsi plus de coagulum, et, en outre, possibilité d'ajouter un peu de glycérine à titre d'anti-putride.

Ajoutons que, déjà auparavant, nous avions trouvé, dans l'usage du vaccin sec (sur pointes d'ivoire), la preuve que le vaccin animal conserve sa virulence au moins aussi longtemps que le vaccin humain. Pour assurer cette longévité, il suffit de savoir traiter convenablement la pustule vaccinale et son contenu.

On a dit (Bousquet) (1) que les pustules de la génisse sont inférieures à celles de l'enfant, inférieures en durée, inférieures d'apparence, petites,

____

(1) Académie de médecine de Paris. Séance du 17 août 1869.

chétives, peu animées. Et l'on en a induit qu'elles doivent inspirer moins de confiance. Les prémisses fussent-elles vraies, et elles ne le sont pas, la conclusion n'en découlerait pas telle qu'on veut bien le dire. Rien n'est plus variable que l'ampleur et l'aspect des pustules, soit animales, soit humaines, si ce n'est le terrain sur lequel on les observe ; c'est ce terrain, bien plus que la semence, qui y donne ses caractères ; et vouloir induire de la forme d'une éruption à la vigueur de la virulence, c'est évidemment faire fausse route. Mais, nous l'avons dit, ces prémisses manquent d'exactitude, et c'est pour avoir trop peu vu qu'on les a exprimées : en règle générale, il est reconnu que les pustules produites sur les génisses ou sur les enfants par le vaccin dit animal ne diffèrent pas de celles que procure le vaccin humanisé ; mais c'est à la condition de comparer les pustules produites sur un même sujet par des vaccins également sains, que l'on arrivera à constater cette identité. Toutes les contestations à ce propos sont étayées sur des faits mal observés.

Vous nous objecterez encore, a dit M. Lanoix (1), la difficulté que l'on rencontrera à se procurer des veaux, génisses ou vaches, pour servir de vaccinifères. Mais quelle est donc, dans nos climats, la commune, si petite qu'elle soit, qui ne possède de ces animaux ?

» Pour les campagnes, on sait comment les choses se passent aujourd'hui. Quand le médecin vaccina-

(1) *Loc. cit.* p. 125.

teur est parvenu, non sans peine et souvent après plusieurs tentatives infructueuses, à faire naître du vaccin sur le bras d'un enfant ; qu'il a obtenu de la mère de consentir à en laisser prendre, on fait annoncer par voie d'affiches ou autrement, dans le canton, dans les communes environnantes et jusque dans les hameaux, que tel jour, à telle heure, auront lieu les vaccinations.

» Souvent mauvaises dispositions ou refus absolu de la mère, supplications, offres pour la faire céder; obligation pour le médecin de campagne d'être là au jour dit, à heure fixe ; pénurie de vaccin ; impossibilité de contenter tous ceux qui se présentent ; voilà les obstacles. Avec la vaccination animale, au contraire, ces obstacles disparaissent. La génisse vaccinifère, gardée dans la *maison commune*, peut être mise, pendant deux ou trois jours consécutifs, à la disposition des médecins de la contrée, et chacun d'eux pourra, suivant sa convenance ou ses besoins, et sans craindre les récriminations, se procurer toutes les quantités de vaccin qui lui seront nécessaires. »

Et, ajouterons-nous, vacciner sur place, de génisse à bras, toute la population vaccinable du lieu et des environs.

Qu'on ne dise donc pas que la vaccine animale est difficile en pratique. Rien n'est moins vrai. Il n'y a qu'à y accommoder l'esprit du public et surtout des praticiens. Que ceux-ci s'entendent avec les administrations locales pour le détail d'exécution et les frais de l'œuvre, et l'on réalisera, moyennant une dépense minime, un idéal vainement poursuivi jusqu'ici, la vaccination et la revaccination des populations avec du vaccin *vivant* et à l'abri de tout soupçon d'adultération diathésique (1).

62. Nous venons de voir qu'il faut porter à l'actif de la vaccination animale les avantages suivants :

1° De fournir un appoint considérable à la vaccition de bras à bras, jusqu'à pouvoir la suppléer complètement au besoin ;

2° De pouvoir produire de la matière vaccinale en quantité illimitée et à bref délai ;

(1) Nous citerons un exemple montrant les services que la vaccination animale peut rendre, et le bas prix de ces services. Il s'agit de la revaccination des troupes. Alors qu'en d'autres pays, où la vaccination animale est encore l'objet de toutes les défiances, on s'évertue à opérer cette revaccination au moyen de vaccin humain de conserve, servant à faire souche, puis de vaccin de revacciné, qu'on chercherait en vain à relever de ses défaillances, ici, en Belgique, on s'avisa du moyen que voici : on appropria, à l'hôpital militaire d'Anvers, lieu de concentration du foit de l'armée, une petite étable où l'on fit passer successivement un certain nombre de vaches fournies gracieusement par l'Intendance militaire et devant servir de vaccinifères. Deux tables à abattage, quelques pinces à expression et deux ou trois petits bistouris constituèrent l'outillage. Depuis le 13 jusqu'au 21 novembre, 11 vaches y furent inoculées, qui servirent à revacciner 3049 hommes. Une seule fut réfractaire, ayant été précédemment atteinte du cow-pox, dont elle portait les traces Pas un jour, les opérations ne durent être interrompues. Le résultat général fut de 37,81 p. c. de succès, soit 1153 sur 3049.

Le local, le personnel médical et ambulancier, les animaux n'ayant rien coûté, et ces derniers n'ayant subi aucune dépréciat on, la dépense fut presque nulle (1).

(1) RIEMSLAGH. Institut vaccinogène de l'armée. Rapport présenté à M le Ministre de la guerre. (*Archives médical s belges*, février 1982).

3° D'éloigner tout danger de transmission de la syphilis, du vaccinifère au vacciné.

Voyons les inconvénients portés à son passif.

Et tout d'abord, le danger de transmettre aux vaccinés la tuberculose, si fréquente, on le sait, chez les animaux de l'espèce bovine.

Un fait est désormais acquis : le tubercule est inoculable. Démontré expérimentalement par M. Villemin, il y a déjà bien des années, il vient d'être établi à la dernière évidence par M. Koch (1): la tuberculose naît d'une infection par des bactéries. Ces bactéries, inconnues jusque-là, sont caractéristiques, susceptibles de se transmettre par inoculation et de se cultiver, dans des milieux appropriés, en dehors de l'économie. Elles peuvent se déceler par un procédé spécial de coloration : dans ce procédé, alors que tous les noyaux cellulaires et leurs produits de dégénérescence sont colorés en brun, les bactéries du tubercule prennent une belle coloration bleue.

Les bactéries décelées par ce procédé sont immobiles et bâtonnoïdes : ce sont des bacilles très ténues, dont la longueur égale le quart ou la moitié du diamètre d'un corpuscule rouge du sang.

Elles sont plus nombreuses dans les régions où le processus tuberculeux est à l'état naissant. Libres, isolées ou réunies par groupes, on les trouve souvent incluses dans les cellules. Aux bords des

______

(1) Etiologie de la tuberculose. Société de physiologie de Berlin, 24 mars 1882, par ROBERT KOCH.

foyers caséeux volumineux, elles sont accumulées. Là où le summum de l'éruption tuberculeuse est atteint, dans les lésions d'ancienne date, ces bacilles sont plus rares ou disparaissent. S'il existe des cellules géantes dans le tissu tuberculeux, les bacilles y abondent de préférence. Dans les processus tuberculeux très-lents, on ne les trouve que là. Quelques cellules géantes peuvent ne pas les contenir : ce sont les plus vieilles.

M. Koch a trouvé de ces bacilles *chez l'homme*, dans *onze* cas de tuberculose miliaire, dans *douze* de bronchite et de pneumonie caséeuse dont *six* avec caverne, dans un tubercule « solitaire » du cerveau, dans *deux* de tuberculose intestinale, dans *trois* de glandes scrofuleuses récemment extirpées. Il les a constatées, *chez les animaux*, dans *dix* cas de tuberculose perlée, dans *trois* de « bronchiectasie » de l'espèce bovine, dans un ganglion caséeux cervical du porc, dans les organes d'une poule, et chez trois singes atteints de tuberculose générale spontanée. Elles lui sont apparues, en outre, dans la tuberculose inoculée aux animaux avec le tubercule gris ou caséeux du poumon humain, avec les crachats de phtisiques, avec des masses tuberculeuses recueillies dans le poumon de bœuf atteint de tuberculose perlée.

Pas une fois les bacilles n'ont fait défaut dans les nodules tuberculeux du poumon de 172 cobaïes, de 32 lapins, et de 5 chats inoculés. Dans plusieurs cas, les bacilles contenaient de 2 à 4 spores ovalaires équidistantes.

Les bacilles sont la cause, et la tuberculose une résultante. Ce qui le prouve, ce sont les inoculations faites aux animaux avec des bacilles tuberculeuses entretenues *en dehors de l'organisme*, dans des liquides de culture. L'inoculation de ces micro-organismes dans les tissus sains entraîne une infection tuberculeuse.

Mais il y a un autre mode de transmission de ces mêmes bacilles siégeant au sein des tubercules pulmonaires: la tuberculose se déclare chez les cobaïes, quand ceux-ci sont demeurés enfermés, pendant un temps plus ou moins long, avec des cobaïes infectés, et c'est par les voies respiratoires que le mal débute. Il paraît en être de même chez le singe : « Nous avions, disent MM. Dieulafoy et Krishaber (1), un petit macaque qui vivait avec nous depuis deux ans, en parfait état de santé. Or, la singerie une fois installée et nos inoculations faites, nous avons joint le petit macaque aux autres témoins, sans lui faire subir aucune inoculation. Dès les premiers jours de son entrée en cage, ce petit macaque fut *protégé* par un gros singe qui le tint constamment dans ses bras ; ce gros singe avait été inoculé et était devenu tuberculeux ; à son tour son protégé se mit à tousser et à maigrir ; il succomba neuf jours après son protecteur. Sur les deux individus, nous avons trouvé presque tous les organes envahis par la tuberculose. »

(1) Académie de médecine de Paris. De l'inoculation du tubercule chez le singe. Séance du 18 Juillet 1882.

Il y a donc, suivant toute apparence, une tuberculose *inhalée*, et il est vraisemblable que ce sont les bacilles spécifiques, échappées de poumons malades et fixées sur des particules de poussière, qui la déterminent, en pénétrant dans l'arbre bronchique des sujets nouveaux, et en y proliférant.

La tuberculose inoculée rayonne du point d'immigration. Chez le cobaïe inoculé avec une parcelle fraîche de tissu tuberculeux en puissance de bacilles, la petite plaie est réunie au bout de vingt-quatre heures. Huit jours plus tard, apparaît un nodule, qui grandit sans s'ouvrir et se transforme en un ulcère plan à surface sèche. Au bout de quinze jours, les glandes du voisinage se développent. Les glandes des aisselles s'hypertrophient à leur tour ; les animaux maigrissent et succombent. L'inoculation avec la bacille cultivée donne absolument les mêmes résultats. Quand on en introduit dans la chambre antérieure de l'œil (Cohnheim, Solomon, Baumgarten), on voit se développer l'iritis tuberculeuse. Dans les expériences de Cohnheim, la maladie tuberculeuse, déposée dans l'œil de plusieurs animaux, s'absorba graduellement ; mais, au bout de quatre semaines, des nodules gris apparurent sur l'iris et se multiplièrent au point d'en compter jusqu'à trente ou quarante. L'iris se tuméfia de plus en plus, jusqu'à être complètement infiltré de pus. Baumgarten a poussé plus loin l'expérimentation : il a injecté, dans la chambre antérieure de plusieurs lapins, du sang pris à un animal fraîchement tué, et qui avait été soumis à l'inoculation tuberculeuse, et, au bout de trois à quatre semaines invariablement, il a constaté une éruption tuberculeuse, partant du segment inférieur de l'iris, point auquel le sang injecté s'était attaché.

Il résulte de ce qui précède que la bacille du tubercule peut transmettre la tuberculose, soit par le tubercule lui-même, soit par le sang de tuberculeux, soit par l'air exhalé par un poumon infecté.

L'inoculation directe des produits pathologiques de la pommelière peut se faire également : elle donne lieu, tantôt à la pommelière elle-même, tantôt à la tuberculose miliaire, selon le sujet inoculé.

Il serait puéril de vouloir méconnaître l'importance de ces données dans leurs rapports avec la vaccination, soit humaine, soit animale. Evidemment, ce ne sera plus sur les seules considérations théoriques que devra s'établir la sécurité désormais menacée, il faudra l'appuyer également sur les faits expérimentaux, lesquels, heureusement, ne nous feront pas défaut.

Un fait d'une extrême importance se dégage de l'expérience acquise dès à présent en matière d'inoculation tuberculeuse, c'est l'impossibilité où l'on s'est trouvé jusqu'ici d'inoculer le tubercule au moyen de l'insertion *superficielle* de ses bacilles. Celles-ci se développent très lentement et ne peuvent pas, comme celles du « sang de rate » infecter rapidement une petite plaie. Veut-on rendre un animal tuberculeux, il faut transporter les bacilles dans la profondeur des tissus. Ainsi s'explique pourquoi nul ne s'est jamais infecté en faisant des autopsies de tuberculeux. Ainsi s'explique *à fortiori* pourquoi nul n'a jamais été infecté de tuberculose en se faisant vacciner.

Mais, dira-t-on, c'est précisément sur cela qu'on demande à être rassuré. Eh ! bien, je dis qu'à cet égard l'expérience est faite, et surabondamment.

De quelque façon qu'on ait fait l'inoculation et quel que soit le produit qu'on ait mis en usage : matière tuberculeuse, sang ou bacille cultivée en dehors de l'économie, jamais on n'a observé la tuberculisation d'emblée ; toujours le produit s'est manifesté à la porte d'entrée. C'est au lieu où l'ennemi a été fixé qu'il prolifère, c'est là qu'il se révèle par ses produits propres, et non ailleurs. C'est d'abord – on l'a vu pour le cobaïe –, un nodule qui grandit sans s'ouvrir, et se transforme en un ulcère plan à surface sèche, suivi de la pléiade pathognomonique ; ailleurs, dans la chambre antérieure de l'œil humain, c'est une éruption tuberculeuse dans l'iris, partant du lieu où la matière infectée s'était attachée. S'agit-il d'une tuberculose produite par inhalation, c'est dans le poumon, et spécialement dans les points où se remarque une dénudation de l'épithélium protecteur des muqueuses, que va se fixer, de toutes pièces, la bacille génératrice du néoplasme.

Nous la voyons donc toujours, dans toutes les transmissions, partir et arriver, sans la perdre de vue. Aucun anneau de la chaîne ne manque. En sera-t-il de même si nous cherchons à expliquer sa présence possible dans la pustule vaccinale d'un sujet tuberculeux? En théorie, il nous sera bien permis de dire que nous ne voyons pas le microbe migrant à travers les tissus pour s'infiltrer subrepticement, et en vertu d'une véritable diapédèse, dans une pustule vaccinale produite par un autre microbe, et lui donnant la main pour habiter une ruche bâtie par celui-ci et pour lui-même. Nous ne voyons pas davantage ces deux microbes faisant bon ménage ensemble, en dépit de l'incompatibilité des virus, que la science est bien près d'ériger en loi.

Voilà pour la théorie; passons à la pratique.

Eh! bien, qu'on nous montre, parmi les millions de sujets vaccinés depuis plus de quatre-vingts ans, soit par le vaccin d'enfant, soit par le vaccin de génisse, un seul d'entre eux ayant offert, à la place d'insertion du virus vaccinal, quoi que ce fût qui ressemblât à un tubercule. Jamais tel fait n'a été signalé, et cependant il est vraisemblable que, parmi cette innombrable quantité d'inoculés, plus d'un a reçu le vaccin de vaccinifères tuberculeux. Quelle théorie, quelle hypothèse résisteraient à une expérimentation si suprêmement éloquente, tant elle est vaste?

Nous avons vu que Baumgarten avait procuré des tubercules à des lapins en leur injectant, dans

la chambre antérieure de l'œil, du sang de lapin
tuberculisé. Si ce fait se confirme, il aura certainement une signification importante dans l'espèce,
et, n'était la sécurité que nous inspirent les considérations que nous venons de faire valoir, nous
y puiserions quelque motif de prudence. Il ne
nous démontrerait nullement, pour cela, que la
tuberculose pût se transmettre à l'aide du serum
d'un animal tuberculeux, transmission que jamais
personne n'a signalée. Il impliquerait simplement
le devoir d'éviter les vaccinations sanglantes, au
point de vue de la tuberculose, comme il est recommandé à celui de la syphilis. Mais, nous le répétons, l'absence de tout fait établissant la possibilité
de créer la tuberculose au moyen de l'insertion
superficielle, comme est celle de l'acte vaccinal, du
tubercule lui-même, permet d'écarter avec un haut
degré d'assurance la possibilité de cette transmission, quand il s'agit de produits n'ayant avec
lui que des rapports éloignés.

On a aussi parlé de la possibilité de la transmission d'affections charbonneuses par la vaccination animale; mais, outre que rien n'est plus
rare que ces affections chez les sujets de l'espèce bovine, outre que semblable cas ne saurait
échapper au contrôle des experts qui visitent les
marchés où l'on s'en pourvoit, il est parfaitement
démontré, pour nous, que des pustules vaccinales
louables ne se développeraient pas sur des animaux
en puissance de cette maladie généralisée. Et c'est

là un des côtés caractéristiques de la question :
dans la vaccination des génisses, on peut, par l'aspect seul des pustules, faire le diagnostic de l'état
de santé du vaccinifère. Du moment où l'animal
souffre, le bouton vaccinal souffre, et il est douteux
que jamais pustule vaccinale puisse prospérer sur un
sujet charbonneux. En règle générale donc, on doit
pouvoir utiliser sans crainte le vaccin emprunté à
de bonnes pustules, car des pustules louables ne
naissent point sur les sujets malades. On sait qu'il
n'en est pas de même chez l'enfant : un sujet profondément syphilisé peut fournir des pustules vaccinales parfaitement irréprochables par leur aspect.

La vaccination animale met donc à l'abri de certaines influences fâcheuses, et spécialement de la
syphilis, influences qui ont frappé la vaccine en
général d'un discrédit dont elle a quelque peine à
se relever. A ce point de vue, la méthode nouvelle
réalise un incontestable progrès.

Et le monde n'a pas été ingrat : la revaccination
en grand date du moment où, s'armant du dicton :
» Si cela ne fait pas de bien, cela ne fera pas de mal »,
chacun a pu recourir, à la moindre menace de
variole, à un moyen prophylactique qui, jusque-là
suspect, ne se présenta plus désormais que sous
ses aspects bienfaisants.

Principaux écrits publiés sur la vaccination animale.

—

Anlt (D^r). De la veruela y su profilaxis. (Barcelona, José Miret 1878).

Arpe (D^r. Carlo d') La vaccinazione animale (Lecce, 1880). — Intorno ai mezzi per impedire la propagazione del vacuolo. (Gazz. di Med. Pubbl. Anno 12 Puntata 10).

Bell (Benjamin. F. R. C. S. E). Animal vaccination. (Edinb. med. journ. for May 1880).

Belluzzi (D^r. Cesare). La vaccinazione animale (Bullettino delle Scienze Mediche di Bologna. Série 5^a vol. 7°, p. 329.)

Blanc (Henry. M. D. F. R. G. S. etc). Compulsatory vaccination. (London. John Churchill et sons, 1869.)

Blondel (D^r. E). Dissertation sur la vaccination animale. (Paris, typ. C. Bonnet. 1865.)

Bollinger (D^r. Med. O). Ueber animale vaccination (Leipzig, F. C. W. Vogel, 1879).

Braidwood (P. M.-M. D etc). On animal Vaccination. (British and Foreign Medico-chirurgical Review. April 1870.)

Cameron (Charles, M. D. M. P). On the failure of Vaccination (The Times. November 24th 1879).

Carsten (B). La vaccination animale dans les Pays-Bas. (La Haye. Impr. de l'Etat, 1877). — Animale vaccinatie. (Weekblaad van het Nederlandsch tijdschrift voor geneeskunde. 3 september, 1881, n° 35).

Carsten (D^r. B.) et Coert (D^r. J). La vaccination animale dans les Pays-Bas. (La Haye. Impr. Blommendaal 1879).

Chapuis (D^r. F). Conseils pratiques sur l'utilité de la vaccine (Verviers. Ch. Vinche, 1870).

Ciaudo. — Du vaccin de génisse. Etude comparative du vaccin animal et du vaccin humain. Mémoire couronné par l'Académie de médecine de Paris, en 1879, pp 120, avec planches. Paris. Ad. Delahaye, 1882, (p. 21.)

Dell'Acqua (D^r. Felice). Sul vajuolo e sulla vaccinazione animale. (Rendiconti del Reale Istituto Lombardo. (Vol. V Fasc. XIV). — Sulla vaccinazione animale. (Giornale italiano delle Malattie Venerie e della Pelle. Nov. 1871).

Depaul (Prof^r). Accidents graves, suite de la vaccination. (Bulletin de l'Acad. impér. de méd. de Paris, 1866-1867. t. XXXII, pp. 201-224). — Rapport sur les vaccinations pratiquées en France pendant l'année 1864). ibid. 1866, t XXXI, p. 358). — La syphilis vaccinale (ibid. 1864-65). — Vaccination animale (ibid. 1866, t. XXXI, p. 536). — Sur la vaccination animale et la syphilis vaccinale (ibid. 1869). — Sur la vaccination animale (ibid. 1869). — *Discussion* sur la vaccination animale, à l'Acad. de méd. de Paris. (Gaz. médic. de Paris, 38e année, 3e série, t. XXII, 1867, n° 50). — Id. (ibid. 39e année, 3e série, t. XXIII, n° 38 et 39, 1868.)

Drysdale (Charles R. M. D). For and against animal Vaccination. (London. Bailliere, Tyndall and Cox, 1876). — On Animal vaccination and the origin of Vaccine. A Paper read before the medical Society of London. London, Danks, 1882.)

Ferrer (Vicente Luis). E propagador de la vacuna (Habana, J. P. Abadens y Compania 1871).

Finkelnburg (D^r). Impfwesen. (Dict. du droit public de van Holtzendorff p. 356).

Fürst (D^r). Bericht über die Thätigkeit der « Anstalt für Animale Impfung » zu Leipzig im Jahre 1880. (Corr.-Bl. der ärzn. Kreis-und Bez-Vereine im Königr. Sachsen XXXI Bd. n° 7.)

Guancini Gioachimo (D^r). La vaccinazione animale à Milano. (Annali universali di Medicina. Vol. 224. anno 1878).

Greene (John. L. C. P. Edin). Good vaccine Lymph. (Birmingham. Charles Edmonds, 1871).

Hart (Ernest). The truth about Vaccination. (London, Smith, Elder, et C°, 1880).

Heinrich (D^r. J. N. V). Die cultur der animalen vaccination (Wien, 1877).

Herpain (D^r). Rapport sur les revaccinations des jeunes délinquants, opérés au moyen du vaccin animal. (Bruxelles, Manceaux 1866).

Lanoix (D^r). Etude sur la vaccination animale. (Paris, Germer-Baillière, 1866).

Marinus. Rapport sur la vaccination animale. (Bull. de l'Académie royale de méd. de Belgique, t. IX, n° 8, 1866). — Rapport sur la question relative au renouvellement du vaccin, à l'aide de la vaccination animale. (Id. 1867, t. I, n° 3).

MARTIN (Henry A.) Report on animal Vaccination. (Edinburgh med. journ. for March. 1879).

NIZER (N. B. M. D). Supplementary Report on Vaccination from the committee of hygiene. (The proceedings of the Medical Society of the county of kings (vol. VI, n° 7. Sept. 1881. Whole n°67).

NOLLI (Dr. Giovanni). La discussione sulla vaccinazione animale. (Gazetta medica-italiana-lombarda. Série VII, t. I, anno 1874). — Il cow-pox (Annali universali di medicina. Milano. Anno 58. fasc. 653). — Scoperta di Cow-pox. (Gaz. med. ital. lomb. Série VII, t. I. Anno 1875). — Cow-pox (ibid. n° 35, 1880). — Nuova scoperta di cow-pox. (ibid. Série VIII'tomo 2°, anno 1880).

PIÉTRA SANTA (Dr de). Le service officiel des vaccinations à Londres. (Journal d'hygiène, 5e année, 4e volume, n° 138 1879). — La vaccination animale. ibid. id. id. n° 159, 1879).

PFEIFFER (Dr L). Die Rückimpfung auf kühe. (Deutsche Vierteljahrschrift für offentliche Gesundheitspflege. Band XI. Heft 4 zweite hälfte).

PISSIN (Dr Med). Bericht über die vierzehnjährige Wirksamkeit des Impf. Institutes. (Berlin, G. Hempel. 1879).

STAICU (Dimitrie). Thesa. Cow-Pox séu vaccina animalà. (Bucuresci. Curtü 1875). — Statutete institutului vaccinal din Bucuresci (Bucuresci 1876).

TAYLOR (J. B). Erreurs courantes sur la vaccine (London Will. Young. 1882). — Vaccination tracts. (London. William Young. 1879).

VAN VOLLENHOVEN (Dr H). Verslag van den toestand ende werkzaamheden van het genootschap ter bevordering van het koepokinenting. (1869 Rotterdam). — id. ibid. (1871). — id. ibid. (1868).

VINGTRINIER (Dr). Rapport sur l'épidémie de variole de la Seine-inférieure, depuis 1864 (Mars) jusqu'à 1865 (Septembre). (Rouen. Imp. Boissel. 1866).

VIOLI (Dr J. B). Etude sur la vaccination. (Constantinople, typ. et lith. centr. 1880). — Notice sur l'établissement vaccinogène du Dr J. B. Violi. (Constantinople 1882).

VROESON DE HAAN (Dr J) Verslag van den toestand en de werkzaamheden van het Genootschap ter bevordering van de koepokinenting. (Nederlandsch tijdschrift voor Geneeskunde, jaargang 1872.) — Verslag van de werkzaamheden van het

genootschap ter bevordering der koepokinenting. (Rotterdam, 1874). — id. (1872).

WARLOMONT (D'). De la vaccination animale et de l'utilité
des revaccinations à tous les âges de la vie. (Bulletin de
l'Acad. royale de médecine de Belgique, t. VIII, n° 6, 1865).
— Nouvelle communication sur la vaccination animale (Id.
t. VIII, n° 9. 1865). — Discours sur la syphilis vaccinale et
la vaccination animale (Id. 1866, t. IX, n° 6. — Relevé de
5020 revaccinations et de 500 vaccinations, pratiquées en
1870-1871 au moyen du vaccin animal sur pointes d'ivoire
de l'Institut vaccinal de l'Etat (Id. 1871, t. V. n° 7). — L'Institut vaccinal de l'Etat, à Bruxelles.—Vaccination animale.
— (Compte rendu du Congrès périodique international des
sciences médicales. Bruxelles. Manceaux 1876. — Lettre
sur la vaccination animale (Journal de la Société des sciences
médicales et naturelles de Bruxelles, déc. 1876). — Conférence sur la vaccination animale, tenue à Londres le 4 déc.
1879. (Bruxelles, Manceaux 1880.)

WASSEIGE (Ad). Rapport sur l'institut vaccinal de Liége.
(Liége, Ch. Ledoux et Cⁱᵉ, 1870).

WHEELER (Alexander). Vaccination opposed to Science.
(London. W. Allen, 1879).

Ecrits divers. — Animal vaccination (The British medical
journal. May. 15, 1880). — Esperienze comparative sul vaccino animale et sul umanizzato (Torino 1874). — Rendiconto
per l'anno 1871 del comitato di vaccinazione animale (ibid.
Anno 58. Fasc. 635). — La vaccinazione animale à Milano
nel 1870 (ibid. vol. CCXVI. Aprile 1871). La vaccinazione
animale (Gazzetta degli ospitali 9 Aprile 1882, n° 29). —
Parc vaccinogéne te Utrecht. (Nederlandsch Tijdschrift
voor Geneeskunde, 1877). — Rapport der commissie uit het
genootschap tot bevordering der koepokinenting voor min-
vermogenden te Amsterdam, tot onderzoek van de lymphe,
afkomstig uit het *Parc vaccinogéne* van D' Warlomont, te
Brüssel.(Nederlandsch Tijdschrift voor Geneeskunde. 1866).
— Relazione sullo innesto del vaccino. (Roma 1875). —
Small-pox. (the Globe. Nov 2.1876).

CHAPITRE VII.

—

64. De la vaccinisation. — 65. La varioloïde est un diminutif de la variole.— 66. La fausse vaccine, dans une certaine mesure,est à la vraie ce que la varioloïde est à la variole. – Du vaccin de revacciné. — 67. De l'utilité des revaccinations.

64. Quand on a vacciné un certain nombre d'enfants, qu'on leur a fait à chacun un même nombre d'insertions, — trois à chaque bras, par exemple, ainsi que c'est assez l'usage — et qu'on revoit ces enfants à huitaine, si l'opération a été faite dans les conditions voulues de succès, c'est-à-dire avec de bon vaccin vivant et sur des sujets vierges, on constate que la plupart des insertions sont productives. Chez quelques-uns d'entre eux cependant, sur les six insertions, cinq, quatre, trois, deux pustules vaccinales valables se sont manifestées, quelquefois même une seule.

Qu'est-ce à dire ? Faut-il se contenter de ce résultat, et, pour nous placer sur le terrain de la théorie de l'épuisement, que nous avons provisoirement adoptée pour la facilité du langage (36), conclure que la colonie unique ou multiple de microbes vaccinaux qui vient de vivre et de mourir chez chacun des sujets observés, y a déterminé un égal degré d'épuisement du sol ?

Un autre fait fournira les éléments de réponse à cette question : si, reprenant, séance tenante, tous ces enfants, on ajoute aux pustules produites, et sur un point quelconque du corps, de nouvelles insertions, soit du vaccin du sujet même, soit de celui d'un autre sujet, on constate : 1° que l'immense majorité de ces insertions sont stériles ; 2° que quelques-unes cependant sont productives ; 3° que le nombre des pustules supplémentaires ainsi développées est sensiblement en raison inverse de celui des boutons primitifs.

Le sol n'est donc pas épuisé au même degré, chez les différents sujets, par un nombre égal de colonies travaillant à cet épuisement.

Cette assertion est en désaccord avec les idées de Bousquet : «J'ai revacciné, dit-il (1), des enfants à toutes les distances de la première vaccination, le deuxième, le troisième, le quatrième, le cinquième, le sixième jour, etc, et jamais la seconde opération n'a réussi entre mes mains au-delà du cinquième ou sixième jour, quoique je prisse mes précautions pour en préparer le succès, jusqu'à suspendre la marche de la première en détruisant les boutons.S'il venait un commencement de vaccin,

____

(1) Loc. cit. p. 527.

cette vaccine n'avait pas en elle la puissance de
continuer sa marche, elle ne naissait pas viable. »

Ces faits négatifs ne détruisent pas les faits positifs, en assez grand nombre, que j'ai observés, et d'où
je crois pouvoir inférer que toutes les lois qu'on a
édictées en cette matière doivent être révisées,
parce qu'elles sont fondées sur des manifestations
bien plus muables qu'on ne le croyait au temps de
Bousquet. Il ne peut plus être, aujourd'hui, permis
de dire : tel sujet ayant eu une pustule, deux pustules, dix pustules de bon aloi doit être considéré
comme suffisamment épuisé, c'est-à-dire vacciné,
attendu qu'on ne le sait pas. Pour établir des bases
permettant, à cet égard, des appréciations tant soit
peu acceptables, il faut soumettre les sujets à des
insertions nouvelles, aussi longtemps qu'elles sont
productives. Quand elles cessent de l'être, le sujet
ainsi stérilisé est ce que j'ai proposé d'appeler
VACCINISÉ.

Une indication ressort de cet ordre d'idées, *vacciniser* tous les enfants, en les réinoculant au
moment où ils se présentent pour faire constater le
résultat de l'inoculation première, et, au besoin,
recommencer aussi longtemps que l'épuisement du
sujet n'est pas absolu.

Au lieu de cela, que fait-on aujourd'hui ? On
lance dans le monde, sur la foi d'autorités auxquelles on s'est trop empressé de se soumettre, un
certain nombre d'enfants insuffisamment prémunis.
Ce sont ceux-là qui, en présence du germe vario-

lique, lui livrent un accès plus ou moins facile et lui permettent de résider et de vivre — d'une vie misérable, il est vrai, mais d'y vivre cependant — dans des organismes demeurés hospitaliers dans une certaine mesure ; ce sont ceux-là surtout qui ont donné naissance à ce propos, répété d'âge en âge, que *la varioloïde est la variole des vaccinés.* C'est qu'en effet, le terrain ainsi attaqué à nouveau n'est hospitalier qu'à demi ; les hôtes qui y pénètrent y vivent mal et y périssent vite, et c'est ainsi que la variole ne s'y développe que comme un diminutif, la varioloïde. Pareillement, beaucoup des mêmes sujets vaccinés à nouveau manifestent ce qu'on a appelé la « *fausse vaccine* », laquelle n'est guère à la vaccine vraie que ce que la varioloïde est à la variole, un produit mal venu et mauvais générateur.

Occupons-nous de ces deux avortons.

65. La *varioloïde*, ainsi nommée par Thompson, est, nous venons de le dire, un diminutif de la variole.

La variole (3), en effet, se caractérise par deux symptômes principaux : l'état fébrile et l'éruption. La fièvre en est le symptôme initial ; elle survient immédiatement après le frisson et dure de deux à trois jours, pour tomber au moment où l'éruption se développe. Quand, après un temps qui varie de six à sept jours, celle-ci est arrivée à la période de suppuration, la fièvre réapparaît. Il y a donc, dans la variole — naturelle — deux fièvres, la primaire et la secondaire. La première est le résultat de l'effort fait par l'organisme pour se débarrasser de l'élément toxique dont il vient d'être pénétré ; la seconde, la manifestation ordinaire des réactions provoquées par le travail de la suppuration, lequel s'est emparé des papules plus ou moins nombreuses dont les téguments sont recouverts.

La varioloïde débute par les mêmes manifestations morbides que la variole : malaise, frissons, surélévation thermale ; seulement, ces symptômes sont l'effet d'une seule poussée, il n'y a pas de reprise. La fièvre secondaire manque, et voici pourquoi : en ce qui concerne l'éruption, il n'y a aucune différence essentielle entre la variole et la varioloïde *jusqu'au huitième jour*; mais, arrivées là, les deux éruptions se séparent et prennent chacune la forme et la marche qui leur sont propres : la petite vérole poursuit tranquillement son cours ; à l'enflure de la face succède celle des mains ; les pustules continuent à se développer, en prenant une teinte blanchâtre ; la suppuration s'en est emparée. La varioloïde, au contraire, s'arrête là ; l'éruption passe d'emblée à la dessiccation ; la période de suppuration manque ; tout est fini du dixième au douzième jour ; il n'y a pas là de place ni de raison d'être pour la fièvre secondaire.

Dans la variole, les *cavités* multiples dont se composent les pustules renferment des corpuscules de pus (8) et une foule d'autres produits ou débris ;

le *derme* est fortement infiltré de leucocythes, parfois tellement accumulés dans la couche papillaire,
que celle-ci disparaît ou se détruit même complètement. Ainsi se produisent ces *cicatrices* blanches,
lisses, marques indélébiles de la variole.

Les papules de la varioloïde sont tout autres :
elles ne vont pas si profondément, puisqu'elles
s'arrètent à la couche papillaire, qu'elles ne dépas-
sent pas, et, pour cette raison sans doute, ne laissent pas de cicatrices persistantes après elles. D'un
autre côté, la pustule varioloïdale n'est formée que
d'une seule cavité, ce qui, au point de vue de la
texture intérieure, la différencie essentiellement
de celle de la variole, laquelle est divisée en de
multiples cellules (7).

Enfin, tandis que l'éruption variolique, après
avoir pris possession de la face, gagne successivement toutes les autres parties du corps, jusqu'à les
recouvrir complètement dans certains cas de variole
confluente, celle de la varioloïde, à de rares exceptions près, se limite au visage et y reste discrète.

Et cependant, la variole et la varioloïde sont le
résultat évident de l'action du même contage ; en
temps d'épidémie variolique, l'attaque, chez les
sujets vaccinés qui ne parviennent pas à la repousser tout-à-fait, se traduit sous forme de varioloïde.
A ce titre donc, la qualification de « *variole des vaccinés* » qui a été donnée à cette dernière, est bien appliquée. Mais il ne faut pas la restreindre : la varioloïde est aussi la manifestation du contage variolique

chez certains sujets vierges de tout précédent
variolique ou vaccinal. La réceptivité à ce contage
a ses degrés ; certains sujets ne la possèdent aucu-
nement, sans quoi les épidémies n'épargneraient
personne ; d'autres ne la possèdent que dans une
certaine mesure, et ceux-là, prémunis originellement comme d'autres le sont par la vaccine, répondent par la varioloïde aux attaques varioliques.

La varioloïde est donc bien un diminutif de la
variole. Issue de la même semence, elle est le
produit de cette semence confiée à un mauvais
terrain.

La fausse vaccine est à la vraie à peu près ce
que la varioloïde est à la variole. Elle est le résultat de l'inoculation de la vaccine vraie dans un
mauvais terrain, ou du vaccin malade en un terrain
quelconque.

Cette inoculation, dans de semblables conditions,
révèle ses effets dès le premier ou le second jour
de l'insertion; c'est tantôt un petit bouton qui ne fait
guère que paraître et disparaître, tantôt un tubercule rouge qui grandit peu à peu, pour s'effacer
complètement après un temps qui varie de quatre
à cinq jours; tantôt, enfin, une éminence conique
ou globuleuse, de couleur rouge ou jaunâtre, comme
furonculeuse, mal circonscrite à sa base et n'ayant
rien de réglé dans sa marche ; après une durée qui
varie de quatre, cinq, six à sept jours, elle jaunit,
suppure et se sèche. L'aréole qui l'entoure, au lieu
d'être égale et de se fondre insensiblement, comme

dans la variole légitime, apparaît irrégulière et se termine brusquement, de manière à trancher fortement sur le reste de la peau. Ajoutez qu'autour du bouton principal, il en vient souvent d'autres tout petits ; ce sont comme de légères vésicules, difficiles quelquefois à voir à l'œil nu, mais très-distinctes à la loupe.

« En résumé, si l'on nous demandait, dit Bousquet, (1) quels sont les signes caractéristiques de la fausse vaccine, nous dirions qu'ils se tirent de la forme et de la marche de la pustule. A l'égard de la marche, la fausse vaccine naît et finit plus vite que la vraie, ce qui fait nécessairement que la durée totale en est plus courte, quoiqu'elle soit très-variable ; la forme de la pustule n'est jamais aplatie, encore bien moins déprimée dans son centre ; au contraire, elle est toujours bombée, toujours conique ou globuleuse, et, finalement, présente souvent un aspect terne ou jaune, qui contraste avec le reflet vif et nacré qui caractérise la bonne vaccine et surtout la vaccine de l'enfance. »

Quelle interprétation, quelle signification faut-il donner à la fausse vaccine? Pour nous, elle se résume en un mot, c'est du vaccin malade. Qu'on prenne le meilleur des vaccins et qu'on l'insère en une terre ingrate, originellement réfractaire ou rendue telle artificiellement, il y végètera, révèlera bien sa présence par quelques manifestations spécia-

(1) *Loc. cit.* p. 181.

les, mais ces manifestations seront essentiellement
fugitives. Qu'on puise alors dans les petites tumeurs ainsi produites une partie du contenu et
qu'on l'insère à un sujet vierge, il se pourra, à la
rigueur, que la lancette ramène quelque microbe
encore assez vivace pour prospérer en bonne terre,
mais ce sera excessivement rare. Dans l'immense
majorité des cas, elle ne rapportera que des détritus inertes. Ainsi s'expliquent la possibilité de trouver encore de vrai germe vaccinal dans des pustules
de faux vaccin, et les conclusions qu'on a tirées,
malheureusement, de ces rares trouvailles, pour
tenter de relever l'honneur, justement rabaissé, du
vaccin de revacciné.

Entre la pustule légitime et le bouton de fausse
vaccine mort-né, il y a des degrés ; ce n'est pas toujours ou tout l'un ou tout l'autre. Parfois, nous
l'avons dit, l'attaque, par une insertion de vaccin
vigoureux, vient à bout d'un organisme dont la
résistance est prête à se laisser vaincre; l'ennemi,
entré dans la place, s'y installe, chemine et gagne
du terrain ; mais, si ce terrain lui refuse la pâture
propre à l'alimenter, il finit par y périr avant d'être
arrivé au terme de sa course. De là ces pustules
hybrides, susceptibles de se rapprocher, par l'aspect,
des pustules louables, et n'en différant, quant au contenu, que par le degré de vitalité de ses habitants ;
pustules hybrides, qu'on rencontre si fréquemment
chez les sujets ayant subi une première imprégnation, et qu'on soumet à une vaccination nouvelle

par du vaccin chaud et vigoureux. Le germe vaccinal y fonctionne mal, périt avant le temps, vivote,
si l'on nous permet d'ainsi nous exprimer, et disparaît sans avoir pu exercer d'action générale sur
l'organisme.

Ainsi se justifie la défaveur dans laquelle est
tombé justement le vaccin de revacciné, défaveur
dont on cherche à tort à le relever. Sans doute, on
peut rencontrer tel sujet offrant, à la suite d'une semblable revaccination, des pustules caractéristiques,
mais il y a tout à craindre que ces pustules ne renferment qu'une génération restée chétive, pour
avoir grandi dans un milieu épuisé.

On trouvera, dans ce qui précède, les éléments de
réponse à une question qui se pose fréquemment:
une fausse vaccine est-elle préservatrice, et dans
quelle mesure faut-il compter sur un semblable
effet? Voici: si la fausse vaccine se présente
à la suite d'une revaccination pratiquée avec du
vaccin *sûr*, c'est que celui-ci a été mal accueilli à
l'entrée; malgré ses efforts, il a végété et péri sur
place. On doit en conclure que le sujet est *actuellement* indemne; mais on conclurait mal si l'on
considérait l'évolution de cette fausse vaccine
comme susceptible d'avoir apporté à la résistance
l'appoint de quelque force nouvelle. La résistance
ne s'en est pas accrue, elle est restée ce qu'elle était,
et demande à être rafraîchie à son temps, comme
si rien ne s'était passé. A ce point de vue, la fausse
vaccine aura donc absolument la même signification

qu'une insertion demeurée complètement stérile.

Mais la fausse vaccine peut aussi être le fruit de l'ensemencement d'un bon sol par une mauvaise graine. Ici le résultat sera, nécessairement, proportionné au degré de vitalité que cette dernière pourra avoir conservé; ce sera une simple efflorescence, — comme une flamme qui brille pour s'éteindre en un instant, ainsi que l'a dit Bousquet — ou bien un bouton naissant tôt pour finir après trois ou quatre jours, ou une tumeur furonculeuse capable de vivre une semaine. Ce sera peut-être même une pustule régulière, issue d'un germe convalescent et comme échappé au naufrage ; mais le fait que cette pustule, fût-elle même caractéristique, est restée unique, devra toujours faire craindre qu'elle n'ait pas rayonné au loin ni créé un épuisement véritable. Dans de semblables conditions, une vaccination nouvelle est rigoureusement imposée, jusqu'à *vaccinisation* complète.

Ces préliminaires posés, il va nous être permis d'aborder la question de revaccination.

Nous laissons de côté celle de savoir s'il faut revacciner; elle est depuis longtemps fixée.

Combien de temps peut-on ou doit-on laisser s'écouler entre la répétition de l'acte vaccinatoire ? Voilà le point qu'il nous reste à examiner.

Une conclusion découle des prémisses que nous venons d'établir: dans l'état actuel de la science, fondée sur l'expérimentation pratique, aucune don-

née fixe ne permet de faire présumer, à plus forte
raison de déterminer, le temps après lequel une
vaccination cesse d'être préservatrice. Aussi longtemps que la *vaccinisation* ne se sera pas généralisée et n'aura pas donné sa note, une seule formule est légitime, et la voici : quelle que soit
l'époque à laquelle une première revaccination aura
été faite, si celle-ci l'a été avec du vaccin sûr et
qu'elle est restée sans effet, elle ne donnera de sécurité réelle que pour un temps très-limité; *elle
devra être répétée chaque fois qu'on se trouvera en
présence d'une épidémie.* Rien ne sera changé à ce
précepte si la revaccination a procuré des boutons
de fausse vaccine; plus haut, nous avons dit
pourquoi.

Que dirons-nous des cas où, de cette insertion
nouvelle sortiraient de beaux boutons de vaccine, si
ce n'est qu'elle placera les sujets qui en auront été
gratifiés dans les mêmes conditions que les sujets
vaccinés avec succès une première fois, à savoir
qu'il faut les *vacciniser* pour leur donner, le cas
échéant, le maximum de résistance à la variole.

Et alors? Oh! alors la situation se complique.
Nous voudrions bien dire que la vaccinisation donnera une immunité prolongée, mais cela même
nous ne le savons pas. Ce qu'il nous est permis de
dire, c'est que cette immunité s'usera d'autant moins
vite, et que les atteintes qui pourront y être portées
seront d'autant moins meurtrières, que l'épuisement aura été plus complet et effectué par des légions plus nombreuses.

A l'appui de ce dire, nous invoquerons les statistiques anglaises établissant que la variole qui atteint les vaccinés mal armés est d'autant moins offensive que ceux-ci témoignent d'une vaccination primaire plus étendue, et un travail tout récent de M. Landrieux ayant pour objet de démontrer que la multiplicité des cicatrices varioliques et leur aspect légitime permettent de porter un pronostic favorable dans le cours de la variole.

Voici les chiffres cités à l'appui dans ce travail :

Sur un nombre considérable de variolés, 15 pour cent des individus présentant des cicatrices *légitimes* ont succombé, tandis que 24 pour cent de ceux qui présentaient des cicatrices *superficielles* sont morts.

Voici maintenant pour la quantité unie à la qualité :

Sur **133** malades présentant 3 ou moins de 3 cicatrices *superficielles*, **37** sont morts, soit environ **27** *p. c.*

Sur **143** malades présentant plus, de 3 cicatrices *superficielles*, **23** ont succombé, soit environ **14** *p. c.*

Sur **98** malades présentant 3 ou moins de 3 cicatrices *légitimes*, on a compté **12** décès, soit environ **12** *p. c.*

Sur **71** malades présentant plus de 3 cicatrices *légitimes*, **3** seulement sont morts, soit environ **4** *p.c.*

Sans que nous prétendions y attribuer une portée exagérée, ces données statistiques et les considérations d'un autre ordre dont nous les avons fait précéder, et qui ajoutent à leur valeur, nous permettent de prendre les conclusions ci-après:

1. L'intensité de la préservation est en raison du degré d'épuisement des sujets, et, vraisemblablement, du nombre de colonies d'habitants qui y ont contribué. Une *vaccinisation*, même complète, ne permet pas, néanmoins, de conclure à une préservation perpétuelle, puisqu'on a vu d'anciens variolés succomber à une atteinte ultérieure de variole; elle donne seulement le maximum possible d'immunité à attendre de la vaccine, au moment où elle a été pratiquée et pendant un temps plus ou moins long; elle permet de croire encore que, quelle que soit la puissance d'une attaque variolique, celle-ci trouvera toujours, dans un sujet vaccinisé, une force de résistance capable d'écarter tout danger de mort.

2. Le contenu des papules de varioloïde et de celles de revacciné, qui sont, le plus souvent, des pustules de faux vaccin, peut bien, à la rigueur, renfermer quelque germe efficace ; mais, s'il est permis de le lui demander, en cas de suprême détresse, pour des tentatives de vaccination qui pourront aboutir, exceptionnellement, sur des sujets vierges, il est absolument interdit de faire le moindre fond sur lui en matière de revaccination, ou d'y puiser ne fût-ce que l'idée d'une sécurité quelconque.

3. Qu'elle qu'ait été la réussite d'une vaccination, ou d'une revaccination antérieures, même au degré de vaccinisation, on ne doit y compter, à titre de

préservation, que dans une certaine mesure et pour un temps relativement court. *Il faut revacciner toutes les fois qu'on se trouve en présence d'une épidémie variolique*; en opposant ainsi à l'ennemi des troupes fraîches, on en a toujours raison.

C'est sur ce précepte, dont nous ne saurions assez recommander l'application, que nous terminerons ce chapitre.

CHAPITRE VIII.

—

*68. De la variole intra-utérine. — 69. A quel âge
doit-on vacciner les enfants?— 70. Y a-t-il une saison particulièrement propice à la vaccination? —
71. A quel moment la vaccine est-elle préservatrice? — 72. Les enfants peuvent-il être, sans
inconvénient, utilisés à titre de vaccinifères? —
73. De l'influence de la vaccine sur les personnes
en proie à la variole, les deux maladies marchant
ensemble.*

68. L'enfant peut être atteint de la variole dans
le sein de sa mère et en offrir les stigmates à sa
naissance. Le célèbre accoucheur Mauriceau a été
dans ce cas: il a eu la petite vérole avant de venir
au monde, le déclare dans son livre (1), et en rapporte un autre exemple: il y avait deux mois
qu'une femme avait eu la petite vérole, lorsqu'elle
accoucha, par accident, à six mois et demi, d'un
enfant mort depuis deux ou trois jours. Cet enfant

(1) Mauriceau. Traité des maladies des femmes grosses.
Chap. ii, p. 56.

portait plus de vingt pustules varioleuses. Dans le premier cas, celui de Mauriceau, la maladie avait respecté la mère pour aller frapper directement l'enfant.

Ce fait est loin d'être isolé : dans l'épidémie de Strasbourg, en 1833, on vit une femme bien portante accoucher d'un enfant dont tout le corps était couvert de pustules varioleuses. Cet enfant ne vécut que deux jours (Bousquet).

Au mois de décembre 1842, M. le docteur Gérardin, médecin de l'hospice de la maternité, mit sous les yeux de l'Académie royale de médecine de Paris un enfant né dans cet hospice avec une variole confluente (1). Les pustules, en effet, si abondantes qu'elles couvraient tout le corps, étaient en suppurat'on. La mère n'eut ni fièvre, ni éruption ; à la vérité, elle avait été bien vaccinée. Il n'y avait pas alors d'épidémie de petite vérole ; mais, dix ou douze jours avant d'accoucher, cette femme avait été à l'hospice de la Pitié faire visite à une de ses amies qui était couchée à côté d'un varioleux. Il est probable que c'est dans cette visite qu'elle avait reçu le germe de la variole ; ce germe, ne pouvant vaincre la résistance de la vaccine, traversa la mère sans l'atteindre et pénétra jusqu'au fruit qu'elle portait dans son sein. (Id.)

Les faits du même genre ne se comptent plus ; depuis longtemps ils sont admis dans la science,

___

(1) Bulletin de l'Acad. royale de médecine 1842, t. viii, p. 207.

bien qu'il ait fallu arriver jusqu'aujourd'hui pour les expliquer. Cette explication, M. Jules Chamberland l'a donnée récemment(1) ; le placenta, d'après ses recherches, n'est pas une barrière infranchissable ; le microbe du choléra des poules — très-ténu — le traverse aisément. De plus, ce filtrage, pour ainsi dire, constitue une atténuation du virus. Le passage des éléments figurés à travers le placenta donne la clef de la variole fœtale.

Il explique encore comment il se peut faire que l'infection atteigne directement l'enfant, en respectant la mère. Si celle-ci est, naturellement ou artificiellement, douée de l'immunité, les microbes varioliques qui l'auront envahie ne se multiplieront pas dans ses organes propres. Mais il se pourra que quelques-uns d'entre eux arrivent sains et saufs jusqu'au placenta, le traversent, et parviennent ainsi dans le fœtus, terrain propre à leur existence et où ils poursuivront paisiblement leur carrière.

Des mères peuvent avoir eu la variole pendant leur grossesse, accoucher d'enfants n'en portant, eux-mêmes, aucune trace, et ceux-ci apporter en naissant l'immunité variolique. Le fait, allégué par M. Chamberland, que le filtrage à travers le placenta constituerait une atténuation du virus, donnerait l'explication de ce phénomène : le fœtus serait ainsi vacciné par imprégnation constitutionnelle du virus variolique atténué.

(1) H. BOULEY. Note communiquée, au nom de M. J. Chamberland. (Académie des sciences de Paris, 8 janvier 1883)

On a dit, s'appuyant plutôt sur les faits relatés
ci-dessus que sur des faits spéciaux, que vacciner
la mère pendant sa grossesse, c'était vacciner l'enfant. Ce n'est certes pas impossible, mais il s'en
faut que ce soit la règle. Il se peut, en effet, que des
microbes vaccinaux, — bien que ceux-ci marchent
concentriquement, à la différence du germe variolique constitutionnel dont la marche est excentri-
que (26) — arrivent jusqu'au placenta et le traversent; mais ce que nous savons de l'existence de ces
infiniment petit nous autorise à penser qu'à une
si grande distance de leur point de départ, ils doivent être bien près de leur mort, par imprégnation
séreuse. Les expériences de M. Chamberland ne
nous disent-elles pas, d'autre part, que le filtrage
placentaire atténue les virus qui le subissent ? En
tout cas, il faudrait se garder de considérer la
vaccination de la mère pendant sa grossesse comme
une raison ou même une excuse pour négliger celle
de l'enfant en temps et lieu.

69. Pouvant avoir la variole déjà dans le sein
de sa mère, l'enfant devait être susceptible de la
contracter dès après sa naissance, et en effet il en
est ainsi. La petite vérole, toutefois, est peu commune avant l'âge de trois mois. M. Bousquet rappelle que l'épidémie de Marseille n'a pas attaqué
un seul enfant au-dessous de cet âge, et M. Herpin
a fait la même observation pour Genève. De son
côté, Steinbrenner a cité une foule d'exemples de
tout jeunes enfants qui, couchés à côté de leurs

frères varioleux, n'en ont pas pris la maladie.
« Le moment, dit-il, n'était pas venu pour eux (1). »

A côté de ce fait, citons-en un autre, d'un ordre
différent, sur lequel nous nous appuierons, comme
sur le premier, pour montrer l'âge auquel il convient de vacciner.

En déclarant que la vaccination est sans danger
quand elle est pratiquée avec les précautions, l'entente et le soin voulus, nous avons reconnu qu'elle
peut êt.e rendue offensive par la négligence de ces
conditions. Or, l'âge tendre compte au nombre des
circonstances propres à en compliquer les suites.
Quelque douce, quelque bénigne qu'elle soit, la vaccine détermine pourtant une excitation non équivo-
que à la peau ; c'est tantôt un érysipèle, tantôt une
roséole, etc. Chez les enfants les plus impression-
nables, cette excitation se répète quelquefois sur
les intestins et donne lieu à des entérites et à des
diarrhées qui, pour être le plus souvent très-légè-
res, n'en sont pas moins contrariantes. Or, quelque
important que soit le service qu'il prétende rendre,
le premier devoir du médecin est de ne pas nuire.

D'une part donc, la rareté de la variole chez les
très-jeunes enfants, de l'autre, l'extrême sensibilité
de l'organisme dans les premiers temps de la vie,
permettent ou prescrivent de différer la vaccination.
L'ajournement de cette mesure prophylactique
devra donc être de règle, jusqu'à l'âge de 3 mois,

____

(1) Traité sur la vaccine, Paris, Labé, 1846, p. 471.

dans les circonstances ordinaires. Il n'en sera plus ainsi, soit en temps d'épidémie, soit en cas de voisinage de personnes atteintes de la variole, où l'immunité probable qui s'attache aux très-jeunes sujets ne saurait être une garantie, ni le danger de légères complications une raison suffisante pour en différer l'application. Il faut, dans les temps d'épidémie, conférer la vaccination à toutes les personnes qui ne l'ont pas encore reçue, *quel que soit leur âge*.

Si, en effet, il est quelquefois trop tôt — et il est telles circonstances, nous l'avons dit, qui écartent même cette contre-indication — il n'est jamais trop tard pour vacciner. On peut avoir la petite vérole à soixante ans, à soixante-dix, à quatre-vingts, et plus tard encore. « Le comte de Lacé-pède, dit ·Bousquet (1), touchait à sa soixante-dixième année, et il n'avait pas eu la variole ; la vaccine lui souriait peu, mais il avait confiance en son âge. Cependant, une épidémie se déclara aux environs d'Epernay, qu'il habitait dans la belle saison ; elle le saisit et l'enleva le 19 septembre 1825. Il était dans les destinées de celui qui a illustré les sciences naturelles de périr victime d'un aveugle préjugé. »

70. On a beaucoup devisé sur la question de savoir si telle saison est plus favorable que telle autre à la vaccination, et cette question n'a pas

____

(1) Loc. cit. p. 148.

encore reçu de solution. Dire que la vaccine se développe plus rapidement pendant les chaleurs que dans les temps froids n'est pas dire grand chose. Où a-t-on vu que le vaccin gagnât en qualité à évoluer rapidement? Le choix du printemps et de l'automne pour la vaccination a été commandé par d'autres considérations. Pour la pratiquer de bras à bras, il faut réunir vaccinifères et vaccinés, venus souvent d'assez loin. Dans les campagnes, ils doivent d'ordinaire franchir de longues distances pour arriver au lieu du rendez-vous, et, dans les saisons extrêmes, ces courses à travers le froid ou le chaud, avec des enfants portés à bras, la plupart du temps travaillés par la fièvre vaccinale, ne sont guère du goût des mères. De là bien des défections, qui entravent le service. Il y a ceci encore que, si l'action du froid n'est pas nuisible par le ralentissement qu'elle serait susceptible d'apporter à l'évolution de la vaccine, elle peut l'être par son action sur de petites tumeurs plus ou moins enflammées, qui réclament, pour pouvoir parcourir régulièrement leur marche, le profit d'une température modérée. De là la préférence à donner aux saisons tempérées, même pour les vaccinations à domicile, qui, l'hiver, ont au moins l'inconvénient d'empêcher de faire sortir les enfants. Quant à l'extrême chaleur, bien que, personnellement, nous n'ayons jamais rien observé de semblable, la réussite de la vaccine semble pouvoir en être influencée. D'après

un rapport du Comité central pour les années 1821
et 1822, M. Yves, médecin à Montluçon, ayant
vacciné douze enfants à midi, au mois d'août, par
une chaleur étouffante, aucun d'eux n'aurait reçu
l'infection. Le même opérateur en vaccina douze
autres, le même jour à huit heures du soir, au
moyen de la même matière, avec un succès complet. « Cette observation, dit Bousquet (1), justifie
l'opinion de ces vaccinateurs qui, toutes choses
égales, ont avancé que le vaccin a plus de chances
de succès après le coucher du soleil que lorsque
cet astre est encore à l'horizon : bien entendu
qu'on raisonne dans l'hypothèse d'une chaleur
excessive. »

Quoi qu'il en soit de ces suppositions, les saisons
moyennes, le printemps et l'automne, généralement adoptées pour les vaccinations publiques,
peuvent être considérées comme justifiant pleinement cette préférence.

71. Des personnes appelées à se rendre, avec ou
sans leurs enfants, dans des localités hantées de la
variole, consultent le médecin sur ce qu'elles ont à
faire pour s'en mettre à l'abri. Celui-ci, s'il s'agit
de sujets vierges, n'a qu'une chose à faire, conseiller une vaccination aussi large et aussi sûre que
possible.

Mais ici une autre question se pose: à quel moment la vaccination ainsi pratiquée peut-elle ins-

(1) Loc. cit. p. 152.

pirer confiance? Quand il s'agit de sujets n'ayant
jamais eu la variole ni la vaccine, la sécurité doit
se fonder sur l'apparition des boutons: si ceux-ci
se montrent avec leurs caractères normaux correspondant au temps de leur évolution normale, ce
qu'on peut presque toujours reconnaître à dater du
cinquième jour, il est permis de se fier à eux. Au
contraire ,toute présomption reposant sur la date
seule de la vaccination doit être considérée comme
téméraire; la meilleure vaccination peut échouer
par le fait de circonstances inappréciables, et demander à être renouvelée, pour n'être fertile souvent qu'à cette seconde tentative; il faut se rappeler
aussi qu'il y a des évolutions vaccinales tardives.

Et si la vaccination échoue à diverses reprises,
quelle devra être l'attitude du médecin? Elle ne
saurait être assez réservée; une attaque de la variole peut avoir raison d'organismes ayant résisté
à la vaccine. Les parents doivent être prévenus de
cette éventualité; les probabilités seules sont pour
eux.

Il faut remarquer, toutefois, que, lorsque la réaction du troisième ou quatrième jour entre en jeu,
le développement de la pustule semble subir un
temps d'arrêt. Sans aucun doute (34), les coccus
nouvellement formés sont alors déjà en partie entraînés par la lymphe et sont allés infecter l'organisme entier. La date du cinquième jour paraît
donc reposer sur des données sérieuses.

Des expériences directes ont permis d'assigner

à ce cinquième jour la date de l'acqu'sition de l'immunité; les principales ont été faites, dès 1803, par M. Mongenot, médecin de l'hôpital des Enfants-Malades à Paris, et l'un des douze membres qui composaient le Comité central de vaccine. En voici quelques-unes (1) :

» Un enfant inoculé de la variole le cinquième jour de la vaccination, qui, sur lui, avait réussi, offrit quatre boutons le sixième de l'éruption; ils avaient l'apparence varioleuse, mais ils étaient durs, cornés, ne contenaient pas de fluide, et l'on en inocula la matière à un autre enfant, sans aucun effet.

» Un enfant soumis, le 9 brumaire dernier, à la vaccination, fut inoculé de la petite vérole le 13 suivant. On observa, dès le lendemain, de l'élévation aux quatre piqûres; mais le travail était entièrement dissipé le septième; on ne remarqua aucun autre effet de cette tentative.

» Deux enfants, inoculés de la petite vérole au cinquième jour de la vaccine, n'ont offert également aucun travail aux piqûres; sur l'un de ces sujets, la vaccination avait donné naissance à trois pustules régulières: le second n'avait eu qu'un seul bouton. »

Voilà pour les expériences faites avec le variolin, expériences qu'on ne peut plus répéter aujourd'hui. Celles qu'on a faites avec le vaccin en ont pleinement confirmé les résultats. On peut en conclure,

(1) Rapport du Comité central de vaccine. Paris. 1803, p. 257.

ainsi que l'a fait Bousquet (1), que, les exceptions
à part, si l'on place un vacciné, parvenu au cinquième ou sixième jour d'une vaccine régulière,
dans le foyer le plus intense, on peut être sûr qu'il
bravera impunément la petite vérole naturelle,
comme il braverait la variole inoculée.

Il n'en est pas moins vrai que si, au lieu d'indiquer le cinquième jour, on prend pour guide le
moment de l'apparition de la papule entourée de
son aréole, on est bien plus sûr d'écarter tout
mécompte. Or, des mécomptes en semblable matière, ce sont des vies perdues, ou, pour le moins,
sérieusement menacées.

Lorsqu'il s'agit de revaccinations, la circonspection n'est pas moins impérieusement commandée :
il faut revacciner avec le vaccin le plus sûr possible,
à moins que le médecin n'ait la preuve d'une revaccination récente bien réussie. Si celle-ci date
de plusieurs années, elle ne doit pas dispenser
d'une précaution nouvelle ; il ne faut pas ignorer
cependant qu'une attaque de variole, chez un sujet
ayant été vacciné deux fois avec un succès réel, est
rarement sérieuse ; le plus souvent elle se présente
sous forme de varioloïde.

Si la revaccination échoue sur un sujet n'ayant
été vacciné qu'une fois dans son enfance et ayant
atteint l'âge adulte, il y a des présomptions que la
variole ne le frappera pas davantage ; mais le médecin ne devra pas lui laisser ignorer que, chez

(1) Loc. cit. p. 526.

lui, la sécurité n'est que relative. En tout cas, il ne devra point affronter le foyer avant le cinquième jour d'une revaccination faite dans les meilleures conditions de succès.

Chez les veaux servant à la pratique de la vaccination animale, et auxquels on a pratiqué, dans ce but, de larges et nombreuses insertions, le cow-pox renfermé dans les boutons obtenus ne conserve guère son activité que pendant quarante-huit heures. Veut-on vacciner, de veau à bras, trois jours de suite, on ne le peut, si ce n'est à la condition que le veau ait été vacciné en deux temps, moitié le premier jour, moitié le lendemain ; on a de la sorte une récolte d'une durée plus longue d'un jour, et c'est un moyen dont nous nous sommes souvent avisé pour les vaccinations publiques. Pour gagner encore un jour, ainsi que nous l'eussions désiré, nous avons plus d'une fois cherché à obtenir des pustules à trois degrés. Jamais nous n'y avons réussi. Jamais les insertions faites quarante-huit heures après la première série n'ont été fructueuses. Nous en avons conclu, logiquement, que, chez le veau, l'immunité est acquise après deux jours. Ne serait-ce pas à cause de la multiplicité des insertions? Nous ne répugnons pas à le penser.

72. Peut-on, sans inconvénient, vider les pustules chez les enfants? Question grave que, pour des raisons trop faciles à comprendre, on n'a jamais abordée avec l'indépendance voulue. Résolue

négativement, n'entraînait-elle pas le tarissement
des sources indispensables à la marche régulière
d'une pratique qui faisait l'objet de toutes les
espérances? On préféra la laisser sous le boisseau,
et chacun excusa son voisin de cette confiance
tacite.

Aujourd'hui, les choses n'en sont plus là. Les
pustules vaccinales de l'enfant fussent-elles décrétées d'inviolabilité, qu'on n'en vaccinerait guère
moins; celles de la génisse y suppléeraient d'emblée. Examinons donc la question sans parti pris.

Qu'arrive-t-il lorsqu'on ouvre une pustule vaccinale venue au bras d'un enfant? Nous l'avons
dit (41): quelques gouttelettes d'une sérosité limpide s'en échappent, qui, insérées à d'autres sujets,
donnent, à leur tour, naissance à la vaccine.
Est-ce à dire que la pustule ainsi attaquée a été
de ce chef incontinent privée de tous ses germes
virulents? Nullement, la sérosité expulsée a simplement lavé les mailles intérieures du bouton vaccinal
et chargé les microbes libres qui ont bien voulu se
laisser entraîner; mais la grande majorité de ces
microbes est restée fixée (34) à la charpente même.
Excise-t-on une pustule vaccinale chez le veau —
chez l'enfant, la chose n'est pas possible, — après
en avoir fait sortir, de gré ou de force, toute la partie
liquide, le microscope y fait découvrir encore des
colonies entières de microbes, logés, pour la plupart,
il y a tout lieu de le croire, dans les voies préformées des gaines et enveloppes des poils. Le fait

d'ouvrir une pustule vaccinale et d'en laisser s'échapper la partie liquide ne peut donc avoir pour effet de priver la pustule de la totalité ni même de la plus grande partie de ses principes virulents.

Admettant donc que l'immunité d'un sujet — et cette hypothèse ne nous répugne pas trop — soit en raison de la population microbienne dont son organisme aura été occupé, il en résultera, tout au plus, que la spoliation relative à laquelle on l'aura soumis n'aura eu et ne pourra jamais avoir pour effet que de diminuer, dans une faible mesure, l'intensité de cette immunité.

Si modeste que soit notre réserve, elle trouvera cependant encore de l'opposition chez ceux qui, sous prétexte que le bouton vaccinal ne constitue pas la maladie dite vaccine mais n'en est qu'un symptôme, sont disposés à lui refuser un rôle quelconque dans la création de l'immunité. Cette opinion mérite d'être sérieusement examinée. Elle repose sur ce fait, déjà signalé en 1812, que la vaccine peut être insérée par inoculation, ne donner lieu à aucune manifestation locale, et procurer néanmoins l'immunité aux personnes qui l'ont ainsi reçue.

Voici, à ce sujet, de nombreux exemples cités par Bousquet (1). Les deux premiers sont empruntés au rapport du Comité de vaccine pour 1812 : « Un enfant bien constitué éprouva, le huitième jour de la vaccination, un malaise général avec

(1) Loc. cit. p. 541.

un mouvement fébrile qui dura toute une semaine. On croyait toujours voir arriver les boutons ; vaine attente! Le docteur Pistono le vaccine de nouveau: point de résultat; il le vaccine encore: rien, ni fièvre, ni boutons.

« Le second fait est plus complet et plus concluant.M. Petiet, médecin à Gray, vaccine un sujet déjà vacciné sans succès l'année précédente: au bout de huit jours, survient un accès de fièvre qui dure trente-six heures ; en même temps se dissipe un peu de gonflement et de rougeur qui s'était fait remarquer aux bras. Trois nouvelles tentatives ont le même résultat, avec cette différence qu'elles ne causent ni fièvre, ni même apparence de travail local. Cependant, il est si rare de voir manquer l'éruption, qu'on devait conserver des doutes sur la validité de la première vaccine. Pour en sortir, autant qu'il était en lui, M. Petiet inocula la variole à cet enfant. Cette inoculation échoua comme les précédentes.

« On lit encore, dans le rapport pour 1814, que M. Raynal, médecin à Bourges, et M. Sauvaire, médecin dans le département de l'Hérault, ont vacciné des enfants qui ne présentèrent pas vestiges de boutons ; mais, à l'époque où ils auraient dû paraître, il s'établit des mouvements de fièvre très-marqués. M. Raynal revaccina ces enfants à plusieurs reprises, il leur inocula la variole: toutes ses tentatives furent vaines.

« M. Castéra a fait la même observation sur un

enfant de six ans : l'insertion du vaccin resta inerte dans le lieu des piqûres ; mais la fièvre survint, et cette fièvre suffit pour le mettre à l'abri de la variole.

« Au reste, ces faits ne sont pas si rares qu'on le croit peut-être ; mais jamais, à ma connaissance, ils ne s'étaient offerts en aussi grand nombre qu'à l'observation de M. Tréluyer, médecin de l'hôpital général de Nantes et correspondant de l'Académie royale de médecine. Au mois de juillet 1825, la petite vérole entre dans l'hôpital ; on s'empresse de vacciner. M. Tréluyer vaccine lui-même cinq enfants ; dès le second jour, dégoût, céphalalgie, frissons ; le troisième jour, fièvre....., point de boutons.

« M. Tréluyer, un peu surpris, confie le soin de continuer les vaccinations à M. Cormerais, chirurgien de l'hôpital. Celui-ci revaccine les vaccinés de M. Tréluyer ; la seconde opération ne produit rien ; il vaccine cinq autres enfants : dégoût, céphalalgie, frissons, fièvre....., point de boutons.

« Ne sachant à quoi s'en prendre d'une anomalie si singulière, on accuse l'influence du local, et l'on quitte l'hôpital pour aller chez M. le docteur Duparc. On répète la même opération de bras à bras, avec l'attention d'y comprendre un certain nombre des enfants précédemment vaccinés : mêmes symptômes généraux....., point de boutons.

« Enfin on se transporte chez M. Rouillard, conservateur du dépôt de vaccin de la Loire-Inférieure, et la même opération donne toujours le même résultat.

« On a vacciné ainsi soixante sujets, depuis l'âge de dix ans jusqu'à vingt-quatre, et, n'importe le lieu de l'opération, n'importe la main qui tenait la lancette, jamais l'insertion du virus vaccin n'a rien produit à l'extérieur : toute sa force, toute sa puissance, s'est épuisée à l'intérieur.

« A la place des boutons, il survenait un trouble général, et, ce qu'il y a de plus remarquable, c'est que ce trouble, qui suivait toujours la première vaccination, ne venait jamais après la seconde.

« Ces vaccinés ont passé plusieurs mois exposés à toutes les chances de l'épidémie ; ils se sont mêlés aux varioleux, ils ont partagé leurs jeux, et tous ont échappé à la contagion; tous, hors deux, sur lesquels la vaccine n'avait produit aucun effet, ni local, ni général, ni fièvre, ni boutons.

« Il restait une dernière épreuve à faire ; elle a été faite. M. Tréluyer fit inoculer la variole à cinq de ces enfants, qu'il choisit parmi ceux qui avaient présenté au plus haut degré les signes généraux de l'infection vaccinale. Dès le lendemain de l'inoculation, horripilations, céphalalgie, nausées, vomissements, sensibilité à l'épigastre, diarrhée, etc. Ces symptômes durèrent pendant huit jours; puis ils s'évanouirent, et tout finit là.

« Il pourra paraître extraordinaire, dit Bousquet, que le même praticien ait observé plus de soixante exemples d'une anomalie si rare ; mais il est à remarquer qu'ils se sont offerts à lui en même temps et presque tous à la fois : cela diminue mon étonnement. Je crois à l'influence des constitutions atmosphériques, non seulement sur le nombre, mais encore sur le caractère des maladies. C'est par elles que je m'explique comment, pendant six semaines, en 1830 et 1831, dans le temps le plus beau de l'année, aux mois de mai et de juin, mes vaccinations ont si peu réussi.

« Quoi qu'il en soit, outre le caractère honorable de l'observateur, nous avons pour garantie de l'exactitude des observations, MM. Cormerais, Barthélemy, Duparc, Mabit et Rouillard. Dira-t-on qu'il se sont fait illusion? mais on ne s'abuse pas sur une chose aussi palpable qu'une éruption de boutons; on remarque une indisposition générale caractérisée par un mouvement sensible de fièvre; enfin l'on voit si l'inoculation de la variole est ou n'est pas suivie de ses effets ordinaires.

« Il n'est pas venu dans l'esprit de la commission de vaccine de l'Académie d'élever le moindre doute sur la vérité de ces observations; tant s'en faut: « Elles sont loin, dit-elle, d'avoir le mérite de la nouveauté; cependant, en raison de leur nombre, de leur authenticité et du soin minutieux avec lequel elles ont été recueillies, l'Académie les a crues dignes d'une mention particulière. » Et l'on verra tout à l'heure que la commission ne s'en dissimule pas les conséquences.

« Et pourquoi se refuserait-on à reconnaître des

vaccines sans boutons? N'y a-t-il pas des varioles sans éruption, *febris variolosa sine variolis ?* C'était l'opinon de Sydenham, partagée par Boerhaave, avec cette différence qu'il les croyait beaucoup plus communes que le médecin anglais : *hic nihil repugnel morbus variolosus sæpe sine variolis sit.* Son illustre commentateur est du même sentiment ; pour faire voir combien il est facile de se méprendre sur les préludes de la variole, il rapporte un cas bien fait pour commander la circonspection. Deux enfants, fille et garçon, furent pris, à la suite d'un repas un peu copieux, d'une fièvre qui réunissait tous les prodrômes de la petite vérole, laquelle régnait alors épidémiquement. Van Swieten ne douta pas que la contagion n'eût frappé ces deux petits malades. Au quatrième jour, l'éruption parut en effet sur le garçon, mais la fille y échappa, quoique, selon l'expression de l'auteur, deux œufs ne se ressemblent pas plus que leurs maladies. *Non poterat rum ovo similius esse quam febris hæc in ambobus illis, eodem tempore incipiens, eodem tempore desinens et tamen dispar omnino fuit eventus.* Après quoi il ajoute : *Sic vidi verum esse quod dixerat Sydenhamus, nempe dari febrem variolosam absque variolis.*

« Au reste, il n'y a pas de praticien qui n'admette des petites véroles, des rougeoles, des scarlatines sans éruption. C'est qu'il n'y en a pas qui n'ait vu, dans le cours d'une épidémie variolique, des malades avec tous les symptômes de l'épidémie, hors l'éruption: ce qui ne les empêchait pas ensuite de braver la contagion et même l'inoculation.

« L'éruption n'est donc qu'un des éléments de la petite vérole, et ce n'est pas le plus essentiel ; le principal est l'infection générale, c'est le changement intérieur qu'elle apporte dans toute l'économie, c'est la fièvre. Telle était aussi l'opinion de Sydenham, Boerhaave, Van Swieten, Lobb, etc. S'il en était autrement, si l'éruption constituait véritablement la variole, comment concevoir que le nombre des boutons soit pourtant si insignifiant qu'il n'y ait pas de différence pour la récidive entre la variole la plus discrète et la variole la plus abondante? Comment concevoir que cinq ou six boutons équivalent à mille, à deux mille boutons !

« Observez un varioleux, il se sent mal à l'aise, il se plaint de la tête, il éprouve des frissons, il vomit, la peau s'échauffe, son sang s'allume, la fièvre ouvre la scène. Cet état dure trois ou quatre jours, après quoi l'éruption arrive et la fièvre s'éteint. Ainsi la venue de l'éruption est le signe du calme: cela seul n'annonce-t-il pas qu'elle ne joue au fond qu'un rôle secondaire, quoiqu'elle mérite peut-être la première place à d'autres égards? Sans elle, en effet, comment reconnaître la petite vérole?

« Hâtons-nous de revenir à la vaccine. Ce n'est pas assurément quatre ou cinq boutons, grands comme une forte lentille, qui peuvent tenir lieu de l'éruption d'une petite vérole même ordinaire. Qu'est-ce donc? c'est la révolution qui s'opère dans l'organisation. Cette révolution n'est pas une chimère. Elle s'annonce quelquefois par des boutons surnuméraires, lesquels apparaissent précisément au moment où se fait l'éruption générale dans la variole inoculée. Le plus souvent, il est vrai, elle se fait à notre insu ; mais qu'importe? c'est un bienfait de plus et non une raison pour la nier. Ici la raison proteste hautement contre les sens.

» La conclusion générale de tout ce qui précède, c'est que, dans la petite vérole comme dans la vaccine, les boutons n'ont qu'une importance secondaire et relative. L'effet préservatif n'est pas en eux, ils l'indiquent, ils le révèlent, ils le mettent en lumière; en ce sens, on convient que leur témoignage est indispensable; mais ils sont si peu nécessaires aux propriétés essentielles de la vaccine qu'ils peuvent manquer, et ils manquent, en effet, quelquefois, témoin les observations faites à l'hôpital général de Nantes. La commission déjà citée s'en est expliquée franchement : « Elles sont bien propres, ces observations, à établir irrévocablement cette vérité, que les phénomènes d'éruption, considérés avec raison comme la preuve de l'infection vaccinale, ne sont pas toujours indispensables, et que la seule action intérieure de la vaccine peut être quelquefois un sûr garant de sa faculté préservatrice. » Je souscris d'autant plus volontiers à cette conclusion que je ne conçois même pas comment on pourrait s'y soustraire. Elle a pour elle les faits et le raisonnement : les faits, puisqu'il y a des exemples de bonne vaccine sans apparence de boutons à l'extérieur; le raisonnement, puisqu'il est impossible de comprendre que deux ou trois boutons, sans changement général intérieur, éteignent toute aptitude à la variole, et que les bras, qui en sont ordinairement le siège, paient pour toute la surface du corps.

« Dire que ces faits appartiennent tous à ces organisations privilégiées qui n'offrent aucune prise à la vaccine, cela répugne au plus simple bon sens. Outre que le nombre ne peut s'accorder avec ce que nous savons de ces répugnances organiques, remarquez attentivement que, si le virus vaccin n'a pas paru à l'extérieur, il n'est pas resté inerte pour cela. Tous ces sujets ont présenté, en effet, des signes sensibles de son action, céphalalgie, dégoût, nausées, frissons, fièvre, tous les symptômes, en un mot, qu'il provoque chez ceux-là mêmes qu'il affecte le plus vivement. Je crois même que, par une sorte de compensation, ces symptômes étaient plus marqués qu'ils n'ont coutume de l'être lorsque la vaccine se développe avec tout ce qui la constitue. »

Ces faits, qui ont dû étonner à l'époque où ils étaient publiés, jusqu'à faire douter de la rigueur de leur observation, l'expérimentation directe les a reproduits plus tard. Nous avons vu, en effet, (10) que certaines parties du système cutané, et tout spécialement la couche muqueuse de Malpighi, jouissent seules de l'aptitude à multiplier, *en foyers*, le germe vaccinal qui leur est confié; que si ce germe est déposé dans d'autres tissus, dans le tissu cellulaire sous-cutané, par exemple, il ne pullule pas sur place, ce qui n'empêche point l'immunité de se produire. De quel'e façon celle-ci s'acquiert-elle dans ces cas? Nous avons dit plus haut (35) qu'à la suite du mouvement fluxionnaire qui s'opère, du troisième au quatrième jour, dans une papule vaccinale, une partie des coccus est reprise et va se projeter dans tout l'organisme, tandis que la partie restée sur place continue à s'y développer. Eh! bien, il est vraisemblable que le germe déposé dans des tissus impropres à la constitution des foyers y pullule quand même, et lance dans le torrent de la circulation des légions fraîchement écloses qui vont occuper l'organisme.

Et ici se montrent, semble-t-il — si, en matière de science exacte, semblable argumentation pouvait prévaloir — les voies secrètes de la nature. La constitution en foyers n'est pas nécessaire à l'imprégnation préservatrice, mais si elle n'existait pas, la préservation, par la vaccine, contre la plus hideuse des maladies, eût été impossible, faute de vaccin. Que de fois la nature ne met-elle pas ainsi le remède à côté du mal!

Concluons : si la reprise du vaccin aux enfants, porteurs de tumeurs vaccinales récentes, leur enlève quelques-uns des éléments affectés à la création de l'immunité, il n'en saurait résulter pour eux un appauvrissement capable d'amoindrir sensiblement la puissance de résistance à la variole que

la vaccine a pour objet de leur donner. La vaccination de bras à bras ne doit donc subir aucune
a teinte sérieuse de ce chef.

73. Les organismes passibles de variole ou de
vaccine, nous l'avons déjà dit, appartiennent au
premier occupant. Il suffit que l'une d'elles ait sur
sa rivale une avance de quatre jours pleins, pour
fermer l'accès à celle-ci. Peut-être même cette
marge demanderait-elle encore à être réduite.

Que si cette avance est sensiblement moindre,
c'est-à-dire si, à un sujet contaminé varioliquement depuis moins de quatre à cinq jours, on inucule la vaccine, ou, réciproquement, la variole à un
sujet vacciné depuis le même temps, qu'arrive-t-il ?
Ce n'est plus une question aujourd'hui, les deux
éruptions marchent conjointement. La divergence
commence seulement au moment de décider si,
marchant ensemble, elles s'influencent réciproquement.

Au point de vue pratique, l'intérêt se réduit à
ceci : si l'on vaccine un sujet en puissance de
variole, dans les délais propres au maintien de la
réceptivité, ainsi qu'il arrive fréquemment en temps
d'épidémie, et que cette vaccination réussisse, ce
qui sera la règle, sera-t-elle favorable ou défavorable à la marche de la maladie principale, ou lui
sera-t-elle indifférente ? Cette question est encore
aujourd'hui diversement résolue : tandis que d'un
côté la vaccine est louée pour les adoucissements

qu'elle apporterait à la variole, elle est réprouvée, de l'autre, pour le danger qu'elle y ajouterait.

Dans une dissertation inaugurale, M. Clérault, sous l'inspiration de son maître, M. Rayer, s'est fait le défenseur de la première de ces deux opinions. M. Clérault a réuni 111 faits où la variole s'est montrée douce à côté de la vaccine, et il n'a pas hésité à en attribuer tout le mérite à celle-ci. De leur côté, MM. Rilliet et Barthez professent hautement que, sur les enfants jeunes et faibles, la vaccine, loin de tempérer la variole naissante ou prête à naître, ne fait que la précipiter et ajouter à sa gravité, et, comme preuve de cette manière de voir, citent des chiffres véritablement effrayants : 36 morts sur 39 malades. A l'appui de leur thèse, nous rappellerons que, dans l'épidémie de Marseille, en 1828, il est mort 16 personnes qui portaient à la fois la variole et la vaccine : 9 en juin, 3 en juillet, 2 en août, 2 en septembre.

Ici donc encore, des chiffres, de tous points opposés, viennent obscurcir la question au lieu de l'éclaircir. La théorie nous servira mieux.

La variole et la vaccine ne sont pas des puissances antagonistes ; elles se suppléent et ne s'opposent, l'une à l'autre, à aucun titre. Nous avons donné la formule de leur action réelle dans ces mots : la place au premier occupant. Leur action s'additionne, là est la vérité ; semez-les ensemble, elles marcheront librement, fructifieront séparément, chacune dans sa sphère d'action, mais tou-

jours dans le même objet, l'occupation des organismes, créatrice de l'immunité mutuelle.

Nous avons dit l'hypothèse sur laquelle nous
avons fondé l'explication de cette immunité, est
celle de l'épuisement : elle suppose que le processus
morbide produit par le virus inoculé consomme,
détruit ou annihile une matière, inconnue d'ailleurs, dont l'existence est nécessaire au développement du virus (35). Eh ! bien, semez ensemble les
deux virus se suppléant, s'additionnant l'un à
l'autre dans cette œuvre commune, de quelle façon
l'un pourra-t-il combattre ou affaiblir l'autre ? Il y a
vraiment impossibilité à le comprendre. Si l'immunité acquise peut gagner en intensité ou en durée
par le nombre des colonies appliquées à l'épuisement, il y aura présomption du renforcement de
cette immunité par l'intervention des pustules vaccinales, pour autant que la présence de ces quelques colonies additionnelles puisse jouer un rôle
devant des éruptions varioliques les comptant par
centaines. Mais aucune autre action ne se saurait
comprendre, si ce n'est, au point de vue où nous
nous sommes placé, un supplément de la réaction
générale, dû au travail de ces légions supplémentaires, en rapport avec leur multiplicité, c'est-à-dire
très secondaires.

CHAPITRE IX.

—

Objections a la vaccine. — *74. La vaccine est
réellement un préservatif contre la variole —
75. Objections de Carnot et de Verdé-Delisle. —
76. Les mesures et les moyens indiqués par
l'hygiène ne suffisent pas, à eux seuls, pour
préserver de la petite vérole. — 77. La croyance
au danger de vacciner et de revacciner en temps
d'épidémie n'est pas justifiée. — 78. La vaccine
n'est pas* toujours *une opération inoffensive.
— 79. La vaccination ne peut pas changer la
constitution des enfants. — 80. Le vaccin
n'est pas une substance en voie de fermentation ou de putréfaction. — 81. La vaccination
est par elle-même sans danger, quand elle est
pratiquée avec l'entente, les précautions et le soin
voulus.*

74. L'objection la plus radicale est celle-ci : *La
vaccine n'est pas un préservatif contre la variole ;
ceux qui la pratiquent sont dupes d'une illusion.*

C'est une allégation simple. On sait en effet — et
l'épidémie de 1871 l'a surabondamment démontré

— que la variole n'a rien perdu de sa puissance, qu'elle frappe et moissonne l'individu, comme à son plus beau temps. Et cependant, elle tue infiniment moins de monde, dans ses plus terribles épidémies, qu'elle n'en tuait avant la découverte de la vaccine, quand elle apparaissait sous la même forme. Est-ce, ainsi qu'on l'a dit, parce qu'elle s'adresse aujourd'hui à des sujets ayant profité de tous les avantages que leur ont procuré les progrès incessants de l'*art de vivre?* Point. Ceux qui sont atteints ou frappés sont aussi bien des hommes de choix que des individus déshérités de tous les biens de la terre; ceux-ci sont en réalité plus sujets à absorber des germes délétères que les autres mieux nourris, mais, pas plus que les premiers, ils ne peuvent être pris de variole sans l'intervention du germe spécial qui la produit.

Qu'est-ce donc, si ce n'est la résistance individuelle opposée au fléau par la vaccine, qui a créé cette différence de chiffre des pertes par variole? Si cette résistance n'avait pas existé, l'épidémie de 1871 fût devenue une peste aussi destructive que l'était la variole au siècle dernier, ou aux Indes, en 1837.

La statistique montre ce qu'était la mortalité du chef de la variole, avant la découverte de la vaccine, et ce qu'elle fut après. Nous lui emprunterons quelques-unes de ses données officielles :

1° En Westphalie, le chiffre de la mortalité variolique, qui s'était élevé annuellement, par million d'habitants, à **2643** pendant les 31 années qui avaient précédé l'invention de la vaccine, ou qui s'étaient écoulées avant qu'on eût pu en ressentir les bienfaits, à savoir de 1777 à 1806, est tombé à la moyenne de **114** pour chacune des années qui suivirent, c'est-à-dire de 1807 à 1850. A partir de l'avènement de la nouvelle pratique, la mortalité est descendue, à Copenhague, au *onzième*, en Suède, au *treizième*, en Autriche, au *vingtième* de ce qu'elle était auparavant. A Londres, où elle faisait par an de **trois** à **cinq mille** victimes par million d'habitants, la mortalité variolique annuelle tombe à moins de **304** pendant les années 1841 à 1853, à **149** en 1854, à **132** en 1855, pour toute l'Angleterre et le pays de Galles!

Tous ces résultats se relèvent à une époque où la vaccination, encore imparfaitement réglementée, était pratiquée un peu par le premier venu, et avant le moment où l'utilité de la revaccination fut établie. Avançons d'un degré et nous allons voir surgir des révélations nouvelles.

2° Sous l'empire de la vaccination *facultative*, en Irlande — de 1842 à 1860 inclus, — la mortalité variolique était déjà descendue à **1972** décès en moyenne par an; mais un nouveau progrès est réalisé immédiatement après l'institution de la vaccination *obligatoire*; de 1864 à 1873, la mortalité est tombée à une moyenne annuelle de **583**.

En suivant pas à pas la marche de la variole, en Suède, de 1774 à 1801 (période prévaccinale), puis

de 1802 à 1816 (période à vaccination facultative),
enfin de 1817 à 1877 (période à vaccination obligatoire), on arrive au résultat ci-après :

Période prévaccinale (de 1774 à 1801), décès annuels,
moyenne par million d'habitants, . . , . . . **1973**
Vaccination facultative (de 1802 à 1816), décès annuels,
moyenne par million d'habitants . . , ... **479**
Vaccination obligatoire (de 1817 à 1877), décès annuels,
moyenne par million d'habitants **189**

Ainsi, voici un pays où la vaccine était facultative, et où la mortalité tombe de **479** a **189** du
moment où elle devient obligatoire.

3° La variole a cessé d'être une maladie de l'enfance partout où la vaccination obligatoire a été
appliquée d'une manière satisfaisante. Elle n'exerce
d'influence sur la mortalité que pour les enfants
au-dessous d'un an, non encore vaccinés, et pour les
personnes qui ont perdu avec l'âge leur immunité
première.

Nous prendrons pour point de départ les chiffres
de mortalité variolique chez les enfants de moins
de cinq ans, dans les pays où il est imposé aux
parents de faire vacciner leurs enfants avant leur
entrée dans la sixième année.

Evidemment, dans les pays où peu d'enfants
échappent à la vaccination dans le premier âge,
ainsi qu'il en est de ceux où la vaccine est obligatoire, pendant les années où elle est sûrement
préservatrice, la préservation doit se remarquer
dans des proportions considérables. La démonstra-

tion de ce fait a été établie d'une façon irréfra-
gable.

Dans les pays où, comme en Ecosse, par exemple, les enfants doivent être vaccinés dans les trois
mois de la naissance, la différence avec les autres
pays est bien plus sensible encore: ainsi, alors
qu'en 1871-72, dans les huit villes principales de
l'Ecosse où cela a lieu, la mortalité variolique par
million d'habitants a été, parmi les enfants en-dessous de 5 ans, de **514**, elle s'est élevée, en 1870-
1871, dans les huit principales villes de la Hollande,
où la vaccine n'est pas obligatoire, à **6,122** décès,
parmi les enfants de la même catégorie et sur le
même million d'habitants.

4° Les chiffres les plus considérables que nous
possédions sont ceux qui servent de base à la statistique de la mortalité variolique de Genève, de
1580-1760. Voici, suivant l'âge, les résultats qu'ils
donnent :

	Décès de la variole.	Sur 1000 décès on en compte.
De 0 — 5 ans	5467	805,0
„ 5 — 10 „	1058	155,75
„ 10 — 15 „	126	18,5
„ 15 — 20 „	54	8,0
„ 20 — 25 „	39	5,75
„ 25 — 30 „	31	4,5
Au-dessus de 30 „	17	2,5
Total :	6792	1000

Ainsi, 2 p. c. seulement de tous les décès se rapportent à des personnes ayant dépassé leur 15e an-

née. La variole étant au moins aussi dangereuse pour les adultes, la minime proportion de décès qu'ils présentent ne peut avoir d'autre cause que l'immunité presque absolue des personnes variolées dans leur jeunesse.

De ce qui précède, il découle, ce qui devait être, que, dans les pays où la vaccine n'est pas obligatoire avant l'âge de 2 à 10 ans, la variole reste une maladie de l'enfance, et qu'elle cesse de l'être dans ceux où les enfants doivent être vaccinés avant l'âge de 3 à 6 mois. On y apprend encore ce que la mortalité variolique est devenue chez l'enfant depuis l'introduction de la vaccine.

Disons, pour terminer, que le *taux annuel moyen* de la mortalité variolique s'élevait, en Angleterre, pendant le siècle précédent, à **3,000** décès pour une population d'un million d'habitants. Or, la dernière épidémie (1871-1872), la plus intense du siècle actuel, n'a fourni qu'une mortalité de **1,824** en 1871, et de **833** en 1872, sur un million d'habitants. Et ces années ont été exceptionnellement terribles.

Antérieurement à la découverte de la vaccine, Londres payait à la variole un tribut de **4 à 500** décès par an, sur une moyenne de 100,000 âmes. En 1871, le chiffre des décès a été de **243**, et en 1872 de **54** décès par le même chiffre de population. Et l'épidémie a été d'une rare intensité (1).

(1) Nous croyons inutile de multiplier ces exemples, renvoyant, pour de plus amples détails aux ouvrages publiés récemment, en

5°. Une dernière donnée nous intére se plus que les autres : elle regarde notre pays.

La mortalité, en Belgique, du chef de la variole, a été calculée d'après les chiffres de la population, officiellement établis par le gouvernement dans ses annuaires statistiques. Elle a été, pendant les quinze années qui se sont écoulées de 1864 à 1878, savoir :

Décès varioliques pour un million d'habitants,	en 1864.	500
"	en 1865.	1,165
"	en 1866.	212
"	en 1867.	111
"	en 1868.	169
"	en 1869.	328
"	en 1870.	817
"	en 1871.	4.170
"	en 1872.	1,682
"	en 1873.	333
"	en 1874.	369
"	en 1875.	313
"	en 1876.	271
"	en 1877.	674
"	en 1878.	683
		11,997

Moyenne par année, chiffres ronds (12000/15) = 800.

Angleterre, par M. E. HART, (*The Truth about Vaccination*, etc. London, Smith, Elder et Cᵉ, 1880.) suivant des documents officiels ; en Suisse, par M. le dʳ LOTZ (*Rapport sur la question de la vaccination*, présenté au Conseil fédéral suisse. Genève, Benno-Schwabe, 1880.) et à un excellent travail. récemment publié par M. A.-J. MARTIN, de Paris (*La vaccination obligatoire*. Revue scientifique de la France et de l'étranger. 1ᵉʳ janvier 1881), ouvrages auxquels nous avons emprunté la plupart des renseignements ci-dessus.

Or, la Belgique perdant, en moyenne, 800 sujets par an, du chef de la variole, pour 1 million d'habitants, et sa population étant actuellement de cinq millions et demi, la mortalité totale annuelle de ce chef pour tout le pays doit être actuellement de 4,400.

Nous venons de voir qu'en Suède le chiffre de la mortalité, qui était de 419 par million d'habitants sous l'empire de la vaccination facultative, était tombé à 189 sous celle de la vaccination obligatoire. En admettant, ce qui ne doit pas pouvoir se discuter, qu'une même décroissance proportionnelle de la mortalité variolique eût été la conséquence, en Belgique, de la même obligation, on arriverait à ce résultat : qu'au lieu de **66,000** décès en 15 ans, le pays n'en eût essuyé que **26,000**. Économie pour 15 années, **40,000** ; soit par année **2666**.

On peut conclure de ce qui précède que, du jour où la Belgique sera en possession de la vaccination obligatoire, ELLE PERDRA EN MOINS, CHAQUE ANNÉE, **2666** CITOYENS du chef de la variole.

On a allégué que tous ces chiffres étaient sans signification ; que la retraite brusque de la variole, au commencement de ce siècle, était simplement le résultat d'une coïncidence, et l'on nous a montré la variole disparaissant depuis le VIe jusqu'au IXe siècle, sans qu'il y eût aucun préservatif quelconque propre à justifier cette éclipse. Mais l'on oublie que, depuis le commencement du siècle présent, la variole n'a jamais disparu, qu'il y en a toujours eu des épidémies dans quelque point de l'Europe, pour ne parler que d'elle, et que *partout* elle a toujours manifesté la même énergie à l'égard des sujets non vaccinés. Or, la vaccine n'a jamais eu la prétention d'avoir affaibli la puissance du germe variolique ; ce germe est ce qu'il a toujours été, seulement il est sans action sur les *individus* qui ont déjà subi une occupation, variolique ou vaccinale, plus ou moins récente. La vaccine ne détruit pas la variole, elle l'empêche de pousser des racines là où l'on n'entend pas les conduire.

On a contesté l'exactitude, d'aucuns ont dit la sincérité, des statistiques *fantaisistes* dressées par les vaccinateurs. C'est une échappatoire et rien de plus. Qui donc persuadera-t-on que tous, statisticiens, États, investigateurs officiels et autres, se soient entendu pour tronquer, falsifier les documents sur lesquels ils se sont appuyés ? Personne, n'est-ce pas ? Est-ce donc de les mal interpréter qu'on doit les accuser ? Mais n'avons-nous pas vu que, de quelque façon qu'on envisage, qu'on retourne les résultats acquis, ils tiennent toujours le même langage.

M. Bertillon l'a dit, il y a vingt-cinq ans (1) : « De quelque manière qu'on interprète les documents anciens et nouveaux de la statistique, à la condition de n'abdiquer ni les lois de la logique, ni celles de la science, on arrive à des conclusions écrasantes pour

(1) *Conclusions statistiques contre les détracteurs de la vaccine.* (*Union médicale* de Paris, 1855 n° 102 et 108.). — *La vaccine et ses accusateurs.* Réponse à une lettre de M. Carnot. (*Id.* no 146)

les adversaires de la vaccine en particulier, et en général pour les contempteurs obstinés du progrès. Car ce n'est pas par l'examen d'un ou deux documents individuels, c'est par l'accord unanime de tous les documents, qu'il est démontré que, depuis le siècle passé, depuis l'époque qui a précédé immédiatement notre grande Révolution, la mortalité s'est considérablement atténuée à toutes les périodes de la vie ; que, particulièrement de vingt à trente ans, âge auquel, d'après les anti-vaccinateurs, la variole, d'abord vaincue, exercerait sournoisement de mortelles représailles, le danger de mort a diminué d'environ un quart. Aujourd'hui, 1,000 citoyens, de vingt à trente ans, ne fournissent que 10 à 11 décès, tandis qu'autrefois le même nombre de sujets en donnait au moins 13 ou 14. Et les autres âges sont beaucoup plus favorisés que celui-ci.

» Enfin, bien que, pour l'armée et la ville de Paris, les documents soient insuffisants pour mesurer avec exactitude, même depuis 1820, la diminution de mortalité, ils suffisent pour affirmer qu'il n'y a eu nulle aggravation ; tandis qu'au contraire des considérations puissantes démontrent pour Paris une tendance manifeste, dans un si court espace de temps, à la diminution des chances de mort, bien que le regrettable silence de la municipalité ne nous permette pas de dégager complètement cette tendance, pour l'apprécier numériquement. Rien, par conséquent, absolument rien qui puisse motiver les excentriques et persévérantes attestations des détracteurs de la vaccine.

» Si nous voulons résumer les causes qui les ont égarés, nous dirons que toutes leurs erreurs ont pour source commune l'ignorance des principes de la statistique et l'inexpérience de la méthode, le manque complet de discussion et de critique, critique d'autant plus indispensable que les documents sont plus imparfaits. A chaque instant, on les voit s'appuyer sur des hypothèses en contradiction formelle avec les conclusions bien connues de célèbres et nombreux travaux. On les voit prendre pour mesure de la mortalité moyenne d'une nation, ici la mortalité allégée des rentiers, ailleurs la mortalité aggravée des soldats. Plus loin, ils confondront la table de survie avec la table de population, et tireront de l'une des conclusions que l'autre seule permettrait.

» N'ayant aucune notion des lois qui régissent les mouvements de population, ils prennent pour une calamité la diminution lente et progressive des naissances, bien que ce mouvement régulier suive la prolongation de la vie humaine et détermine dans la nation la prédominance des âges producteurs. S'ils veulent la survie applicable à une ville, dont la population est la plus mobile, la plus incessamment et profondément remuée dans toutes ses parties, ils se servent d'une méthode qui suppose l'immobilité et la régularité absolue dans la succession des vivants et des mourants. Ils supposent stationnaire une population incessamment croissante ; ils la supposent décroissante suivant les âges, quand elle croît d'un âge à l'autre.

» Il ne leur suffit point de se jouer si audacieusement de la statistique ; ils ne respectent pas davantage les simples lois du calcul. Ils raisonnent avec des quantités qui ne sont vraies que relativement à d'autres comme si elles étaient vraies absolument. Ailleurs, au contraire, quand un rapport seul peut les instruire du danger de mort, ils omettent de s'en informer. Et ce qui est plus étrange encore que tous ces contre-sens, que tous ces défis portés à la science, c'est l'aisance parfaite avec laquelle ils s'y abandonnent, ne paraissant pas se douter que ces matières aient pu être traitées avant eux ; c'est sans discussion préalable qu'ils supposent non avenus les célèbres travaux des Malthus, des l'Ivernois, des Benoiston, des Villermé, des Quetelet, en sorte que ce qu'on peut faire de mieux en leur faveur est d'accuser leur instruction pour disculper la légèreté de leurs procédés. »

Résumons-nous : l'inoculation du cow-pox ou du vaccin humanisé donne, au même titre que la variolation artificielle ou une atteinte de variole, une immunité *temporaire* contre les effets d'une vaccination ou d'une variolation nouvelle. Cette immunité temporaire, personne ne peut la nier : *on chercherait en vain un seul fait de variole ac-*

quise par un sujet récemment vacciné avec succès.
Eh bien ! sur quoi s'est fondée la fortune de la
méthode de Jenner ? Sur une épreuve, qu'on ne
peut plus tenter aujourd'hui, et qui alors était
journellement mise en pratique. On prenait cent
enfants, on en vaccinait cinquante, les cinquante
autres restant neufs. On inoculait, à quelque temps
de là, la variole légère à toute la fournée, et quand
on relevait le résultat, que trouvait-on ? Chez les
cinquante enfants vaccinés, le résultat était négatif ; il était positif chez les cinquante autres.

Comment peut-on, dès lors, discuter encore ?
Voici : il nous en coûterait de traiter nos contradicteurs avec une rigueur que plus d'un d'entre
eux sans doute ne mérite pas ; il en est, certainement, parmi eux, qui sont de bonne foi. Pour que
leur religion ait été trompée, il suffit qu'ils se
soient trouvés en présence d'une suite de vaccinations, ou mal faites, ou mal renseignées quant à
leurs résultats. Que de sujets ne voit-on pas,
munis de certificats de vaccine, dont le résultat de
l'opération n'a pas été contrôlé, et qui sont portés
sur les listes comme ayant été dûment vaccinés ?

75. Nous ne reprendrons pas une à une toutes
les critiques qui ont été adressées à la vaccine,
depuis 80 ans qu'elle est la tête de turc des
vaccinophobes. Des publications récentes en ont
fait justice, et nous nous faisons un devoir d'y

renvoyer (1). Nous ne ferons non plus que toucher légèrement les deux thèses imaginées, l'une par M. Carnot, l'autre par M. Verdé-Delisle, ne voulant pas rééditer les débats dont elles ont été l'objet, il y a tantôt 25 ans, et dont le souvenir n'est pas encore effacé (2).

Pour M. Carnot, l'immunité créée par la vaccine se résumerait en ceci, qu'elle préserverait de la mort deux fois plus d'individus *mineurs* que la variole n'en fait périr, mais que la préservation effective qu'elle procure cesserait vers l'âge de dix ans, et que, de dix à vingt, la mortalité augmenterait; qu'au résumé, la vaccine déplacerait la variole et voilà tout! *Elle n'a fait surgir, selon M. Carnot, aucune maladie nouvelle.*

M. Verdé-Delisle part d'une autre base et arrive à une conclusion opposée. Pour lui, *la petite vérole est une crise salutaire indispensable, par laquelle la nature expulse des principes malsains originels qui, lorsqu'ils sont maintenus dans l'organisme, deviennent plus tard le principe des plus terribles maladies pouvant affliger l'espèce humaine.* Il faut donc laisser faire la variole, de peur que la « *matière variolique* » ne demeure aux prises avec l'organisme tout entier; cette matière n'est autre que

(1) *Voy*. note, p. 20.

(2 Voyez : *Bulletin de l'Académie de médecine de Belgique*, 1856-1857, 1re série, t. XVI. Rapport de M. MARINUS, p. 410; discours de M. CROCQ, p. 615; discours de VERHEYEN, p. 618.

« la lymphe viciée, offrant exactement tous les ca-
» ractères physiques et chimiques reconnus à la
» matière *strumeuse*, à la matière *cancéreuse* et à
» la matière *tuberculeuse*, matières qui ont une
» origine unique et une seule voie d'élimination :
» la variole. » Or, la vaccine, en empêchant cette
élimination, aurait, d'après l'auteur, amené la
dégénérescence physique et morale de l'homme.
Pour lui, la fièvre typhoïde ne serait qu'une *variole
retournée*; l'angine gangréneuse, l'angine couen-
neuse, le croup, les tubercules, la phtisie pulmo-
naire seraient, de même, une conséquence du
vaccin. Que de maladies la variole... rentrée ne
fait-elle pas surgir, alors que, pour M. Carnot, au
contraire, elle n'en fait naître aucune !

Si la vaccination ne peut avoir d'effets fâcheux
sur la santé ou sur la vie, son introduction doit
avoir eu de l'influence sur le nombre des hommes. Bousquet a traité cette question avec la hauteur de vues qui lui est familière.

« En écartant les exceptions et confondant toutes
les épidémies, dit-il (1), il est démontré que, bon
an mal an, la petite vérole, avant la découverte
de la vaccine, tuait la quatorzième partie du genre
humain. Je dis du genre humain, mais il faut
remarquer que tous les hommes ne vivent pas
assez pour l'attendre; presque la moitié périssent
avant de l'avoir, et ce chiffre ne paraîtra exagéré

______

(1) *Loc. cit.* p. 563.

qu'à ceux qui oublieraient combien meurent d'enfants en bas âge. Or, plus il en meurt, moins il en reste pour payer le tribut à la variole, en sorte qu'en adoptant l'estimation précitée, on doit admettre que la petite vérole enlève le septième de ceux qui restent, supposé que, dans ce nombre, personne ne lui échappe.

« Faites maintenant, ajoute M. Bousquet, la part de l'exagération ; tenez compte des personnes qui, par un rare privilège d'organisation, répugnent invinciblement à la petite vérole, s'il en existe ; réduisez d'autant le nombre de ses victimes, je doute encore qu'après toutes les réductions, vous puissiez le mettre au-dessous d'un huitième ; enfin, n'oublions pas ceux que la vaccine laisse encore exposés aux atteintes de la variole et de la varioloïde, si petit qu'en soit le nombre, et admettons que, tout compensé, la petite vérole soit pour un dixième seulement dans la mortalité générale. La vaccine conserverait donc un dixième des hommes, selon la plus basse estimation. »

Et cependant, la population ne s'est pas accrue partout dans une proportion correspondante. Pourquoi? Pourquoi l'appréciation des effets de la vaccine au point de vue de la démographie est-elle si difficile? « C'est, dit encore M. Bousquet, que vingt causes différentes concourent avec elle au même but. L'accroissement de la population est, en réalité, un résultat fort compliqué : au lieu d'embrasser la population d'un grand royaume comme la France, attachons-nous à une province, à une seule ville, et choisissons nos exemples de façon que l'influence de la vaccine, dégagée des puissances rivales, se laisse voir plus clairement.

« Le Docteur Watt a dépouillé les registres de Glascow, depuis 1783 jusqu'en 1813, et, s'il faut l'en croire, la mortalité n'a pas varié, dans ce long intervalle, parmi les enfants de zéro d'âge à 10 ans.

« Il était curieux de faire les mêmes recherches dans un pays comme l'Italie, où, par mesure de police, les parents sont tenus de faire vacciner leurs enfants. Rusconi a fait ce relevé pour Pavie. On ne peut pas dire qu'il y ait similitude parfaite, mais il y a très-peu de différence dans le nécrologe des enfants avant et après la vaccine.

« Deux médecins français sont entrés dans la même carrière, quoique avec des vues bien différentes. M. Eymard s'est appliqué à compulser les registres de l'état civil de la ville de Grenoble. Il a pris pour terme de comparaison les vingt-cinq années qui ont précédé la vaccine, et il les a opposées aux vingt-cinq années qui l'ont suivie. Examen fait, il a trouvé qu'il n'y avait rien de changé : d'où il se croit autorisé à conclure que les gouvernements n'ont rien gagné à cette découverte et qu'ils ne lui doivent aucun appui.

« Un autre médecin, qui a voué sa fortune et sa vie à la pratique de la vaccine, M. Barrey, a fait pour Besançon ce que M. Eymard a fait pour Grenoble. Ses calculs embrassent précisément les mêmes années et le même nombre d'années. Le résultat seul varie, mais il varie peu. Il se trouve que, dans la première époque, de 1777 à 1801, les naissances se sont élevées à 26,113, et les décès à 26,155; dans la deuxième époque, de 1802 à 1826, les naissances ont été de 23,643, et les décès de 22,694. Grand admirateur de la vaccine, M. Barrey ne manque pas de faire observer que, dans la première époque, les décès surpassaient les naissances, tandis que c'est le contraire dans la seconde. Mais, encore une fois, la différence est si légère, qu'après vingt-cinq ans, Besançon n'avait pas mille habitants de plus ; et mille habitants, c'est à peine le tiers de ce qu'elle aurait dû avoir en trente ans, à une naissance par trente personnes. Il faut convenir que cela n'est pas fait pour donner une haute idée de la puissance de la vaccine pour peupler les états.

« Dira-t-on que la vaccine ne préserve pas de la variole, ou que, par une funeste compensation, elle met à la place d'une maladie d'autres maladies non moins graves qui rétablissent l'équilibre? Je sais qu'il s'est trouvé des hommes assez peu réfléchis pour soutenir cet étrange paradoxe. Tel était le Docteur Watt, que nous venons de citer, et tel est encore M. Eymard ; ils ne diffèrent que sur la nature des compensations. L'un s'en prend à la rougeole, qui lui paraissait beaucoup plus grave depuis que la petite vérole était devenue plus rare, tandis que l'autre accuse à la fois le croup, le rachitisme, la fièvre cérébrale, la phthisie, etc.

« Je proteste hautement contre cette explication ; je nie, et que la rougeole soit plus grave, et que le croup, le rachitisme, la phthisie, etc., soient plus communs aujourd'hui qu'ils ne l'étaient autrefois. Mais quand tout serait comme on le dit, pourquoi s'en prendre à la vaccine ? Voit-on antre elle et les effets qu'on lui attribue quelque rapport de nature ? On a la bonne foi de répondre négativement ; mais on ne peut s'expliquer autrement l'espèce de contradiction qui existe entre un fait de statistique et les promesses de la vaccine. Singulière manière de raisonner !

« Au reste, on part d'un principe qui peut être vrai pour telle ou telle ville en particulier ; mais il est manifestement faux quand on le généralise trop. Il est faux, disons-nous, que la population reste stationnaire. L'Europe a gagné soixante-dix millions d'habitants depuis que Jean-Jacques et Montesquieu ont dit qu'elle se dépeuplait. La France seule en comptait 8 millions de plus en 1882 qu'en 1775. Voici des chiffres :

« Elle avait en 1775	24 millions d'habitants.
1790	26
1820	30
1827	31
1832	32

« Je néglige les fractions.

« Il y a donc un accroissement rapide dans la population de la France ; il en est de même du reste de l'Europe. Et si les villes de Glascow,

Grenoble, Besançon n'y sont pour rien, ce sont des exceptions dont il faut espérer qu'on connaîtra plus tard les véritables causes. »

Enfin, il existe une loi supérieure à la vaccine et à toutes les influences partielles, une loi qui règle en souveraine la population des Etats. Cette loi est sous la dépendance de ce que les économistes appellent, d'après Malthus, la *contrainte morale*, en vertu de laquelle la population peut être réprimée au caprice de ceux qui sont préposés à sa conservation, caprice qui, dans le siècle qui vient de s'écouler, ne s'est que trop manifesté dans un sens répressif. Le dixième rapporté par la vaccine a donc pu et dû se noyer dans cet autre élément, qu'il ne faut pas négliger, non plus que beaucoup d'autres.

M. Bertillon, en 1855, Marinus, Verheyen, M. Crocq, en 1863, M. Lotz, en 1880, et tant d'autres, ont dit tout ce qu'il y avait à dire des statistiques de Carnot et des idées de Verdé-Delisle, et il n'y a pas à y revenir. On nous permettra cependant d'ajouter quelques mots: Non, la Providence n'a pas pénétré l'homme, en le créant, de principes malsains, pour le seul plaisir de l'obliger à les expulser. En matière de maladies transmissibles, l'ennemi n'est pas dans la place, il est au dehors, et c'est de là qu'il l'attaque. Le mettre dans l'impossibilité d'y exister, voilà la vraie, la seule prophylaxie. Pour nous, et contrairement à ceux qui affirment qu'il n'y a pas de virus immuables ni de virus remontant aux âges préhistoriques, il nous paraît absolument vraisemblable que le virus des maladies transmissibles, variole, syphilis, scarlatine, rougeole, qu'il soit germe, ferment ou microbe, remonte à la création, aussi bien que le palmier, que la baleine ou que l'éléphant. Les germes des maladies transmissibles existent dans la nature. C'est à l'homme à se défendre de leurs atteintes, comme il a à repousser celles des fauves, des moustiques ou des animaux parasites. Mais quant à admettre que chacun d'eux est préventivement représenté dans le corps humain, n'attendant que l'occasion d'en être expulsé dans une crise solennelle, c'est une hypothèse qui a fait son temps, et qu'on chercherait vainement à faire revivre. La nature a donné à l'homme l'intelligence et des armes pour se défendre. Il s'en est servi, en matière de variole, pour se rendre invulnérable par la vaccine, et l'on peut dire qu'il en a bien usé.

Ces préliminaires posés et le terrain déblayé de la sorte, il nous reste à examiner les questions suivantes :

I. Les mesures et les moyens indiqués par l'hygiène, tant publique que privée, sont-ils de nature à pouvoir préserver de la petite vérole ?

II. La croyance au danger de vacciner en temps d'épidémie de variole est-elle justifiée ? En d'autres termes, peut-on récolter la variole en semant la vaccine ?

III. La vaccination est-elle toujours une opération inoffensive? Si elle présente des inconvénients ou des dangers, peut-on toujours s'en mettre à l'abri?

76. — *Les mesures et les moyens employés par l'hygiène, tant publique que privée, sont-ils de nature à pouvoir préserver l'humanité de la petite vérole ?*

Semblable prétention a été exprimée au Congrès médical international d'Amsterdam (1879), sous la forme que voici :

» 1. La réceptivité individuelle des classes néces- » siteuses doit être diminuée par l'amélioration des » conditions générales de leur existence.

» 2. La vaccination ne doit être recommandée » que tant que des mesures énergiques contre la » transmission des maladies virulentes ne sont » pas encore décrétées par les gouvernements. »

La première de ces propositions est au-dessus de toute discussion : vaccinateurs et anti-vaccinateurs se donnent la main pour solliciter l'amélioration des conditions générales de l'existence de tous.

Quant à la seconde, impliquant l'idée que tous les gouvernements pourraient en arriver à s'entendre pour édicter, contre la transmission des maladies virulentes, des mesures telles que la vaccination en devînt inutile, elle ne constitue qu'une généreuse utopie. De quoi s'agirait-il, en effet? D'amener tous les Etats, amis et ennemis, à réaliser un jour, dans un accord parfait, l'idéal de l'hygiène publique, de telle façon qu'un pays qui en arriverait à cet idéal ne fût pas menacé par l'importation de la part de pays voisins moins bien avisés. Il y a là, on en conviendra, un aléa qui promet encore à la vaccine un long et paisible avenir; pas plus en matière d'hygiène qu'en aucune autre, l'heure de l'harmonie universelle n'est encore près de sonner. Aussi, tout en unissant nos vœux à ceux de l'honorable hygiéniste d'Amsterdam, qui s'en est fait l'apôtre, nous garderons-nous de désarmer et donnerons-nous à sa proposition, sans nous mettre en désaccord avec elle, son sens pratique *actuel* en la formulant comme suit : « Vaccinons et revaccinons jusqu'à ce que la sequestration des variolés — dans le monde entier — ait été réalisée par des mesures telles que la vaccination en soit devenue inutile. » Nos arrière-petits-neveux verront ensuite ce qui leur restera à faire.

Une maladie fût-elle essentiellement parasitaire, il ne s'en suit pas qu'on puisse en empêcher l'éclosion dans des conditions très-voisines de la spontanéité. Cela étant, quelque minutieuses que soient les mesures qu'on voudrait prendre pour empêcher les germes de se propager, on ne les détruira ni ne les dispersera jamais au point de prévenir l'apparition de cas isolés ni la production des foyers devant résulter de chacun d'eux. Et si cela est, comment les édits de police, les cordons sanitaires les plus sévères empêcheraient-ils les effluves morbigènes de s'en échapper, et d'être d'autant plus offensives qu'elles viendraient atteindre des organismes que l'absence du moyen prophylactique par excellence, la vaccine, aurait laissés sans défense. Avons-nous besoin d'ajouter que, si l'abandon de la vaccine devait précéder l'application des mesures demandées, le moyen proposé constituerait, à lui seul, un effroyable danger, car il laisserait les populations désarmées, au jour où l'une de ces influences épidémiques, dont la puissance ne se peut calculer et n'a pas jusqu'ici reconnu de barrière, viendrait à fondre sur elles. S'en fier à des mesures de police, ce serait, nous paraît-il, faire comme ces peuples qui, oublieux du grand principe : « *Si vis pacem para bellum* », s'en remettent, du soin de leur garde, à la foi des traités, sans remparts de défense et sans armée pour repousser les aggressions. Enfin, ces prescriptions de police destinées à procurer l'isolement complet des variolés seraient mille fois plus vexatoires, plus contraires à la liberté individuelle, que la vaccine obligatoire, à laquelle on reproche d'y attenter si brutalement ?

L'histoire est là d'ailleurs pour démontrer que l'hygiène est impuissante par elle-même à lutter contre les maladies parasitaires. « Les mesures et les » moyens indiqués par l'hygiène, tant publique que » privée, ne sont donc pas de nature à pouvoir préserver l'humanité de la petite vérole. »

77. II. — *La croyance au danger de vacciner et*

*de revacciner en temps d'épidémie de variole est-
elle justifiée ? En d'autres termes, peut-on récolter
la variole en semant le vaccin ?*

Cette croyance n'a aucun fondement ; c'est un
préjugé remontant à l'époque où se pratiquait la
variolation ou inoculation. Quand la variole règne
épidémiquement, soit que la constitution médicale
imprime à l'organisme humain une plus grande
réceptivité à la maladie, soit que le germe infectieux soit plus actif, il est d'observation que le développement de celui-ci, dans le corps de l'homme,
est plus rapide et plus pénétrant. Qu'un germe, en
d'autres temps paresseux ou peu infectant, s'intro-
duise alors dans l'organisme, il y prolifère rapidement et donne lieu souvent, non plus, comme en
temps ordinaire, à une varioloïde ou à une variole
discrète et bénigne, mais bien à une variole grave,
qui ne tardera pas à s'étendre en foyer. De là le
précepte formel de ne pas *inoculer* en temps d'épidémie, précepte qui a été transféré, sans aucune
raison valable, de l'inoculation à la vaccination.

Il faut bien le dire toutefois, pour ceux qui n'exa-
minent pas les choses de près, une certaine illusion
est possible : parfois un sujet est pris de la variole
dans les premiers jours qui suivent sa vaccination
ou sa revaccination. La sentence est bien vite
prononcée, c'est la vaccination qui a fait naître la
variole. Et l'on néglige de se dire que, dans la
foule des individus qui se font vacciner ou revacciner, foule d'autant plus serrée que le danger est

plus pressant, il doit inévitablement s'en trouver qui sont déjà en possession du germe variolique au moment où l'on insère le vaccin, lequel n'a à se reprocher que d'être arrivé trop tard.

C'est un peu par cette même logique que se laissent inspirer ceux qui, constatant que « plus on vaccine et revaccine, plus les épidémies de petite vérole sont longues, » ne songent pas à retourner le propos et à dire que « plus les épidémies de variole sont longues, plus on vaccine et revaccine. »

Le préjugé n'en existe et n'en persiste pas moins ; les gens du monde se le passent et repassent, et il se trouve des écrivains médicaux pour le soutenir et le relever, même au moment où l'on devrait le croire près de disparaître.

Pour eux, la vaccine peut donner lieu à la variole. Nous nous sommes déjà expliqué à cet égard (1). Nous avons dit que, si l'on se place dans l'hypothèse la plus répandue, celle de la dualité des germes, on ne doit pas plus pouvoir récolter la variole en semant le vaccin, ni le vaccin en semant la variole, que de l'orge en semant du blé. Que si l'on se place dans celle de l'unicité, en faveur de laquelle nous n'avons pas dissimulé nos prédilections, les faits nous autorisent à tenir le même langage, en demeurant, bien entendu, sur le terrain humain, qu'à cet égard nous n'avons jamais entendu quitter : l'expérience

____

(1) Rapport sur la vaccine, etc. (*loc. citat.*)

a démontré que si, pour certaines espèces, la virulence atténuée peut être reconquise à la seule condition d'une culture dans des milieux appropriés,
le milieu humain n'est pas propre à cette réascension pour le virus devenu vaccinal, car elle y est
sans exemple (30). Qu'on nous montre, en effet,
avons-nous dit et croyons-nous pouvoir répéter,
dans les pays où les vaccinations se font par fournées
nombreuses, un seul cas où elles aient fait naître
la variole, et nous réformerons nos vues. Jusque-là
nous demandons à les maintenir.

78. — *La vaccination est-elle toujours une opération inoffensive ? Si elle présente des inconvénients
ou des dangers, peut-on toujours s'en mettre à
l'abri ?*

L'émulation qui s'est établie, dans ces dernières
années, entre le vaccin animal et le vaccin humain,
a été l'occasion d'une enquête rigoureuse et sévère
sur les conséquences anormales possibles de l'insertion de l'un et de l'autre à l'espèce humaine,
chacun des deux étant prêt à admettre volontiers
les iniquités de l'autre. De là, par le fait d'une
sévérité souvent exagérée, peut-être inconsciem-
ment injuste, une tendance fâcheuse à créer et à
laisser transpirer dans le public des défiances
quant à l'innocuité réelle de la vaccine elle-même.
De là aussi, et c'est le bon côté de la situation,
l'établissement de leur dossier respectif et véritable en matière de criminalité.

De même qu'en semant, en terre vierge, une graine bien pure de tout mélange, on ne récoltera que le produit naturel de cette graine, de même, si le terrain d'ensemencement recèle d'autres principes, naîtra-il, en même temps que la plante recherchée, des plantes d'autres espèces ou de la mauvaise herbe. Il en sera ainsi de la vaccination : si le germe vaccinal est isolé de tout principe d'adultération et qu'il soit confié à des organismes parfaitement sains, il ne pourra produire, *ipso facto*, sur place, qu'une pustule vaccinale. Mais ceux-ci peuvent être adultérés eux-mêmes, ou doués d'une sensibilité de réaction exceptionnelle ; dans le premier cas, des manifestations extérieures étrangères à la vaccine pourront accompagner celle-ci ou la suivre, par le fait du coup de fouet donné à des organismes doués de prédispositions spéciales, ou pénétrés de principes n'attendant que ce coup de fouet pour évoluer.

L'insertion du vaccin le plus pur peut donc être suivie, même chez les sujets parfaitement sains, d'incidents symptomatiques divers, et parmi ceux-ci figurent spécialement des éruptions éphémères, sans caractère déterminé, ou une exagération relative des phénomènes locaux : état phlegmoneux des pustules, érysipèles localisés, et, à titre sympathique, réaction fébrile plus ou moins prononcée. Ces légères complications, qu'on ne peut éviter de façon absolue, se jugent en général spontanément et rapidement ; veut-on en hâter la résolution, il

suffit de quelques lotions tièdes, de petits cataplas-
mes de farine de riz *loco dolenti*, de boissons émol-
lientes et d'un peu de diète. Parfois, si les croûtes
des petites tumeurs ont été arrachées,ou si celles-ci
ont été irritées par des grattements, l'ulcère, non
cicatrisé, qui est au-dessous d'elles,s'irrite, s'agran-
dit, peut même devenir phagédénique et prendre
de grandes proportions. Ceci ne s'observe guère
que chez les sujets suspects, qui devront alors être
l'objet d'inquisitions et de soins spéciaux : les
émollients, les lotions avec de l'eau de saturne, les
attouchements au crayon de nitrate d'argent figure-
ront toujours parmi les meilleurs moyens à y appliquer.

L'érysipèle est la suite assez fréquente de pustules trop rapprochées, dont les aréoles finissent par
se confondre. Il faut,pour en arrêter l'extension, en
éteindre la cause, à savoir l'exubérance des pustules, ce qu'on fait en y appliquant, de bonne heure,
la pointe d'un crayon de nitrate argentique. Plus
tard, il y a à se conduire suivant les circonstances
et les indications individuelles.

D'autres exanthèmes, ceux-ci sans importance et
fugaces de leur nature, peuvent être le résultat
d'une sorte de poussée physiologique déterminée
par la vaccination : ce sont — en dehors de la
vaccine généralisée — des éruptions diverses,
mais qui appartiennent toutes à la catégorie des
roséoles : taches rouges d'abord, devenant ensuite
rosées, sans proéminence, discrètes, irrégulières

dans leur forme, plus larges en général que celles de la rougeole, ressemblant plutôt à des morsures de puce, apparaissant ordinairement l'été, au plus fort de l'inflammation de la pustule vaccinale, c'est-à-dire le neuvième ou le dixième jour, débutant par le cou ou le visage, pour s'étendre quelquefois aux extrémités inférieures, au tronc, etc. Rarement général, cet exanthème disparaît au bout de trois à quatre jours, sans laisser de trace et sans avoir exercé aucune influence sur la marche de la vaccine.

» Je ne parlerai pas, dit Bousquet (1), de quelques autres petites efflorescences sans caractère et sans danger. La physiologie les signale, mais la thérapeutique ne s'en occupe pas. Il faut les attribuer aux liens sympathiques qui unissent tous les organes du corps humain et plus particulièrement toutes les parties du même appareil : loi sublime qui séparera à jamais la matière vivante de la matière morte ».

Là se bornent les accidents, pour ainsi dire physiologiques, de la vaccine. Il importait de les bien déterminer, pour écarter de leur bilan d'autres manifestations qui peuvent l'accompagner, mais dont elle ne saurait être tenue pour responsable, et parmi elles les éruptions eczémateuses, les dartres, les éruptions de nature syphilitique, etc. Ici, c'est le terrain qui est la cause et l'agent des phénomènes ; la semence n'y est pour rien.

(1) Loc. cit. p. 194.

Ceci est d'une importance extrême et va nous permettre de renvoyer dos-à-dos les vaccins humain et animal s'accusant mutuellement. Voici un enfant de quelques mois qu'on vient de vacciner avec du vaccin animal; tout a bien marché, mais voilà qu'au onzième jour, survient une éruption de taches lenticulaires cuivrées du plus mauvais aspect. Emoi de la famille et du vaccinateur. Consultation. Enquête sur le vaccin employé, sur la lancette qui a fait les piqûres. Est-ce le vaccin qui est coupable ou n'est-ce pas plutôt un instrument malpropre? Ces deux éventualités sont seules ouvertes. Eh ! bien, c'est ailleurs qu'il fallait chercher. Qu'on me montre donc un vaccin, animal ou humain, capable de donner lieu, au onzième jour, chez un sujet sain, à une éruption de taches cuivrées; où une lancette ainsi contaminée qu'elle puisse donner lieu à une éruption syphilitique d'emblée, au onzième jour, sans avoir laissé à la porte sa carte de visite. On s'est avisé de tout, sauf du principal, l'enquête sur le sujet vacciné et sur ses ascendants.

Et si l'on ajoute que ce même vaccin incriminé, provenant de la même préparation de vaccin emprunté au même sujet, n'a donné lieu, chez cent autres personnes qu'à des vaccinations immaculées, manquera-t-il quelque chose à la démonstration?

Nous croyons inutile d'ajouter que ce qui précède ne doit s'appliquer qu'à du vaccin vivant et dépourvu de sang, ou à du vaccin conservé dans des conditions telles qu'elles permettent d'écarter

toute idée de décomposition ou d'altération putride.
Il n'est question ici que de l'inoculation du vaccin,
et non de celle d'une matière septique.

Quelqu'un a dit : il n'est pas possible de faire à la
peau d'un homme une boutonnière, si petite qu'elle
soit, sans ouvrir une porte par laquelle la mort
peut entrer. La vaccination, en tant qu'opération
chirurgicale, n'est dangereuse qu'à ce seul titre, et
c'est pour cela sans doute qu'elle est tombée dans
le domaine de tous.

Mais il y a autre chose dans l'acte de la vaccination que la piqûre ou la boutonnière faite à la peau,
il y a l'introduction sous l'épiderme d'un principe
germinatif que l'instrument du vaccinateur y dépose.
Ce principe, qu'il soit virus, microbe ou ferment,
prolifère promptement sur place, et y donne lieu
à l'ensemble des manifestations qui ont été décrites précédemment (41).

Ce principe, semé dans l'organisme, peut-il y
donner lieu à d'autres phénomènes que sa pullulation et l'altération nutritive qui aboutit à l'ensemble
de faits désignés sous le nom d'inflammation, et
qui sont modifiés en raison des conditions constitutionnelles inhérentes à l'individu? En d'autres termes, peut-on, en semant la vaccine, développer,
par exemple, la syphilis ou la scrofulose? S'il ne
s'agissait que du germe vaccinal isolé, libre de
toute promiscuité, ainsi qu'il serait si l'on parvenait
à le cultiver dans des bouillons inoffensifs, la

réponse par la négative ne se ferait pas attendre. Mais nous n'en sommes pas là.

Il y a dans le bouton vaccinal, indépendamment des germes qui ont été introduits et qui s'y sont multipliés, le liquide dans lequel ces germes nagent au moment où on les inocule à nouveau, et qu'on insère avec eux dans les organismes auxquels ils sont destinés. Ce liquide, c'est de la lymphe, constituée par du plasma sanguin tenant en suspension de rares globules blancs entraînés, puis les quelques produits de désagrégation des tissus mêmes. On sait que le germe vaccinal se propage par inoculation, mais qu'advient-il de la lymphe qui en est le véhicule ?

Cette question, d'un si haut intérêt, a déjà été traitée longuement dans ses rapports avec la syphilis (49) et la tuberculose (62). Là nous nous sommes trouvé en présence d'accusations saisissables. Ici, nous allons devoir entrer dans un autre ordre d'idées, où nous aurons quelque peine à nous reconnaître. Essayons cependant.

79. Le vaccin, a-t-on dit, peut changer la constitution des enfants, les rendre malingres, lymphatiques, tuberculeux. Ces accusations reposent en partie sur des allégations de fait, en partie sur des vues théoriques.

Quant aux faits, nous ne sachions pas que le dossier tout entier de la vaccine en contienne un seul, rigoureusement observé, démontrant ou rendant seulement probable la réalité de pareille influence. Certes, les parents qui veulent méconnaître les vices de leur propre sang, les ruines de leur constitution, qui veulent se disculper à leurs propres yeux de leurs péchés de jeunesse, de la négligence des soins de l'hygiène ou de la mauvaise alimentation vis-à-vis de leur progéniture, ceux-là ne manquent pas de fournir un contingent d'accusations nombreuses. C'est le médecin qui a méconnu telle maladie, mal traité telle autre; il a donné des médicaments qui ont ruiné de fond en comble ces pauvres petites santés.

Eh bien! nous demandons, à l'appui de ces racontars, non des accusations vagues, mais des observations précises, détaillées, concluantes. A la vérité, parmi les millions d'enfants vaccinés, il en est qui deviennent malades après la piqûre; il en est où une tuberculose, des dartres, des manifestations lymphatiques et scrofuleuses se déclarent peu de temps après; mais qui donc a prétendu que le vaccin préserve de ces maladies, qu'il fortifie les constitutions délabrées? Nous demandons des statistiques comparatives, des faits environnés de toutes les circonstances propres au sujet et à ses ascendants. Si d'une coïncidence fortuite, on conclut à la relation de causalité, que fera t-on d'un enfant vacciné qui tombe par la fenêtre?

Voyons quelle valeur peuvent avoir les arguments théoriques. Ceux-ci ont pris un caractère incontestablement plus sérieux depuis que la tuberculose semble devoir être rangée parmi les maladies infectieuses microbiennes, ou que cette hypothèse, qui ne manque pas d'appuis, ne peut plus du moins être rejetée du nombre des choses possibles. Ceci est d'autant plus grave que le cow-pox lui-même n'échappe pas à l'accusation, puisque les bêtes bovines sont sujettes à une maladie qui, sans être la tuberculose, doit cependant s'en approcher. Les bovidés, en effet, ont plutôt la pommelière ou maladie perlée, c'est-à-dire une fausse tuberculose, que la tuberculose vraie. Mais il faut noter que les transmissions de la tuberculose — outre que l'immense majorité d'entre elles sont sujettes à caution — s'obtiennent par l'inoculation de la matière tuberculeuse même. A notre connaissance, on n'a JAMAIS, N'IMPORTE OÙ, parlé de la transmission obtenue à l'aide du sérum d'un animal tuberculeux.

Il faudrait donc se rejeter sur l'inoculabilité de la tuberculose constitutionnelle. Or, il n'existe absolument aucun fait — NOUS DISONS AUCUN — ni aucune preuve à l'appui d'une transmission de cette nature.

Un grand mouvement d'opinion s'était produit dernièrement, en Angleterre et en Allemagne, contre l'usage du lait provenant de vaches atteintes de la tuberculose ou de la maladie perlée. La grande mortalité des enfants nourris au biberon était attribuée, pour une part considérable, à l'usage de ce lait. Les accusations devinrent de plus en plus pressantes et précises. Berlin s'en émut et nomma une commission à l'effet de recueillir le matériel statistique nécessaire à la solution de la question.

Les conclusions de cette commission, formulées à la fin de l'année dernière par le professeur Virchow, l'un de ses membres, ont été négatives, en ce sens que l'examen rigoureux des faits n'a pas permis d'affirmer une transmission de la tuberculose de la vache à l'homme par l'usage du lait. Il ne reste donc qu'une pure hypothèse, comme il est facile d'en faire à propos de toute médication, de toute alimentation, de toute cohabitation, de toute habitude.

M.Chauveau et d'autres expérimentateurs encore ont démontré, par voie expérimentale, que la puissance spécifique des liquides virulents est uniquement le fait des organismes ou éléments figurés qui s'y trouvent mêlés. Or, en affirmant que la *lymphe*, l'*exsudat d'une économie*, peut transporter sur un tiers toutes les propriétés constitutionnelles des vaccinifères, on affirme ceci : l'inoculation d'une lymphe inflammatoire *quelconque* peut changer la constitution d'un tiers. Encore une fois, on demande la preuve. Jamais cette preuve n'a été fournie, ni même un commencement de preuve. Au point de vue théorique, si quelque chose dans cette lymphe peut avoir une influence sur l'économie, ce n'est pas le plasma liquide — il n'est pas organisé — ce sont les *globules* ou leucocythes introduits avec lui. Peut-on croire — à moins de supposer le vecteur des organismes étrangers doué d'une puissance de développement excessif — que le leucocythe aille entreprendre une lutte avec l'organisme où il s'est introduit, et substituer ses descendants à ceux des milliards de protoplasmes de l'organisme inoculé ?

Ce sont là des rêveries. On peut en faire mille analogues, qui, pas plus que la première, ne sont susceptibles de démonstration ni de contre-démonstration. Autrefois, on faisait manger du cœur de lion à ceux dont on voulait faire des héros. Mais, dans l'état actuel de nos connaissances, c'est simplement absurde. Et pourtant, si quelque badaud affirmait la vertu de semblables pratiques, comment s'y prendrait-on pour lui *démontrer* qu'elles ne sont qu'insensées ?

Et voilà ce qu'on oppose à l'application de la plus bienfaisante des mesures ! Et c'est pour cela, c'est parce qu'il y a, de par le monde, des scrupuleux à l'excès, des esprits pointus ou inquiets pour se prévaloir de semblables hypothèses, qu'on priverait l'humanité de la vaccine, alors que pas une preuve, ni statistique, ni physiologique, ni pathologique, ne peut être invoquée à l'appui ! Mais, à prendre ainsi les choses, quelle serait donc au monde la pratique, la médication interne ou externe, ou l'opération, quelle qu'elle fût, qui ne dût être rayée ? Et serait-ce alors se laisser trop glisser sur la pente que de comprendre, dans les préceptes d'une saine hygiène, le conseil d'éviter de donner la main à quelque ami à la paume humide, ou d'écouter de trop près les confidences d'un interlocuteur, dont la conversation...... marécageuse enverrait à distance un brouillard dangereux, *quintessence* de son organisme ?

Quant aux affirmations relatives à des éruptions eczémateuses qui ont été parfois observées à la suite de la vaccination, nous pouvons admettre que, chez des sujets à peau excessivement irritable, l'éraillure ait été suivie d'une poussée cutanée. Mais le moindre traumatisme, une piqûre, une irritation banale peuvent avoir le même résultat. Qu'on voie plutôt ce qui se passe après le percement des oreilles. Nous rangeons sous le même chef les quelques rares accidents érysipélateux ou phlegmoneux que renseignent les registres des vaccinateurs. La propreté des instruments, la fraîcheur du vaccin, sa pureté absolue et l'absence de toute substance en voie de décomposition, quelques précautions banales avant et après la vaccination, un pansement simple mais approprié dès qu'un peu d'irritation s'annonce, réduisent ces accidents à des proportions infiniment petites, si elles ne les font pas disparaitre totalement.

Voilà le bilan des accusations portées contre la vaccine. Nous les avons examinées sans partialité aucune, et nous avons vu ce que valent ces clameurs livrées au vent des préventions publiques, et que celles-ci n'eussent pas demandé mieux que d'abandonner, si on les eût éclairées au lieu de les encourager.

Ce vieux procès perdu est porté de nouveau aujourd'hui devant le tribunal de l'opinion publique, par des auteurs qui se sont rangés avec une conviction chaude, sinon bouillante, parmi les adversaires de la vaccine. Quand des hommes instruits et au jugement tranquille viennent solennellement, devant des corps savants, faire pareil procès, on ne saurait douter, sans leur faire injure, que leurs convictions ne soient sincères et qu'elles n'aient été imposées à leur esprit par un examen sérieux du sujet, par des faits d'observation attentive, par une étude approfondie de la question sous toutes ses faces, tant au point de vue scientifique que d'après l'examen scrupuleux de la statistique. Nous ne pouvions donc nous dispenser de soumettre à une critique consciencieuse les arguments qui ont été si souvent présentés, et c'est ce que nous avons fait. Notre déception a été complète.

Nous avions cru que l'attention de ceux qui s'en sont fait les interprètes s'était depuis de longues années fixée sur ce sujet; qu'ils avaient cherché dans leur propre clientèle ou dans celle de leurs collègues et de leurs amis des éléments de conviction. Nous devions nous attendre à voir citer bon nombre d'enfants vaccinés par eux dans des conditions bien connues et dont ils pussent se porter garant, et d'autre part, la proportion de variole et de mortalité variolique observée chez eux dans la suite des temps; d'autre part encore, la relation nette et précise des différents cas où la vaccination avait amené la scrofule, la tuberculose, le rachitisme, chez des enfants de souche valide. Rien, rien, rien de tout cela. Ces déclamateurs n'ont pas de registres, ou, s'ils en ont, c'est qu'ils

ne confirment pas leurs thèses, puisqu'ils ne les
montrent pas ; ils n'ont pas observé, ou leurs
observations n'ont pas marché aussi vite que leurs
convictions, puisqu'ils les gardent devers eux. Ils
préfèrent — c'est plus expéditif — nous dire en
bloc qu'ils ont vu des milliers de cas confirmant
leur manière de voir......

80. Nous voudrions nous en tenir là. Comment
cependant laisser passer, sans la contredire, cette
affirmation, si hautement exprimée, que le vaccin
ne serait pas autre chose qu'*une substance en voie
de fermentation ou de putréfaction*, gratuitement
introduite dans l'économie, au prix des plus grands
dangers. C'est le cheval de bataille des anti-vaccinateurs.

Arrêtons-nous-y donc quelques instants.

Si le terme « *fermentation* » n'est pas jusqu'ici
rigoureusement déterminé; si, à la rigueur, on peut
l'associer encore à l'action de microbes morbigènes, sans blesser, d'une manière absolue, la terminologie scientifique, il n'en est plus de même de
celui de « *putréfaction*. » Celui-ci désigne des processus spéciaux déterminés par la présence et l'action d'un organisme *spécial*, le « *Bacterium termo* »,
processus qui consistent dans les dédoublements les
plus divers des matières organiques, et spécialement de l'albumine, des réductions et oxydations
énergiques, sous l'influence de gaz naissant de
l'ozonisation de l'oxygène, etc., altérations mo-

léculaires et atomiques aboutissant à ces produits terminaux qui caractérisent la putréfaction pour le vulgaire, c'est-à-dire la naissance et le dégagement de l'ammoniaque, d'acides gras volatiles et de divers autres produits fétides et inodores. Si l'on veut entendre autre chose par le terme « putréfaction », qu'on veuille bien le dire; mais pourquoi cet abus, et comment s'entendre si l'on appelle noir ce que tout le monde appelle blanc? Si, au contraire, on prétend que la vaccine n'est qu'une putréfaction, nous ne pouvons qu'attendre la démonstration de cette métamorphose.

Nous connaissons des conditions dans lesquelles le germe de la putréfaction peut se mêler au germe vaccinal : ce sont celles qui amènent la putréfaction de toute autre substance : elle se produit quand le « Bacterium termo » ou ses spores s'abattent sur une substance putrescible et y trouvent la chaleur, l'humidité et les autres conditions nécessaires. Rien ne s'oppose à ce que le vaccin, chargé d'albuminoïdes, ne subisse la putréfaction dans ces mêmes circonstances ; si nous l'inoculons dans cet état, nous pratiquons une inoculation double : vaccinale et septique.

Mais jamais cette putréfaction ne pourra naître spontanément dans le vaccin pur élaboré dans la pustule; le bacterium ne pénètre pas à travers l'épiderme. Tout au plus pourrait-il y pénétrer par les voies du sang, dans le cas où le vaccinifère serait sous puissance d'infection septique, hypothèse dont il sera fait peu de cas.

Que si, au contraire, on tient pour la putréfaction vaccinale; si l'on croit à la transformation du « Micrococcus vaccinæ » dans le « Bacterium termo », qu'on veuille bien nous le dire et nous révéler les preuves et démonstrations expérimentales qui ont amené pareille conviction et permis d'énoncer cette thèse, inouïe pour nous : *le vaccin est une substance en voie de putréfaction*. Nous en serons heureux; que disons-nous? le monde scientifique entier saura gré à qui lui fera semblable démonstration.

81. Prétendons-nous conclure de tout ce qui précède que la vaccination est toujours inoffensive? Nous n'allons pas si loin. S'il ne nous est pas démontré que les maladies virulentes à microbes puissent se communiquer par la lymphe vaccinale, comme par toute autre lymphe naturelle ou d'irritation, il ne nous est pas *démontré* non plus que cette transmission soit impossible, et le doute seul suffit pour commander au moins un grand soin dans le choix des vaccinifères.

Ces précautions prises, la vaccination est-elle toujours opportune? Pas encore, mais alors c'est du sujet à vacciner seul que partiront les contre-indications. Et cela est si bien admis en principe et en fait, qu'en Angleterre, pays à vaccination obligatoire, le premier article des instructions adressées par le *Privy Concil*, en date du 29 juillet 1871, aux vaccinateurs officiels, est ainsi conçu :

« Hors le cas de danger immédiat de la petite
» vérole, ne vaccinez que les sujets qui sont en
» bonne santé. En ce qui concerne les enfants,
» assurez-vous qu'ils n'ont ni fièvre, ni irritation
» gastro-intestinale, ni maladie de la peau ; qu'ils
» n'ont pas d'eczéma derrière l'oreille, ni à l'aine,
» ni ailleurs dans les plis de la peau.

» Ne vaccinez pas non plus, si ce n'est en cas de
» nécessité, dans les cas où les enfants relèvent
» depuis peu de la rougeole ou de la scarlatine, ou
» lorsque l'érysipèle règne dans la résidence ou
» dans son voisinage. »

Ces recommandations sont la soupape de sûreté
de la vaccination obligatoire. Au-dessus de la loi,
il y a, dans les pays où elle existe, l'autorité du
médecin qui peut toujours, sous sa responsabilité,
exempter un enfant de la vaccination, quand il
trouve, en conscience, que son état de santé exige
l'ajournement. Qu'on ne vienne donc pas nous dire :
la vaccine ou la prison, quand la loi comporte de
si larges accommodements.

Nous ne prétendons pas davantage que le traumatisme vaccinatoire soit inoffensif ; nous l'avons
dit : on n'ouvre pas impunément la peau de l'homme ;
mais ce que nous affirmons, c'est que ce danger
es' sans proportion avec le bénéfice acquis. Et ne
posons-nous pas chaque jour tel acte qui nous
expose bien plus, avec une utilité incomparable-
ment moindre ?

Un exemple : on fait percer les oreilles, par pure

coquetterie, pour y mettre des anneaux, à 99 p. c. des petites filles de toutes les classes. Et cependant, ce n'est pas là un acte complètement indifférent, puisque M. Constantin Paul a pu, tout récemment, recueillir, en l'espace d'une seule année, à l'hôpital Saint-Antoine et à l'hôpital Lariboisière, 120 observations démontrant que des manifestations scrofuleuses, par exemple, peuvent quelquefois se développer sur le lobule, aussitôt que celui-ci vient à être traversé par l'anneau. Il s'agit dans l'espèce, dit M. Paul, de scrofulides bénignes, d'eczéma, par exemple, plus ou moins envahissant, et d'ulcérations déformant le lobule ou le laissant tout couturé (1).

Nous concluons ainsi :

La vaccination est sans danger réel quand elle est pratiquée avec les précautions, l'entente et le soin voulus. Elle n'est pas plus offensive que le percement des oreilles pour y placer des anneaux.

(1) *Loc. cit.* p. 177.

CHAPITRE X.

—

*82. Anomalies de la vaccine. — 83. Vaccination
obligatoire. — 84. Conclusions.*

82. Les éruptions locales déterminées par la vaccine inoculée, humaine ou animale, parcourent leur
cycle en un temps qui varie peu (41). Dans l'immense majorité des cas, les colonies microbiennes
locales primitives s'éteignent sur place, pour ne
plus donner lieu ultérieurement à aucunes manifestations quelconques : les micrococcus, fruits de
l'ensemencement local, qui sont projetés dans la
circulation générale, ne se colonisent pas en des
foyers secondaires.

Il y a cependant des exceptions à cette règle, et
déjà Bousquet les avait signalées : « Il n'est pas,
dit-il (1), dans la nature du vaccin de s'étendre
au-delà du lieu d'insertion, et, par conséquent, de
produire plus de boutons qu'on n'a fait de piqûres.
En cela, il diffère visiblement de la petite vérole.
Mais, encore une fois, quelle est la règle qui n'a
pas ses exceptions ? On a vu, dans quelques circon-

(1) *Loc. cit.* p. 177.

stances, la vaccine franchir en quelque sorte ses limites naturelles, les limites dans lesquelles elle a coutume de se renfermer, et se répandre, soit sur les bras, soit sur d'autres parties du corps,en pustules *surnuméraires*, pustules à la vérité peu nombreuses.

« J'en ai vu un exemple à l'hôpital Cochin. Un enfant fut vacciné au bras, selon l'usage. Du bras, l'éruption s'élança sur le corps, au nombre de vingt à vingt-cinq boutons. Le cas parut si curieux, que M. le Docteur Blache, médecin de l'hôpital, me fit l'honneur de me demander mon avis. Au premier coup-d'œil, il me fut facile de reconnaître le caractère de ces pustules ; toutefois, pour lever tous les doutes, on en prit la matière et on la transporta sur d'autres enfants, qui tous eurent une belle et bonne vaccine.

» On a dit que les enfants, en se grattant, pouvaient déchirer leurs pustules et en transporter ainsi la matière au bout des ongles sur d'autres parties. Mais ici l'âge du sujet et le siège de ces pustules éloignaient toute idée d'une inoculation fortuite. »

Un cas analogue a été rapporté par M. Gérin-Rose (1). Il s'agissait là d'une évolution de pustules supplémentaires, développées chez une petite fille de 9 mois, simultanément sur les grandes lèvres et au niveau des points d'inoculation au bras.

_____

(1) *Union médicale,* 22 Août 1880.

Voici un autre fait du même ordre : le 18 Janvier 1883, le docteur G. B. L., à W. (S. W. Angleterre), vaccinait, par quatre piqûres et au moyen d'un instrument vierge, un jeune enfant, avec du vaccin animal qu'il avait reçu de moi la veille. Les quatre pustules prirent bien, mais, le onzième jour, autour d'elles, soixante-dix vésicules se montrèrent, bien formées, et qui bientôt devinrent confluentes ; puis, quelques autres, une vingtaine tout au plus, sur la tête et le cuir chevelu. Le bras offrit un peu d'enflure, et il y eut une légère réaction générale. « Ces faits ont été con- » firmés par un confrère, m'écrivit l'auteur de » cette observation, et j'attends le résultat de » votre enquête au sujet de la lymphe reçue, avant » de les publier. » Notre confrère anglais croyait sans doute à une inoculation variolique. Nous le rassurâmes bien vite, en lui en montrant l'impossibilité matérielle, vu la source inattaquable à laquelle la matière soupçonnée avait été puisée. C'était simplement un cas de plus, dûment établi, de vaccine généralisée, causée par le vaccin dit animal.

Le fait suivant révèle, en matière de vaccine, une anomalie bien autrement intéressante encore, et que nous croyons unique dans la science. Il nous a été communiqué par le Dr Pinth (de Bascherage, Grand Duché de Luxembourg). « L'année passée, nous écrivait, le 1er Juillet 1882, cet honorable confrère, les premiers jours du mois de Juillet, j'ai vacciné un enfant au bras gauche, avec du vaccin animal. A la révision, à huitaine, la mère me le représenta, me disant que l'opération n'avait pas réussi ; je le vaccinai alors au bras *droit*, puis ne le revis plus qu'au mois de mai suivant. Or, voici ce qui était arrivé : quelques jours après la seconde inoculation, une petite pustule s'était levée au bras *gauche*, le même qui, à huitaine, s'était montré vierge de tout travail éruptif. En même temps — et c'est ici que le cas devient spécialement intéressant — la mère me montrait *au bras droit*, siège de la deuxième insertion faite au mois de juillet précédent, trois pustules en pleine floraison et parfaitement caractéristiques. Le vaccin avait donc sommeillé pendant dix mois, pour se réveiller et reprendre toute sa vigueur à l'expiration de ce long espace de temps. »

Enfin, voici un cas d'éruption vaccinale que l'auteur (1) appelle « par migration », et qui est peut-être unique dans la science. « Ce cas s'est produit chez une fille de 15 ans, qui avait déjà été vaccinée avec succès dans son enfance. Sa sœur, âgée de 3 ans, ayant succombé par variole le samedi 3 juin de cette année, cette fille vint se faire revacciner chez nous le 6 juin suivant. Nous lui pratiquâmes 3 insertions, qui furent recouvertes de vaccin animal.

(1) Rapport sur le service de la vaccine en 1881-82, dans la commune de St-Gilles (Bruxelles), par le Dr A. Stocquart. (Journal de la Société des sciences médicales et naturelles Bruxelles 1882).

« Six jours plus tard, elle fut atteinte de phénomènes fébriles bien marqués et dut garder le lit.
Nous constatâmes que le bras où les insertions
avait été faites était indemne de toute éruption ;
notre étonnement fut grand quand nous aperçûmes
deux pustules bien ombiliquées, et situées, l'une au
tiers supérieur de la face postérieure de l'avant-
bras correspondant, et l'autre à la face postérieure
du poignet du même côté.

« Ce cas est sans doute rare. Il présente comme
particularité l'absence d'éruption aux points d'insertion du virus, alors qu'à quelque distance de là
se produisirent deux pustules, dont la date d'apparition correspondait parfaitement à celle de la vaccination pratiquée par nous six jours auparavant.

« Il s'est donc produit ici un transport de virus
vaccinal dont nous ne chercherons pas à débrouiller
le mécanisme. Nous ne pourrions du reste nous
baser, jusqu'à présent, que sur des hypothèses. » .

La doctrine microbienne permet de se rendre
compte de tous ces faits. Pour les deux premiers,
nous avons vu (34 et 35) qu'à la suite du mouvement
fluxionnaire dont la papule vaccinale est le siège,
une partie des coccus est reprise et va se projeter
dans tout l'organisme. Leur sort final, toutefois,
n'a pas encore été fixé expérimentalement : bon
nombre semblent périr sur place ; on en observe
d'autres dont le volume est devenu beaucoup plus
considérable par absorption d'eau, phénomène précurseur de la mort ou même postérieur à celle-ci.

Combien d'autres échappent, dont quelques-uns, plus vigoureux, ont été planter leur tente dans tel ou tel point du système épidermique, non encore stérilisé par une occupation n'ayant pas dépassé les délais. Ces microbes d'aventure donnent lieu, par leur vigueur persistante, à des évolutions secondaires qui, de loin en loin, viennent surprendre le vaccinateur, et qui doivent être d'autant plus fréquentes que le vaccin inséré est lui-même moins dépouillé de sa virulence originelle ; le horse-pox, puis le cow-pox, doivent donc, dans cet ordre d'idées, faisant sentir le défaut de leurs qualités, primer le vaccin humain (30).

Nous avons vu (35) que certains des coccus de la loge vaccinale, au milieu des masses cellulaires desséchées et des sucs épaissis, conservent pendant longtemps toute leur vitalité : la virulence des croûtes détachées des pustules varioliques ou vaccinales le prouve suffisamment. Pour arracher ces microbes à leur léthargie, pour substituer la vie active à la vie latente à laquelle ils étaient soumis dans ces milieux arides, il n'est besoin que d'une macération de quelques instants dans un milieu humide ; une goutte d'eau ou de glycérine y suffit.

Le fait rapporté par M. Pinth montre que le microbe vaccinal peut trouver, même au sein de l'organisme, des coins reculés propres à sa vie latente, puis, à un moment donné, s'arracher à celle-ci, sous l'influence de circonstances encore indéterminées ; et, après un temps plus ou moins long, reconquérir toute son activité première.

Quant au fait de M. Stocquart, il s'explique par la migration du microbe vaccinal, mal à l'aise, sans doute, au lieu d'inoculation, et ayant été chercher au loin une installation plus à son gré et plus propice à sa reproduction. C'est un cas d'imprégnation vaccinale *d'emblée*.

A toute évidence, si la puissance du vaccin joue un rôle dans la production des éruptions généralisées, le terrain d'ensemencement doit, de son côté, en jouer un bien plus grand encore. J'en citerai pour preuve un cas de mon observation propre, celui d'un enfant vacciné, parmi dix-neuf autres, du même vaccinifère, et qui, seul d'entre eux, présenta trois pustules surnuméraires.

83. La vaccination et la revaccination doivent-elles être rendues obligatoires ?

La représentation graphique ci-après, due à M. le dr A.-J. Martin (1), est particulièrement saisissante : elle indique combien de sujets, sur un million d'habitants, ont succombé à la variole, de 1868 à 1873, dans un certain nombre de pays, dont les uns possèdent la vaccination facultative et les autres la vaccination obligatoire. « Nous ferons remarquer, dit l'auteur, que plusieurs des années comprises dans cet intervalle ont été marquées par des épidémies de variole en ces divers pays ; la proportion qu'on y constate entre eux n'en est donc que plus probante en faveur de la vaccination obli-

(1) A.-J. MARTIN. *Loc. cit.*, 1881.

gatoire, surtout si l'on veut bien songer à la diver-
sité que chacun d'eux offre, en ce qui concerne le danger de la facilité des transmissions contagieuses.

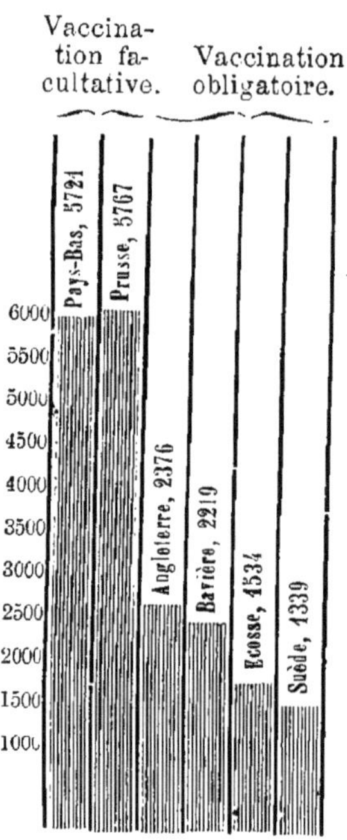

« Obligatoire, dès 1807 en Bavière, 1816 en
Suède, 1818 dans le Wurtemberg, la vaccine ne le
devint pour l'Écosse qu'en 1864 ; elle le devint
pour l'Angleterre en 1857, par une première loi
complétée en 1871, pour l'Irlande en 1868, pour
la Suisse dans quelques cantons seulement, enfin
dans toute l'Allemagne en 1874. Dans tous les
autres pays, la vaccination n'est soumise qu'à une
règlementation particulière plus ou moins rigou-

reuse, plus ou moins surveillée. Il importe d'ailleurs de remarquer, qu'à part la Bavière, et jusqu'à un certain point la Suède, la vaccination obligatoire est loin d'être, en général, réalisée suivant les prescriptions de la loi.

„ Et cependant, l'épidémie de variole partie de la France, qui, il y a dix ans, a envahi successivement l'Europe entière, a montré l'importance qu'il faut attacher à une application précoce, générale et obligatoire, de la vaccine. Les faits parlent d'eux-mêmes: depuis 1867, le nombre des décès de variole, à Paris, s'élevait de plus en plus chaque année; de 301 à cette époque, il était de 605 en 1868 et de 723 en 1869, lorsque, sous l'influence de la guerre, il atteignait pour les deux années 1870 et 1871, le chiffre de 15,421, alors que les décès occasionnés par les blessures, pendant les deux sièges de Paris, furent au nombre de 4,862. La France, la première, subit cette épidémie, et d'après le rapport de M. Vacher, il n'y pas d'exagération à porter à *200,000 (!)* le nombre de décès que la petite vérole y occasionna à cette époque. Par suite sans doute de la réunion de masses militaires considérables dans les divers Etats, du grand nombre de prisonniers de guerre internés, la variole se propagea de plus en plus. (1) „

De quelle façon les autres Etats supportèrent-ils

(1) Voir, pour l'étude comparative de l'exten ion de cette épidémie, LOTZ. *Loc. cit.*

le choc? Le diagramme ci-dessus l'indique: tandis qu'en Suède, où la vaccination est obligatoire, la proportion des décès, pendant les cinq années qui comprennent l'épidémie, resta à **1,339**, elle s'éleva, pendant les cinq mêmes années, en Hollande, où elle est facultative, à **5,721** par million d'habitants.

Et qu'on veuille bien remarquer qu'il n'est question nulle part jusqu'ici de la *revaccination* obligatoire. A quels résultats n'arrivera-t-on pas lorsque la préservation sera renouvelée à mesure que s'épuisera l'immunité, et lorsqu'on voudra bien suivre à cet égard la formule générale que nous avons précédemment indiquée (67).

La revaccination obligatoire doit être le complément de la vaccination obligatoire, si l'on veut arriver à un résultat complet.

Nous avons vu plus haut (74) ce que deviendrait la variole, en Belgique, si la vaccination y était imposée par la loi. Nous n'hésitons pas à dire que, s'il en était de même de la revaccination, le chiffre de la mortalité variolique descendrait bien autrement encore.

Et cette mesure devrait pouvoir s'étendre à certaines catégories d'étrangers, de ceux spécialement qui viennent de pays où la vaccine n'est pas en usage. Un exemple: dans le service des varioleux, que M. Andrieux dirige actuellement à l'hôpital Saint-Louis, à Paris, ce médecin a eu l'occasion d'observer plusieurs cas de variole chez des Esquimaux récemment arrivés du Labrador, à Paris.

Aucun d'eux n'avait été vacciné ; sept, sur huit qui ont été atteints, sont morts, et le huitième était à l'agonie au moment où le fait fut rapporté *(Soc. méd. des hôp.*, 11 janvier 1881*)*. Quels commentaires ajouter?

Nous ne perdons pas de vue la singulière objection, tant de fois reproduite et qui, hélas!, ainsi que le dit M. Martin (1), le sera sans doute souvent encore, de l'atteinte que cette obligation porterait à la liberté individuelle. « Ceux qui, dirons-nous avec lui, en échange des avantages que la société leur procure, ne voudraient pas en accepter les charges les plus nécessaires au salut commun, n'ont assurément d'autre parti à prendre que de chercher quelque île lointaine et isolée où, nouveaux Robinsons, ils puissent légiférer eux-mêmes tout à leur aise. La liberté de répandre les maladies, comme l'a si bien dit M. Bouley, est l'une de celles que l'intérêt commun ordonne le plus de refréner. Aucune affection n'est plus contagieuse que la variole, et l'on ne voudrait pas que la loi imposât à chacun une sauvegarde sans danger ! Le devoir de l'Etat consiste moins à imposer la vaccine à ceux qui n'en veulent pas qu'à garantir le reste des citoyens contre la variole, et ne doit-il pas, pour obtenir ce résultat, empêcher — par une vaccination forcée — les quelques rares individus qui ne voudraient pas de vaccination, de communiquer la variole aux

(1) *Loc. cit.*.

masses ne partageant pas leurs craintes ou leurs préjugés? »

Nous savons l'objection : Si vous voulez être préservé, dit-on, n'avez-vous pas la vaccine à votre portée, et, si vous négligez d'y recourir, à qui, si ce n'est à vous-même, devrez-vous vous en prendre s'il vous arrive malheur? Mais on néglige ainsi de compter avec l'incurie incorrigible des hommes qui, dès qu'ils n'ont plus sous les yeux le fléau et ses dévastations, perdent de vue la prophylaxie. Et puis, n'avons-nous pas dit qu'il y aurait toujours un certain nombre d'enfants que des contre indications individuelles laisseront en dehors de l'obligation, et partant exposés, désarmés, aux coups du mal. Enfin, et ceci est un argument à ne pas négliger : il peut se trouver demain un homme, convaincu ou non, qui, usant d'une autorité légitimement acquise d'ailleurs, ira prêcher dans les campagnes et les centres ouvriers le dogme de la putridité vaccinale. Il ne faut pas que sa croisade puisse faire de dangereux abstentionnistes.

Mais nous n'insisterons pas davantage. « C'est une erreur de croire, a dit M. Lotz (1), que tout homme intelligent soit à même de juger de l'importance de la vaccine. Le plus souvent, on confond cette première question avec celle de la vaccination obligatoire, qui est du ressort du droit et de la police sanitaire. La solution en est réservée au peuple, aux juristes et aux législateurs. Nous

(1) *Loc. cit.*

autres médecins, nous n'avons pas une part directe
à prendre à la discussion, nous n'avons pas à décider si l'obligation de la vaccine doit être établie ou
non, nous n'avons qu'un devoir, celui d'éclairer les
personnes auxquelles il appartient de décider cette
question. Nous leur devons un exposé consciencieux
des données scientifiques qui servent de base à la
vaccination obligatoire, afin qu'elles puissent juger
elles-mêmes de l'opportunité politique et de la jus-
tification légale d'une telle mesure. Il appartient à
la médecine de présenter une exposition exacte de
tous les faits connus dans la science, et de formuler
des conclusions. »

C'est ce que nous avons fait. On a dit: « Chefs
d'Etats, hommes politiques, laissez parler la science,
elle n'a pas dit son dernier mot. » Mais que voulez-
vous donc de plus que ces milliers de vies sauvées,
que cette sécurité acquise? Est-il un seul point de
la science médicale que l'expérience ait mieux fouillé
et dont l'humanité ait tiré meilleur profit? Le dernier mot! Mais le choléra l'a-t-il dit, ce dernier
mot, et les hommes politiques et les chefs d'Etats
ont-ils attendu qu'il l'eût proféré, pour établir les
quarantaines et les lazarets?

L'étude et le recueillement sont de bons guides
pour les gouvernants; mais quand on suppute le
nombre de vies perdues par de trop sages lenteurs
en matière de vaccination obligatoire, il est bien
permis de demander que cette étude et que ce
recueillement aient un terme.

84. Au moment de mettre la dernière main à ce livre, je sens le besoin de m'exonérer, vis-à-vis du lecteur, d'un reproche qui me sera sans doute adressé. Une part trop large, dira-t-on, y est faite à l'hypothèse. Or, à ce moment où la médecine n'adopte d'acquisitions nouvelles que si la mesure, la balance ou le miscroscope les ont déterminées, les déductions qui font la trame de ce traité n'étaient peut-être pas suffisamment fixées pour y servir de base.

En ce qui concerne le chapitre relatif aux origines de la vaccine, où, je dois bien le reconnaître, les conjectures tiennent souvent la place des faits, j'essaierais en vain de m'en défendre. En effet, si j'avais été maître de borner mon sujet, j'aurais préféré, avant de l'aborder, que les expériences en voie d'exécution, que j'ai établies dans ce domaine, eussent donné des résultats décisifs; mais ces résultats, combien de temps ne m'eût-il pas fallu les attendre? Et d'ailleurs, quand on écrit un traité, est-on libre de ne s'arrêter qu'aux questions qui sont en possession de leur solution définitive, ainsi qu'on a le droit de l'exiger d'un point de science au choix, exposé dans un travail spécial?

Je m'incline cependant et suis d'autant plus à l'aise pour le faire que je vais avoir à être moins coulant vis-à-vis d'autres critiques, de ceux, par exemple, qui m'accuseraient, ainsi qu'on l'a déjà fait, d'avoir bâti sur le sable, en m'appuyant trop exclusivement sur la théorie parasitaire, pour l'explication des phénomènes divers de la variole et de la vaccine. Le siège de la virulence vaccinale ou variolique dans des corpuscules figurés, ferments ou animalcules inférieurs, est un fait matériellement démontré aujourd'hui, et de façon bien autrement péremptoire que l'existence de ce miasme insaisissable qui, depuis des siècles, sert de fondement à tout l'édifice étiologique des maladies transmissibles. Le miasme est devenu visible et tangible ; il a pris corps, et ce sera la gloire de la science de ce siècle d'avoir remplacé le fantoche antique par quelque chose d'accessible à nos sens.

Pour admettre cela, nous ne saurions être justement accusé d'enthousiasme irréfléchi ou de précipitation ; nous restons dans le domaine acquis, laissant à d'autres le soin d'en sortir pour aller à de nouvelles conquêtes. Nous demeurons dans notre droit le plus strict, convaincu de ne commettre aucune usurpation.

Le microbe est devenu un objet de colère et de dédain pour beaucoup de savants. Il n'est méfait dont on ne l'accuse. « Que telles maladies, la fièvre typhoïde ou la tuberculose par exemple, relèvent de la doctrine parasitaire, cela nous est de peu, a-t-on dit, si l'on ne retire de cette constatation rien dont les malades puissent bénéficier ! »

Un praticien du plus haut mérite, qu'on s'étonne d'avoir vu se placer à ce point de vue rétréci, a

dit récemment : « Qu'importe que la fièvre typhoïde
» soit produite par un microbe, si, pour tuer ce
» microbe, on est amené à donner au malade des
» doses de médicaments qui soient au-dessus de ses
» forces? » Mais quel téméraire fait donc cela, si
ce n'est quelqu'un de ces tirailleurs avides d'aven-
tures, comme il s'en trouve toujours pour compromettre les meilleures causes ? Depuis Sodome et
Gomorrhe,quelles cités a-t-on livrées aux flammes,
parce qu'il s'y trouvait des méchants ?

Restons donc sur la terre conquise, et ne prêtons
pas le flanc à des digressions en la quittant sans
utilité. Nous avons emprunté à la théorie parasitaire ce que nous avions à lui demander pour l'édi-
fication de notre système en matière de vaccinologie, à savoir : le siège de la virulence dans des
corpuscules figurés spéciaux ; la possibilité dé-
montrée de l'atténuation, naturelle ou par voie
de culture, de ces microbes, et de leur transformation en races spéciales, sous l'empire de certaines
conditions déterminées ; enfin, la vie latente dont
ces microbes sont susceptibles et qui est compatible avec leur retour à la vie active, sous la pression d'influences particulières.

Ces faits-là n'attendent plus leur démonstration.
C'est en nous appuyant sur eux que nous avons vu
tout notre système se développer sans aucun temps
d'arrêt. Réduit à la donnée du miasme classique,
virtuel, que d'entraves n'eussions-nous pas rencon-
trées sur notre chemin?

Le miasme, triste et creuse entité! Voici un hôpital ayant servi à des typhisés, à des diphtéritiques, à des varioleux. On l'a aéré, nettoyé scrupuleusement, écouvillonné jusqu'au fond du dernier recoin, ventilé, chauffé, fumigé, et il persiste néanmoins à dispenser la pestilence et la mort. Le miasme atmosphérique, éthéré, a donc résisté? Eh! oui. C'est que, dans quelque accident de la construction, dans quelque fissure, qui peut toujours échapper à toutes les recherches, cet air miasmatisé a déposé le représentant du miasme, qui s'y est paisiblement endormi, prêt à quitter, au moment voulu, sa vie latente, pour reprendre le chapitre, un instant interrompu, de ses déprédations.

Que de conséquences pratiques, que d'illusions déchirées ce fait indéniable n'entraîne-t-il pas à sa suite? J'écris ces dernières pages au bord de la mer, sous le ciel le plus pur que puisse offrir la clémente nature à ceux de ses élus qui recherchent le calme de leurs organes respiratoires, lassés ou irrités à l'âpre souffle des climats du nord. San Remo a un quartier absolument isolé de la ville nouvelle habitée par la population aisée, régionale ou flottante. Ce quartier — la vieille ville — est tout entier composé de masures de pierre, sans profondeur, plaquées contre le rocher, qui ne leur livre ni lumière, ni air, et exposées par l'autre face au soleil du midi, brûlant sans cesse de ses rayons ardents tout ce versant de la montagne. Les Sanremois du temps passé avaient, paraît-il, trouvé de la sorte le moyen de résister sans trop de peine aux attaques des forbans, réduits ainsi à ne les pouvoir prendre que de face. De là, des rangées saccadées d'habitations constituant des ruelles où trois personnes à peine peuvent marcher de front ; de là aussi une stagnation inévitable de tous les éléments impurs dont se charge un air impossible à renouveler. On comprend quels réceptables à microbes endormis doit engendrer une semblable disposition, et à quels dangers seraient exposés les malheureux condamnés à habiter avec eux, s'ils n'étaient protégés par des conditions climatériques incomparables. Vienne cependant, par impossible, une épidémie dans de semblables agglomérations, quelles mesures prendrait-on, la proie prélevée, pour en empêcher le retour? L'idée miasmatique prescrira la ventilation — elle y est impossible; — les fumigations? peines perdues dans ces cloaques aux mille recoins défiant toutes les interventions.

Ceci ne s'applique pas plus au vieux San Remo, dont l'originalité surtout frappe si vivement l'étranger, qu'à tous les autres repaires à microbes et à misère qui sont au sein de la plupart des grandes cités. An contraire, ici ils font tache d'huile, là ils sont peu offensifs aux autres, vu leur isolement et la grâce de la nature. Pour les uns comme pour les autres, le jour où des édilités tutélaires voudront en écarter l'incessante menace, ce n'est pas à la ventilation, à des flambages localisés, à des fumigations, c'est à la sape, à la torche, à la mine qu'il leur faudra recourir.

C'est sur ce principe qu'est fondée l'idée, l'une des plus hardies, des plus heureuses et des plus fécondes qu'ait conçues l'hygiène moderne, des pavillons de bois isolés, destinés à servir d'hôpitaux pour être ensuite détruits par le feu, et qui demande impérieusement à être appliquée au traitement des varioleux. La doctrine microbienne a donné à cette idée un inébranlable appui.

Bon nombre d'opinions anciennes, je l'ai déjà dit ailleurs, sont renversées par la science du jour. J'ai vu s'effondrer pour ma part beaucoup de celles que j'avais défendues naguère. Je n'en ai nul regret, me rappelant avec complaisance ce mot d'une simplicité touchante, recueilli de la bouche de Valentin : « Que m'importe que l'oubli ait passé sur mes idées d'hier ; n'est-ce pas la preuve que la science a marché ? »

San Remo, 15 mars 1883.

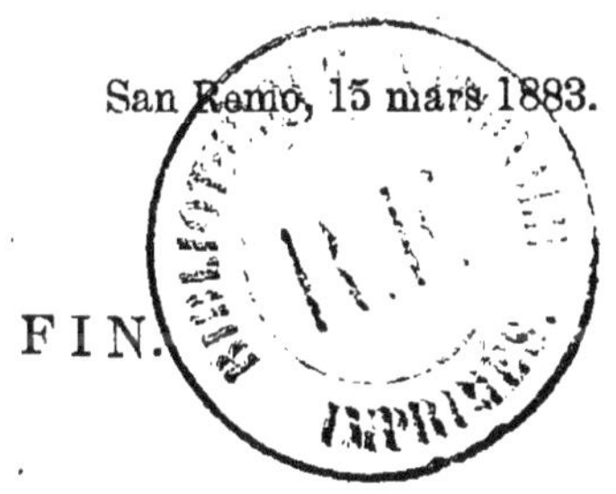

FIN.

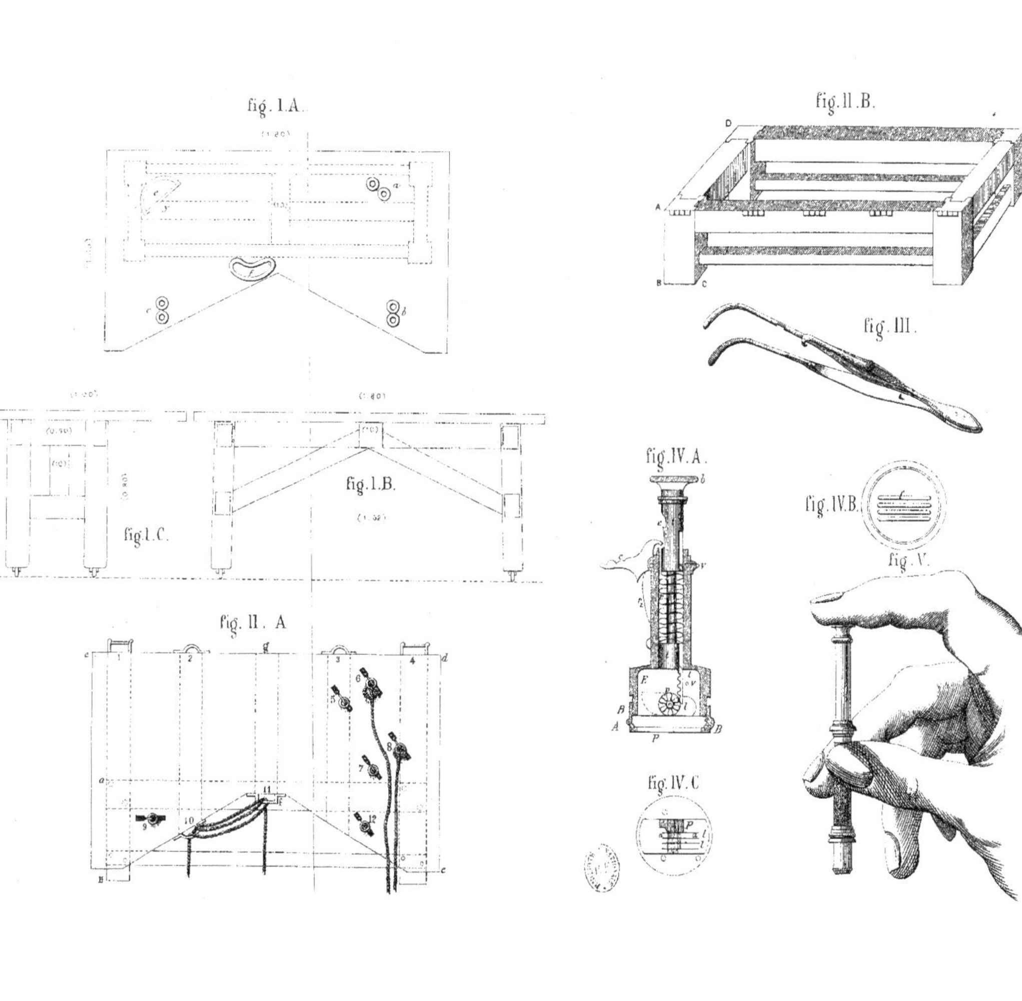

fig. I.A.
fig. II.B.
fig. I.B.
fig. I.C.
fig. II. A.
fig. III.
fig. IV.A.
fig. IV.B.
fig. V.
fig. IV.C

Fig. I.

Table-bascule usitée à l'*Institut vaccinal de Belgique* pour la vaccination des veaux. (Echelle de 5 centimètres par mètre.)

A. *Table proprement dite.* — *a.* 2 anneaux dans lesquels passe une courroie destinée à fixer la tête; *b* 2 anneaux id., pour fixer les jambes de devant ensemble; *c.* 2 anneaux pour fixer la jambe de derrière, gauche; Y. en *y* se trouve, perpendiculairement à la table, une fourche à fond arrondi, haute de 30 centimètres, où s'attache, levée, la jambe de derrière droite; en *e* et en *c* sont des excavations destinées à des vases de zinc propres à recevoir les matières fécales et les urines.

B. Encadrement de la table vu de face.

C.   Id.   vu de côté.

Fig. II.

Table-bascule usitée à l'*Institut vaccinogène de l'armée, à Anvers,* pour la vaccination des bêtes adultes.

A. 1-4. Deux menottes en fer.

2-3-10-11. Quatre passants en fer, pour les cordes qui soutiennent le ventre de la vache.

5-6-7-8-9-12. Six anneaux en fer, pour attacher la tête, le cou et les pattes.

A-B. Ligne des charnières.

c-D. Longueur de la table 2,40 m.

d-*e*. Largeur de la table 1,40 m.

F-G. Largeur médiane 0,90 m.

A-H. Hauteur de la table 0,60.

B. Encadrement de la table : A-B. 0,50 m.; B-C. 0,10 m., A-D. 1,00 m.; D-E 2,20 m.

Fig. III.

Pince à pression fixe graduée de l'*auteur.*

Fig. IV.

Scarificateur vaccinal de M. Umé.

A. Coupe verticale passant par l'axe de l'appareil : *b.* bouton; *t.* tige à crémaillère; *r* ressort à boudin; *a.* axe horizontal portant les lames; *p.* roue dentée; *l.* lames; *r/₂* lame ressort; *c.* cliquet; *e.* encoche; *v.* chevilles guidant le mouvement de la tige *t*; *E.* boîte enveloppe filetée; *B.* bague mobile sur l'enveloppe; *P.* plaque percée des ouvertures *f* pour le passage des lames.

B. Vue de la face A. B.

C. Vue intérieure de la boîte E.

Fig. V.

Vaccinateur-tréphine de l'*auteur.*